国家卫生和计划生育委员会"十二五"规划教材

江西省高职高专护理类专业规划教材配套教材

供护理类专业用

妇产科护理
学习指导

主　编　程瑞峰

副主编　熊立新　胡小芳　陈　敏　韩清波

编　者（以姓氏笔画为序）

代　鸣（九江学院附属医院）

汪　薇（江西卫生职业学院）（兼秘书）

陈　敏（江西卫生职业学院）

胡小芳（南昌大学抚州医学院）

韩清波（赣南医学院第一附属医院）

程瑞峰（江西卫生职业学院）

熊立新（江西医学高等专科学校）

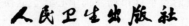

人民卫生出版社

图书在版编目（CIP）数据

妇产科护理学习指导/程瑞峰主编.—北京:人民卫生出版社,
2017

ISBN 978-7-117-24726-9

Ⅰ.①妇… Ⅱ.①程… Ⅲ.①妇产科学-护理学-高等职业
教育-教学参考资料 Ⅳ.①R473.71

中国版本图书馆 CIP 数据核字（2017）第 157992 号

人卫智网	www.ipmph.com	医学教育、学术、考试、健康， 购书智慧智能综合服务平台
人卫官网	www.pmph.com	人卫官方资讯发布平台

妇产科护理学习指导

主　　编：程瑞峰
出版发行：人民卫生出版社（中继线 010-59780011）
地　　址：北京市朝阳区潘家园南里 19 号
邮　　编：100021
E - mail：pmph @ pmph.com
购书热线：010-59787592　010-59787584　010-65264830
印　　刷：北京机工印刷厂
经　　销：新华书店
开　　本：787×1092　1/16　印张：12
字　　数：300 千字
版　　次：2017 年 8 月第 1 版　2017 年 8 月第 1 版第 1 次印刷
标准书号：ISBN 978-7-117-24726-9/R·24727
定　　价：29.00 元

打击盗版举报电话：010-59787491　E-mail：WQ @ pmph.com
（凡属印装质量问题请与本社市场营销中心联系退换）

前　言

　　《妇产科护理学习指导》是以国家卫生和计划生育委员会"十二五"规划教材、江西省高职高专院校规划教材《妇产科护理学》为蓝本，在江西省卫生职业教育教学指导委员会组织和指导下编写的。本书主要供全国高等职业教育三年制高职护理学专业使用，同时适用于准备参加国家护士执业资格考试的临床护士。

　　为了方便学生复习，全书按照《妇产科护理学》顺序编写，旨在便于学生提高分析、解决问题的能力和检测学习效果。章节的第一部分为学习精要，主要为全国护士执业资格考试常考的考点；第二部分为必会技巧，根据教学大纲要求编写的实践指导，便于帮助学生操作和教师考核评价，凡临床护士可进行的操作性技能实践均配有操作评分标准供参考；第三部分为护考训练，是与护士执业资格考试题型类似的复习题及参考答案。

　　本书编写过程中得到各参编人员所在单位的大力支持，在此表示诚挚谢意。由于时间仓促，限于编写水平，不足之处在所难免，恳请广大师生和同仁不吝赐教，以便我们及时改进完善。

程瑞峰

2016 年 12 月

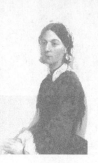

目　录

第一章　女性生殖系统解剖

【学习精要】

本章考点

1. 女性骨盆的骨骼组成、骨盆关节和韧带；骨盆的分界和骨盆各平面及各径线的长度。

2. 大阴唇解剖特点。

3. 阴道后穹隆的临床意义；子宫峡部的定义和上下口的名称；分娩前后子宫颈外口形状；子宫内膜的分层和子宫颈癌的好发部位；子宫韧带的作用；输卵管分部及特点。

4. 女性内生殖器的邻近器官。

重点与难点解析：

一、女性骨盆

1. **组成**　骨盆由骶骨、尾骨和左右两块髋骨组成，每块髋骨又由髂骨、坐骨、耻骨融合而成。

2. **关节**　包括耻骨联合、骶髂关节和骶尾关节。

3. **韧带**　包括骶棘韧带和骶结节韧带。

4. **分界**　以耻骨联合上缘、两侧髂耻缘及骶岬上缘的连线为界，将骨盆分为假骨盆和真骨盆两部分。骨盆包括入口平面、中骨盆平面及出口平面。

5. **骨盆各平面各径线**

（1）骨盆入口平面：横径平均值约为 13cm。骨盆入口平面前后径也称真结合径，平均值约为 11cm。

（2）中骨盆平面：是骨盆最小平面，横径是两坐骨棘间的距离，平均值约为 10cm。

（3）骨盆出口平面：横径即坐骨结节间径，正常值为 9cm。

二、女性外生殖器

包括阴阜、大阴唇、小阴唇、阴蒂、阴道前庭。其中大阴唇为靠近两股内侧的一对隆起的皮肤皱襞，外伤时最易发生血肿。

三、女性内生殖器

1. **阴道**　上端包绕子宫颈形成前、后、左、右穹隆，阴道后穹隆最深，与盆腔最低的直肠子宫陷凹（又称为道格拉斯陷凹）紧密相邻，临床上可经此穿刺或引流，作为辅助诊断（如异位妊娠）和治疗方法（如盆腔炎）之一。

2. 子宫

（1）子宫峡部：在宫体与宫颈之间形成最狭窄的部分，在非孕期长约1cm，其上端为解剖学内口，其下端为组织学内口。

（2）宫颈口：未产妇的子宫颈外口呈圆形，经产妇受分娩影响形成"一"字形横裂。

（3）子宫内膜：分致密层、海绵层和基底层3层结构。内膜表面2/3为致密层和海绵层，统称为功能层，受卵巢性激素影响发生周期性变化，脱落产生月经。基底层为靠近子宫肌层的1/3，无周期性变化。子宫颈外口柱状上皮与鳞状上皮交界处是子宫颈癌的好发部位。

（4）韧带：圆韧带有直接维持子宫前倾位置的作用，阔韧带维持子宫于盆腔的中央位置，主韧带固定子宫颈位置，宫骶韧带间接维持子宫前倾位置。

3. 输卵管　由内向外分为：间质部（管腔最窄）、峡部（管腔较窄）、壶腹部（受精常发生于此）、伞部（有"拾卵"作用）。

四、内生殖器的邻近器官

有尿道、膀胱、输尿管、直肠和阑尾。

【必会技巧】

一、骨盆的构成与分界

（一）操作准备

用物：女性骨盆、尺子、骨盆外测量器。

（二）操作步骤

1. 骨盆的组成、分界、特点

（1）组成：骶骨、尾骨、髋骨（髂骨、坐骨、耻骨）。

（2）分界：由耻骨联合上缘、髂耻线、骶岬上缘构成分界线，上为大骨盆（假骨盆），下为小骨盆（真骨盆）。

（3）特点：短而宽、骨质薄，倾斜角度大，入口为横椭圆形、耻骨弓角度大，坐骨结节间距宽，骶骨宽短且弯曲度小，骶骨岬前突不甚，坐骨棘平伏、坐骨切迹宽。

2. 骨盆各平面的径线

（1）入口平面：①前后径：耻骨联合上缘中点至骶骨岬上缘中点距离，平均为11cm（产科结合径：耻骨联合内面自上而下1cm至骶岬上缘中点）；②横径：与前后径垂直，两髂耻线最长距离，为13cm；③斜径：左右骶髂关节至对侧髂耻隆突，平均为12.75cm。

（2）最小平面（中骨盆平面）：①前后径：耻骨联合下中点至第4、5骶椎，11.5cm；②横径：两坐骨棘之间径线10cm；③骶棘韧带：坐骨棘至骶骨边缘4.5cm。

（3）出口平面：①前后径：耻骨联合下缘至骶尾关节，11.5cm；②横径：坐骨结节间径9cm；③前矢状径：耻骨联合下缘到坐骨结节间径中点的距离，6cm；④后矢状径：骶尾关节到坐骨节间径中点，8.5cm。

3. 骨盆轴与骨盆倾斜度

（1）骨盆轴：连接骨盆3个假想平面中心的曲线，其上段向下稍向后，中段向下，下段向下向前。

（2）骨盆倾斜度：骨盆入口平面与水平面形成角度，一般为60°。

二、女性内、外生殖器的解剖

（一）操作准备

用物：正常女性内、外生殖器模型。

（二）操作步骤

1. 女性外生殖器

（1）阴阜：位于耻骨联合前面，有丰富的皮下组织，青春期开始生长阴毛，呈倒置的三角形，并向下扩展达大阴唇。

（2）大阴唇：两股内侧一对隆起的皮肤，起自阴阜，止于会阴。外侧面有阴毛生长，内侧面湿润似黏膜，有汗腺及皮脂腺。皮下含有丰富的皮下脂肪、弹力纤维及静脉丛，组织较疏松，局部受伤时易出血或形成血肿。

（3）小阴唇：位于大阴唇内侧的一对皮肤皱襞，表面湿润，微红似黏膜，富含神经末梢，很敏感。两侧的小阴唇前端相互融合包绕阴蒂，后端与大阴唇的后端会合，形成阴唇系带。

（4）阴蒂：位于两侧小阴唇的顶端，是与男性阴茎相似的海绵体组织，具有丰富的神经末梢，极为敏感，具有勃起性。

（5）阴道前庭：为两侧小阴唇之间的菱形区，前为阴蒂，后为阴唇系带。①尿道外口：尿道的开口，位于阴蒂与阴道口之间，后壁有一对腺体。②阴道口及处女膜：位于尿道口的后方，肛门的前方。阴道口周围有一层薄膜，为处女膜。③前庭大腺：位于大阴唇两侧深部，似黄豆大小，开口于小阴唇与处女膜间的中、下 1/3 处。性兴奋时，可分泌黏液润滑阴道口。

2. 女性内生殖器

（1）阴道：由黏膜、肌层、外膜构成的肌性管道。连接子宫与外阴，下端开口于阴道前庭，上端环绕宫颈形成穹隆，分前、后、左、右四部分。后穹隆上面是子宫直肠陷凹。

（2）子宫：位于骨盆腔中央，坐骨棘之上，前与膀胱相邻，后与直肠相邻。站立时子宫呈前倾前屈位。成人子宫长 7~8cm，宽 4~5cm，厚 2~3cm，重 50g，宫腔容积 5ml。子宫上部较宽，为子宫体。子宫体顶部隆起的，为子宫底，子宫底两端与输卵管相通处为子宫角。子宫壁由三层组织构成，外层为浆膜层，在子宫后面腹膜反折覆盖直肠前壁，形成子宫直肠陷凹。中层为肌层，由平滑肌及弹力纤维组成，肌束纵横交错，血管贯穿其间。内层为黏膜层，分基底层和功能层。宫颈的下端伸入阴道，分阴道上部和宫颈阴道部。宫体和宫颈之间最狭窄的部分为峡部。子宫韧带：圆韧带、阔韧带、主韧带、骶韧带。

（3）输卵管：内侧与子宫角相连，外侧端游离，开口于腹腔。分为间质部、峡部、壶腹部、伞部。管壁分浆膜层、肌层、黏膜层。

（4）卵巢：位于子宫的两侧，输卵管的下方，附着于阔韧带后叶。成年妇女卵巢为 4cm×3cm×1cm，重 5~6g。分为皮质和髓质两部分。

【护考训练】

A₁/A₂ 型题

1. 可固定宫颈位置，防止子宫脱垂的主要韧带是

    A. 圆韧带   B. 主韧带   C. 骨盆漏斗韧带

    D. 阔韧带   E. 宫骶韧带

2. 主要维持子宫前倾的韧带是

A. 圆韧带　　　　　　　　　B. 阔韧带　　　　　　　　　C. 主韧带

D. 骶结节韧带　　　　　　　E. 子宫骶韧带

3. 骨盆的组成是

A. 骶骨、尾骨及 2 块髋骨　　B. 骶骨、尾骨及坐骨　　　　C. 髂骨、骶骨及坐骨

D. 髂骨、坐骨及耻骨　　　　E. 髂骨、骶骨及尾骨

4. 正常骨盆出口平面的横径应为

A. 9cm　　　　　　　　　　B. 10cm　　　　　　　　　　C. 11cm

D. 12cm　　　　　　　　　　E. 13cm

5. 女性骨盆正常入口平面前后径平均长为

A. 8cm　　　　　　　　　　B. 9cm　　　　　　　　　　C. 10cm

D. 11cm　　　　　　　　　　E. 13cm

6. 骨盆的出口横径是指

A. 髂棘间径　　　　　　　　B. 髂嵴间径　　　　　　　　C. 坐骨结节间径

D. 坐骨棘间径　　　　　　　E. 骶耻外径

7. 外阴血肿最易发生的部位在

A. 小阴唇　　　　　　　　　B. 大阴唇　　　　　　　　　C. 阴阜部

D. 阴蒂部　　　　　　　　　E. 阴道前庭

8. 关于女性外生殖器的叙述,正确的是

A. 外阴的范围包括大阴唇、小阴唇、阴蒂、阴道前庭和子宫附件

B. 小阴唇损伤后易形成血肿

C. 大阴唇富含神经末梢,很敏感

D. 前庭大腺又称巴氏腺

E. 阴道前庭位于两侧大阴唇之间

9. 女性外生殖器**不包括**

A. 阴蒂　　　　　　　　　　B. 阴道　　　　　　　　　　C. 阴阜

D. 大阴唇　　　　　　　　　E. 前庭大腺

10. 关于生殖器解剖,下列叙述**错误**的是

A. 肛提肌由耻骨肌、髂尾肌与坐尾肌组成

B. 前庭大腺又称巴氏腺,开口于阴道前庭部

C. 子宫肌层外层纵行,内层环行,中层交织

D. 腹膜在膀胱与子宫峡部形成反折

E. 阴道黏膜为复层鳞状上皮

11. 下列关于女性内生殖器的描述,**错误**的是

A. 环绕子宫颈周围的部分称为阴道穹隆,是腹腔的最低部分

B. 子宫颈癌的好发部位是子宫颈外口鳞状上皮与柱状上皮交界处

C. 非孕子宫峡部正常情况下长为 2cm

D. 输卵管是精子与卵子相遇结合成为受精卵的部位

E. 卵巢为性腺器官,具有生殖和内分泌功能

12. 子宫峡部的下端是

A. 解剖学外口　　　　　　　B. 组织学外口　　　　　　　C. 子宫颈外口

D. 解剖学内口   E. 组织学内口

13. 子宫的功能**不包括**
  A. 产生性激素   B. 形成月经
  C. 精子进入输卵管通道   D. 可孕育胎儿
  E. 将胎儿娩出

14. 正常女性宫颈阴道部被覆的上皮为
  A. 复层柱状上皮   B. 复层立方上皮   C. 单层扁平上皮
  D. 单层鳞状上皮   E. 复层鳞状上皮

15. 成年女性子宫体与子宫颈的比例为
  A. 1：1   B. 1：2   C. 2：1
  D. 3：1   E. 2：3

16. 子宫最狭窄的部位是
  A. 子宫峡部   B. 子宫颈管   C. 解剖学内口
  D. 组织学内口   E. 子宫外口

17. 能够发生周期性变化并产生月经的部位是
  A. 阴蒂   B. 阴道   C. 卵巢
  D. 子宫   E. 输卵管

18. 能够产生性激素的内生殖器是
  A. 阴蒂   B. 阴道   C. 卵巢
  D. 子宫   E. 输卵管

19. 女性内生殖器的邻近器官**不包括**
  A. 膀胱   B. 尿道   C. 输尿管
  D. 乙状结肠   E. 阑尾

20. 中骨盆平面横径长平均是
  A. 9cm   B. 10cm   C. 11.5cm
  D. 11cm   E. 13cm

21. 关于骨盆平面的描述正确的是
  A. 入口为最大平面
  B. 出口为最小平面
  C. 中骨盆平面大于出口平面
  D. 除出口外各平面均呈横椭圆形
  E. 出口平面由两个在不同平面的三角形组成

22. 骨盆轴的方向，正确的是
  A. 上段向下向前，中段向下，下段向下向后
  B. 上段向下向后，中段向下，下段向下向后
  C. 上段向下向前，中段向下，下段向下向前
  D. 上段向下向后，中段向下，下段向下向前
  E. 上段向下向前，中段向前，下段向下向前

23. 下列与构成骨盆出口周界**无关**的是
  A. 耻骨联合下缘   B. 耻骨降支   C. 骶结节韧带

D. 坐骨结节　　　　　　　　　　E. 第4、第5骶椎之间

24. 关于会阴下述正确的是
    A. 分娩时会阴伸展性很小　　　　　B. 指尿道口与肛门之间的软组织
    C. 分娩时不易发生损伤　　　　　　D. 会阴厚1~2cm
    E. 由外向内逐渐变窄呈楔形

25. 构成盆底最主要的组织是
    A. 坐骨　　　　　　　B. 肛提肌及筋膜　　　　　C. 尿生殖膈
    D. 会阴深横肌　　　　E. 会阴体

26. 有关阴道下述**错误**的是
    A. 阴道介于膀胱尿道和直肠之间　　　B. 阴道下端开口于前庭
    C. 阴道上端环绕子宫颈形成穹隆　　　D. 阴道前壁比后壁稍长
    E. 后穹隆顶端为腹腔最低处

27. 有关女性外生殖器,**不正确**的描述是
    A. 大阴唇损伤后易形成血肿　　　　　B. 阴蒂位于两侧小阴唇之顶端
    C. 前庭大腺开口于尿道口两侧　　　　D. 进入青春期阴阜上开始长有阴毛
    E. 两侧小阴唇之间的菱形区为前庭

28. 有关子宫下述**错误**的是
    A. 子宫内膜受性激素影响发生周期性变化
    B. 子宫位于盆腔中央,呈前倾前屈位
    C. 成人子宫长7~8cm
    D. 成人子宫腔容积非孕期为50ml
    E. 子宫体与子宫颈之间的狭窄部分为子宫峡部

29. 月经后新内膜由哪层再生
    A. 致密层　　　　　　B. 表层　　　　　　　C. 功能层
    D. 基底层　　　　　　E. 海绵层

30. 下列内生殖器各部的组织结构**不正确**的是
    A. 阴道黏膜为复层鳞状上皮无腺体
    B. 宫颈阴道部为鳞状上皮
    C. 宫颈管内为高柱状上皮有腺体
    D. 宫颈外口鳞柱状上皮交界处为宫颈癌好发部位
    E. 子宫峡部的黏膜与宫颈黏膜相同

31. 关于子宫峡部,下述**错误**的是
    A. 位于子宫颈外口与宫颈内口之间　　B. 非孕期长约1cm
    C. 为宫体与宫颈之间的狭窄部分　　　D. 临产后形成子宫下段
    E. 其上端为解剖学内口,下端为组织学内口

32. 保持子宫颈正常位置的主要韧带是
    A. 圆韧带　　　　　　B. 骨盆漏斗韧带　　　　C. 主韧带
    D. 卵巢固有韧带　　　E. 阔韧带

33. 关于子宫的解剖下列正确的是
    A. 子宫的形状呈圆梨形　　　　　　　B. 成人子宫大小约7cm×5cm×3cm

C. 呈后倾后屈位

    E. 子宫上端隆起部分称子宫角

    D. 未产妇的宫颈外口呈横裂状

34. 关于卵巢结构下列正确的是
    A. 是一对圆球形的性腺器官
    B. 可产生卵子和性激素
    C. 卵巢表面被腹膜覆盖
    D. 髓质部含有数以万计的始基卵泡
    E. 卵巢位于阔韧带的前方

35. 内生殖器与邻近器官的关系正确的是
    A. 尿道开口于前庭下部
    B. 膀胱充盈影响盆腔检查
    C. 后穹隆穿刺易损伤膀胱
    D. 阴道后壁损伤时可累及尿道
    E. 阑尾炎可波及左侧附件

36. 有关白带下列描述**不正确**的是
    A. 呈乳白色
    B. 子宫内膜腺体分泌的黏液
    C. 宫颈黏膜腺体分泌的黏液
    D. 阴道壁渗出的液体
    E. 不受性周期影响

37. 有关子宫,下列描述**错误**的是
    A. 成人子宫长 7~8cm,宽 4~5cm,厚 2~3cm
    B. 子宫体与子宫颈之间形成最狭窄的部分是子宫狭部
    C. 子宫体与子宫颈的比例:婴儿期 1:2,成人期 2:1
    D. 子宫内膜分基底层和海绵层
    E. 成年妇女子宫颈长约 3cm

A_3/A_4 型题

(38~40 题共用题干)

女性,28 岁,孕 20 周后进行全面体检,检查结果提示其骨盆形态及各径线均正常。

38. 其骨盆入口平面横径值约为
    A. 8cm
    B. 9cm
    C. 10cm
    D. 11cm
    E. 13cm

39. 该孕妇中骨盆平面横径值约为
    A. 8cm
    B. 9cm
    C. 10cm
    D. 11cm
    E. 13cm

40. 其出口平面横径值约为
    A. 8cm
    B. 9cm
    C. 10cm
    D. 11cm
    E. 13cm

(汪 薇)

【参考答案】

1. B	2. A	3. A	4. A	5. D	6. C	7. B	8. D	9. B	10. A
11. C	12. E	13. A	14. E	15. C	16. A	17. D	18. C	19. D	20. B
21. E	22. D	23. E	24. E	25. B	26. D	27. C	28. D	29. D	30. E
31. A	32. C	33. B	34. B	35. B	36. E	37. D	38. E	39. C	40. B

第二章 女性生殖系统生理及经期保健护理

【学习精要】

本章考点

1. 女性一生所经历的各时期的名称；新生儿期的定义；青春期的定义、标志和特点。

2. 卵巢的周期性变化；排卵的时间；黄体的最大峰值时间和萎缩时间；雌、孕激素的周期性变化和主要生理功能。

3. 月经、月经周期的定义；月经血的特点；子宫内膜三期变化；月经期的保健。

重点与难点解析：

一、女性一生各阶段的生理特点

女性一生按年龄划分为新生儿期、儿童期、青春期、性成熟期、绝经过渡期和绝经后期6个阶段。

1. **新生儿期** 是出生4周内。

2. **青春期**

（1）定义：是儿童到成人的转变期，是生殖器官、内分泌、体格逐渐发育至成熟的阶段，世界卫生组织（WHO）规定青春期为10~19岁。

（2）标志：月经初潮是青春期开始的重要标志。

（3）生理特点：体格进一步发育，内、外生殖器官进一步发育成熟，由幼稚型变为成人型；第二性征发育明显。

二、卵巢的周期性变化

1. **卵巢的周期性变化**

（1）卵巢周期：分为卵泡的发育成熟、排卵、黄体形成及萎缩三期。

（2）排卵时间：一般发生在下次月经来潮前的第14天左右。

（3）黄体：在排卵后7~8日黄体体积和分泌功能达最高峰，若卵子未受精，排卵后9~10日黄体细胞逐渐缩小、萎缩。

2. **卵巢的功能**

（1）激素周期性变化：雌激素在卵泡开始发育时，分泌量少，随卵泡发育增多，在排卵前形成第一个高峰，排卵后由黄体分泌逐渐上升，在排卵后7~8天黄体成熟时达第二个高峰，但峰值低于第一个高峰。孕激素在排卵后由黄体分泌并逐渐增多，在排卵后7~8天黄体成熟时,达到高峰。

（2）雌、孕激素生理功能见表 2-1。

表 2-1　雌、孕激素生理功能

	雌激素	孕激素
子宫	促进和维持子宫发育;肌细胞增生肥大;提高子宫平滑肌对缩宫素的敏感性;使子宫内膜呈增生期改变	降低子宫平滑肌兴奋性和对缩宫素的敏感性,抑制宫缩;使子宫内膜由增生期转变为分泌期
宫颈	宫颈口松弛,宫颈黏液分泌增多、变稀薄,易拉成丝;涂片见羊齿植物叶状结晶	宫颈口关闭,黏液分泌量减少、变黏稠;涂片见椭圆体结晶
输卵管	促进肌层发育及上皮分泌活动;增强输卵管节律性收缩	抑制输卵管平滑肌的节律性收缩
阴道	促进上皮细胞增生角化,增加细胞内糖原含量,保持酸性环境	加快阴道上皮细胞脱落
乳房	促进乳腺腺管增生,乳头、乳晕着色,促进第二性征发育	促进乳腺腺泡的发育
下丘脑和垂体	对下丘脑和垂体有正、负反馈调节作用	对下丘脑和垂体有负反馈
其他	促进水钠潴留,促进和维持骨基质代谢	促进水钠排出;兴奋下丘脑体温调节中枢,使基础体温升高 0.3~0.5℃

三、月经及月经期保健护理

1. 月经

（1）定义:青春期至绝经前（除妊娠期、哺乳期早期外）随卵巢周期性变化,子宫内膜出现周期性剥落及出血。

（2）月经周期:指两次月经第 1 日的间隔时间,一般为 21~35 日,平均 28 日。若周期时间缩短或延长 3~5 日左右,只要规律,仍属正常。

（3）月经血:正常月经量约 20~60ml,超过 80ml 为月经过多。月经血呈暗红色、黏稠,无臭味、不凝固,除血液成分外,还含有子宫内膜的碎片、宫颈黏液、脱落的阴道上皮细胞等。

2. 子宫内膜的周期性变化

（1）增殖期:月经周期的第 5~14 日,为卵泡发育至成熟的阶段,主要受雌激素影响。

（2）分泌期:月经周期的第 15~28 日,为排卵至黄体形成并退化阶段,主要受雌、孕激素影响。

（3）月经期:月经周期的第 1~4 日,体内雌、孕激素下降至最低值。

3. 月经期保健护理

（1）月经是女性的一种正常生理现象,一般无特殊不适,有些妇女可出现下腹部和腰骶部酸胀或轻度子宫收缩痛。少数妇女可伴有头痛、疲倦、精神不振、乳房胀痛、腹泻或便秘、鼻黏膜出血、皮肤痤疮等,但一般不影响正常工作、生活和学习。

（2）月经期妇女应注意卫生保健:①保持轻松愉快的心态,避免精神过度紧张;②注意月经期卫生,保持外阴部清洁,勤换内裤及卫生巾;③注意保暖,避免淋雨、盆浴、游泳,月经期禁止性生活、阴道冲洗或上药;④月经期可正常工作,但要注意劳逸结合,不宜参加重体力劳动和剧烈运动;⑤要注意加强营养,忌食生冷、刺激性食物,补充足够的铁剂、蛋白质和钙剂。

【护考训练】

A₁/A₂ 型题

1. 关于妇女一生各阶段的生理特点,正确的是
   A. 第二性征是青春期的标志
   B. 儿童期卵巢有少量卵泡发育,并排卵
   C. 月经初潮标志生殖器官发育成熟
   D. 绝经过渡期一般历时 3 年
   E. 绝经过渡期的突出表现为卵巢功能逐渐衰退

2. 妇女一生各个阶段,哪个阶段历时最长
   A. 新生儿期　　　　　　　B. 幼儿期　　　　　　　C. 青春期
   D. 性成熟期　　　　　　　E. 更年期

3. 预防老年妇女骨质疏松,可服用
   A. 钙剂　　　　　　　　　B. 鱼肝油　　　　　　　C. 尼尔雌醇
   D. 甲状腺素片　　　　　　E. 维生素 E

4. 卵巢生殖内分泌功能处于最旺盛的时期为
   A. 幼年期　　　　　　　　B. 青春期　　　　　　　C. 性成熟期
   D. 老年期　　　　　　　　E. 更年期

5. 关于女性各阶段生理特点的描述,错误的是
   A. 8 岁以前儿童生殖器官处于幼稚型
   B. 青青期女性特征开始出现
   C. 出现月经是性成熟期的标志
   D. 自然绝经是女性生命中的最后一次月经
   E. 绝经前期常表现为无排卵性月经

6. 新生儿期是指生后脐带结扎开始至
   A. 满 7 天　　　　　　　　B. 满 14 天　　　　　　C. 满 21 天
   D. 满 28 天　　　　　　　E. 满 1 个月

7. 女性青春期开始的重要标志是
   A. 音调变高　　　　　　　B. 乳房丰满　　　　　　C. 月经初潮
   D. 骨盆变宽　　　　　　　E. 阴毛出现

8. 从月经初潮至生殖器官发育成熟的时期为
   A. 幼年期　　　　　　　　B. 青春期　　　　　　　C. 性成熟期
   D. 围绝经期　　　　　　　E. 绝经后期

9. 青春期女孩的第二性征表现不包括
   A. 智齿萌出　　　　　　　B. 月经初潮　　　　　　C. 骨盆变宽
   D. 脂肪丰满　　　　　　　E. 出现阴毛

10. 有关青春期的叙述,错误的是

A. 生殖器官发育最显著的时期   B. 女性第二性征出现

  C. 心理状态往往不稳定   D. 年龄一般在 13~18 岁

  E. 因子宫发育不健全,而致月经不规律

11. 月经周期为 35 天的妇女,其排卵时间可能在月经周期的

  A. 第 11~12 天   B. 第 13~14 天   C. 第 15~16 天

  D. 第 17~18 天   E. 第 20~21 天

12. 黄体开始萎缩,大约在排卵后的

  A. 第 7~8 天   B. 第 9~10 天   C. 第 11~12 天

  D. 第 13~14 天   E. 第 15~16 天

13. 卵巢的功能是

  A. 胎儿娩出的通道   B. 孕育胎儿   C. 产生月经

  D. 精卵结合的部位   E. 生殖和内分泌

14. 排卵期的宫颈黏液,正确的是

  A. 量少   B. 黏稠   C. 水分少

  D. 拉丝度大   E. 镜下可见椭圆体

15. 宫颈黏液涂片干燥后,镜下可见典型羊齿状结晶,直接受哪种激素影响

  A. 促卵泡素   B. 促黄体素   C. 生乳素

  D. 雌激素   E. 孕激素

16. 符合雌激素生理作用的是

  A. 降低妊娠子宫对缩宫素的敏感性 B. 使子宫内膜增生

  C. 使宫颈黏液减少变稠,拉丝度减少 D. 使阴道上皮脱落加快

  E. 通过中枢神经系统有升温作用

17. 能够使排卵后基础体温升高的激素是

  A. 催乳素   B. 雌激素   C. 雄激素

  D. 催产素   E. 孕激素

18. 雌、孕激素的协同作用表现在

  A. 输卵管的蠕动   B. 乳腺发育   C. 宫颈黏液的变化

  D. 水钠代谢   E. 阴道上皮细胞角化

19. 雌、孕激素水平均降低时子宫内膜处于

  A. 再生期   B. 增生期   C. 分泌早期

  D. 分泌晚期   E. 子宫内膜坏死、脱落

20. 雌、孕激素对丘脑下部及脑垂体前叶的反馈是

  A. 雌激素-负反馈 孕激素-正反馈 B. 雌激素-正反馈 孕激素-负反馈

  C. 雌激素-负反馈 孕激素-负反馈 D. 雌激素-正负反馈 孕激素-负反馈

  E. 雌激素-负反馈 孕激素-正负反馈

21. 属于孕激素的生理作用是

  A. 使增生期子宫内膜转化为分泌期 B. 使乳腺腺管增生

  C. 促使子宫发育及肌层变厚   D. 使阴道上皮细胞增生、角化

  E. 促使钠、水潴留

22. 属于雌激素的生理作用是

　　A. 降低妊娠子宫对催产素的敏感性　　　B. 使子宫内膜增生

　　C. 通过中枢神经系统有升温作用　　　　D. 使阴道上皮细胞脱落加快

　　E. 使宫颈黏液减少变稠,拉丝度减少

23. 子宫内膜最适合受精卵植入和发育的时期是

　　A. 增生期　　　　　　　　B. 分泌期　　　　　　　　C. 月经前期

　　D. 月经期　　　　　　　　E. 月经后期

24. 关于月经,下列正确的是

　　A. 第一次来月经称为初潮　　　　　　B. 月经血是凝固的小血块

　　C. 月经期正常为 2~9 天　　　　　　D. 月经量平均为 200ml

　　E. 两次月经最后一日间隔的天数为月经周期

25. 有关月经期保健,错误的是

　　A. 避免剧烈活动　　　　　　B. 防寒保暖　　　　　　　C. 禁止性生活

　　D. 禁止游泳　　　　　　　　E. 保持外阴清洁,每日坐浴

26. 性周期的调节与哪项无关

　　A. 大脑皮质　　　　　　　　B. 下丘脑　　　　　　　　C. 垂体

　　D. 卵巢　　　　　　　　　　E. 子宫内膜

27. 足月新生儿,女,剖宫产后 7 天,母亲发现其阴道有血性分泌物。护士向家长解释该现象最可能是

　　A. 阴道炎　　　　　　　　　B. 外阴溃疡　　　　　　　C. 尿道阴道瘘

　　D. 尿道肉阜　　　　　　　　E. 假月经

28. 赵女士,26 岁。宫颈黏液分泌增多,黏液变得稀薄,拉丝度长。引起此种变化的激素是

　　A. 促性腺激素释放激素　　　B. 绒毛膜促性腺激素　　　C. 促卵泡素

　　D. 雌激素　　　　　　　　　E. 孕激素

29. 张女士,27 岁. 宫颈黏液分泌减少,稠厚,此种变化受影响的激素是

　　A. HCG　　　　　　　　　　B. 泌乳素　　　　　　　　C. 雌激素

　　D. 孕激素　　　　　　　　　E. 雄激素

30. 王女士,25 岁,月经周期为 30 天,其末次月经是 2016 年 4 月 18 日,其下一次排卵日期大约在 5 月

　　A. 2 日　　　　　　　　　　B. 4 日　　　　　　　　　C. 6 日

　　D. 8 日　　　　　　　　　　E. 10 日

31. 13 岁女生小红,因月经初潮来门诊咨询。该女生自述对月经初潮来临很紧张,害怕身体出现疾病,近期情绪难控制,心神不定,烦躁不安,常与他人争吵。护士针对其进行保健指导,以下不正确的是

　　A. 告知其月经是女性的正常生理现象

　　B. 嘱其月经期以卧床休息为主

　　C. 讲授有关青春期生理知识、性教育

　　D. 鼓励其多与他人交流,多参加文娱活动

　　E. 月经期注意保暖,不能游泳

32. 张女士,29 岁,平素月经规律,周期为 28 天,持续时间为 4 天,末次月经是 5 月 7 日,

今天是 5 月 14 日,其子宫内膜变化处于

  A. 月经期   B. 增生期   C. 分泌期

  D. 月经前期   E. 初潮期

33. 陈女士,26 岁,丈夫出国留学,回国探亲,他们想尽快受孕。若此女性月经周期为 32 天,最易受孕的时间为月经周期的

  A. 第 10 天   B. 第 12 天   C. 第 14 天

  D. 第 16 天   E. 第 18 天

34. 李女士,28 岁,月经周期为 28 天,有排卵的迹象,于月经周期第 17 天刮宫,子宫内膜镜检处于

  A. 增生早期   B. 增生晚期   C. 分泌早期

  D. 分泌晚期   E. 排卵期

(陈　敏)

【参考答案】

1. E   2. D   3. A   4. C   5. C   6. D   7. C   8. B   9. A   10. E

11. E   12. B   13. E   14. D   15. D   16. B   17. E   18. B   19. E   20. D

21. A   22. B   23. B   24. A   25. E   26. E   27. E   28. D   29. D   30. B

31. B   32. B   33. E   34. C

第三章　正常妊娠妇女的护理

【学习精要】

本章考点

1. 妊娠的定义、着床的定义、蜕膜的形成、胎盘的构成及功能、脐带的长度及血管组成、足月时正常羊水量及羊水的作用；不同孕龄胎儿的主要特点；妊娠期母体的生理变化。

2. 早期和中晚期妊娠的诊断依据；胎产式、胎先露及胎方位的定义。

3. 产前检查的时间及内容；常用胎儿宫内情况监护的方法和正常值。

4. 妊娠期常见症状及其护理。

重点与难点解析：

一、妊 娠 生 理

妊娠是胚胎和胎儿在母体内发育成长的过程。

1. 受精及受精卵的发育与植入

（1）着床：晚期胚泡侵入并被子宫内膜覆盖的过程。

（2）蜕膜：受精卵着床后，子宫内膜迅速发生蜕膜样改变，致密层蜕膜样细胞增大变成蜕膜细胞，分为底蜕膜、包蜕膜、真蜕膜。

2. 胎儿附属物的形成及其功能

（1）胎盘：①结构：由羊膜、叶状绒毛膜及底蜕膜构成。胎盘于妊娠 12 周已基本形成。足月妊娠的胎盘呈圆形或椭圆形盘状，重 450~650g，直径 16~20cm，厚 1~3cm，中间厚，边缘薄。胎盘分为胎儿面和母体面。胎儿面被覆羊膜，母体面粗糙，呈暗红色，由 18~20 个胎盘小叶组成。②功能：气体交换、供给营养物质、排出胎儿代谢产物、防御功能（能阻止母血中某些有害物质进入胎儿血中，母血中的免疫物质如 IgG 通过胎盘）、合成功能（合成绒毛膜促性腺激素、胎盘生乳素、雌激素、孕激素及催产素酶和耐热性碱性磷酸酶等）。

（2）脐带：足月胎儿脐带长 30~70cm，脐带内有一条脐静脉和两条脐动脉。

（3）羊水：正常足月羊水量约 800ml。羊水对胎儿及母体均有保护作用：①使胎儿在羊水中自由活动，防止胎体畸形及胎肢粘连；②缓冲外来压力，避免胎儿受直接损伤；③适量羊水可避免子宫肌壁或胎儿对脐带直接压迫所致的胎儿窘迫；④有利于维持胎儿体液平衡；⑤减少胎动给母体带来的不适感；⑥临产时，前羊水囊可借助楔形水囊扩张宫颈口和阴道；⑦破膜后羊水润滑和冲洗阴道，可减少感染的机会。

3. 胎儿发育及其生理特点

（1）妊娠 8 周末：胚胎初具人形，超声显像可见早期心脏已形成且有搏动。

（2）妊娠 12 周末：外生殖器已发育，部分可辨性别。

（3）妊娠 16 周末：从外生殖器可确认胎儿性别。部分经产妇已能自觉胎动。

（4）妊娠 20 周末：检查时能听到胎心音。全身覆盖毳毛，出现吞咽、排尿功能。

（5）妊娠 24 周末：各脏器均已发育，皮下脂肪开始沉积，出现眉毛。

（6）妊娠 28 周末：皮下脂肪沉积不多，皮肤粉红色，可有呼吸运动，但肺泡 Ⅱ 型细胞中表面活性物质含量低，此期出生者易患特发性呼吸窘迫综合征，若加强护理，可以存活。

（7）妊娠 32 周末：皮肤深红，面部毳毛已脱落。

（8）妊娠 36 周末：胎儿身长约 45cm，体重约 2500g。皮下脂肪发育良好，毳毛明显减少，指（趾）甲已达指（趾）尖。出生后能啼哭及吸吮，生活力良好。

（9）妊娠 40 周末：胎儿身长约 50cm，体重约 3400g。已发育成熟，皮肤粉红色，男性睾丸已降至阴囊内，女性大小阴唇发育良好。出生后哭声响亮，吸吮能力强，能很好存活。

4. 妊娠期母体的变化

（1）生殖系统：①子宫：妊娠 12 周后，增大子宫逐渐均匀对称并超出盆腔。子宫峡部由非孕时长约 1cm，临产时伸展至 7～10cm。②阴道：阴道 pH 值降低，不利于致病菌的生长。③外阴：大小阴唇色素沉着。

（2）乳房：乳头增大变黑、易勃起。乳晕颜色加深，出现蒙氏结节。在妊娠晚期，可有少量淡黄色稀薄液体溢出，称为初乳。

（3）血液循环系统：①心脏：心率每分钟增加 10～15 次，多数孕妇心尖区可闻及 Ⅰ～Ⅱ 级柔和吹风样收缩期杂音；②血容量：至妊娠 32～34 周时达高峰。血浆的增加多于红细胞的增加，使血液稀释，出现生理性贫血；③静脉压：自妊娠 20 周起股静脉压在仰卧位、坐位或站立时均升高；易发生下肢、外阴静脉曲张、痔。若孕妇长时间取仰卧位，可引起回心血量减少，心排血量降低，血压下降，称仰卧位低血压综合征。

（4）血液成分：凝血因子 Ⅱ、Ⅴ、Ⅶ、Ⅷ、Ⅸ、Ⅹ 均增加，使血液处于高凝状态。

（5）泌尿系统：孕妇易患急性肾盂肾炎，以右侧多见。

（6）呼吸系统：妊娠中期出现过度通气现象。

（7）其他：至妊娠足月时体重平均增加约 12.5kg。初产妇妊娠纹呈紫色或淡红色不规律平行略凹陷的条纹，产后呈银色光亮持久不退。

二、妊娠的临床表现

1. 早期妊娠

（1）病史：最早、最重要的症状是停经；6～12 周出现早孕反应；尿频症状在 12 周后消失。

（2）临床表现：①乳房变化：自觉乳房胀痛、乳头刺痛，乳房增大，乳头及乳晕着色加深，乳晕周围皮脂腺增生出现蒙氏结节。哺乳妇女妊娠后乳汁明显减少。②妇科检查：阴道黏膜及子宫颈阴道部充血呈紫蓝色。停经 6～8 周时，双合诊检查子宫峡部极软，子宫体与子宫颈似不相连，称黑加征。子宫增大变软，呈球形。停经 8 周时，子宫约为非妊娠子宫的 2 倍；停经 12 周时为非妊娠子宫的 3 倍，在耻骨联合上方可触及。

（3）辅助检查：诊断早期妊娠快速、准确的方法是超声检查。

2. 中、晚期妊娠临床表现

（1）子宫增大见表 3-1。

表 3-1　不同妊娠周数的子宫底高度及子宫长度

妊娠周数	手测子宫底高度	尺测子宫长度（cm）
12 周末	耻骨联合上 2~3 横指	
16 周末	脐耻之间	
20 周末	脐下 1 横指	18（15.3~21.4）
24 周末	脐上 1 横指	24（22.0~25.1）
28 周末	脐上 3 横指	26（22.4~29.0）
32 周末	脐与剑突之间	29（25.3~32.0）
36 周末	剑突下 2 横指	32（29.8~34.5）
40 周末	脐与剑突之间或略高	33（30.0~35.3）

（2）胎动：孕妇于妊娠 18~20 周开始自觉有胎动，正常每小时 3~5 次。

（3）胎心音：妊娠 18~20 周用一般听诊器经孕妇腹壁可听到胎心音。正常胎心音每分钟 110~160 次。

3. 胎产式、胎先露、胎方位

（1）胎产式：胎儿身体纵轴与母体纵轴的关系。两纵轴平行者称纵产式，两纵轴垂直者称横产式。

（2）胎先露：最先进入骨盆入口的胎儿部分。纵产式有头先露和臀先露，横产式为肩先露。

（3）胎方位：胎儿先露部的指示点与母体骨盆的关系。枕先露以枕骨、面先露以颏骨、臀先露以骶骨、肩先露以肩胛骨为指示点。

三、正常妊娠妇女的健康指导

1. 孕妇的监护和管理

（1）产前检查时间：首次产前检查的时间应是确诊早孕时，妊娠 20~36 周每 4 周检查一次，妊娠 37 周后每周检查一次，共行产前检查 9~11 次。高危孕妇应酌情增加检查的次数。

（2）内容：①预产期推算的方法：按末次月经第 1 日算，月份减 3 或加 9，日数加 7。②血压：正常妊娠期血压不超过 140/90mmHg。③胎心音听诊：在靠近胎背上方的孕妇腹壁上听得最清楚。枕先露时，胎心音在脐下右（左）方；臀先露时，胎心音在脐上右（左）方；肩先露时，胎心音在靠近脐部下方听得最清楚。④骨盆测量：外测量：髂棘间径正常值为 23~26cm；髂嵴间径正常值为 25~28cm；骶耻外径孕妇取左侧卧位，左腿屈曲，右腿伸直，测量第 5 腰椎棘突下（相当于米氏菱形窝的上角）至耻骨联合上缘中点的距离，正常值 18~20cm；坐骨结节间径正常值为 8.5~9.5cm。骨盆内测量：适于骨盆外测量有狭窄者，妊娠 24~36 周阴道松软时测量为宜。主要测量的径线有：对角径（正常值为 12.5~13cm）；坐骨棘间径（正常值为 10cm）；坐骨切迹（能容下 3 横指，5.5~6cm）为正常）。

2. 评估胎儿健康的技术

（1）胎儿宫内情况的监护：①胎动计数：评价胎儿宫内情况最简便有效的方法之一。胎动计数≥6 次/2 小时为正常,<6 次/2 小时或减少 50% 则提示胎儿缺氧可能。②胎心听诊:用听诊器或多普勒胎心仪监测,了解胎儿是否存活、是否存在宫内缺氧,但缺点是不能分辨瞬间变化。正常胎心率为 110~160 次/分。③胎儿头皮血 pH 值测定:正常 pH 值为 7.25~7.35;如在 7.20~7.24 提示胎儿可能有轻度酸中毒;<7.20 则说明胎儿存在严重酸中毒。

（2）胎盘功能检查:①尿雌三醇值(E_3):孕妇 24 小时尿 E_3>15mg/24h 为正常值,10~15mg/24h 为警戒值,<10mg/24h 为危险值。若妊娠晚期连续多次测得尿 E_3<10mg/24h,提示胎盘功能低下。随意尿测雌激素/肌酐(E/C)比值,>15 为正常值,10~15 为警戒值,<10mg 为危险值。②血清胎盘生乳素(HPL):足月妊娠时,HPL 正常值应为 4~11mg/L,若<4mg/L 或突然降低 50% 提示胎盘功能低下。

（3）胎儿成熟度检查:①估算胎儿的大小:简易估算方法为:胎儿体重(g)= 宫高(cm)×腹围(cm)+200;②测量胎头双顶径:>8.5cm 提示胎儿已成熟,91% 的胎儿体重超过 2500g;③羊水检测:羊水卵磷脂/鞘磷脂(L/S)>2 提示胎肺成熟;如能测出羊水磷脂酰甘油也提示胎肺成熟。

四、正常妊娠期常见症状及护理

1. 恶心、呕吐　应避免空腹,少量多餐;饮食清淡。精神鼓励,减少心理困扰。

2. 尿频、尿急　如无任何感染征象,不需处理。

3. 白带增多　排除感染,嘱保持外阴部清洁。

4. 便秘　嘱孕妇多吃易消化、含纤维素多的新鲜蔬菜和水果,每日进行适当的运动,养成每日定时排便的良好习惯。不可随便服用缓泻剂或大便软化剂。

5. 痔　指导孕妇多吃新鲜蔬菜,少吃辛辣食物,还可用温水浸泡、服用缓泻剂车前番泻颗粒等方法缓解痔引起的疼痛和肿胀感。

6. 下肢肌肉痉挛　遵医嘱口服钙剂。

7. 下肢水肿　嘱孕妇睡眠时取左侧卧位,下肢垫高 15°,避免长时间站立、行走,时常抬高下肢。

8. 腰背痛　妊娠中、晚期孕妇应穿轻便舒适的低跟鞋。

9. 仰卧位低血压综合征　此时改为左侧卧位后血压迅即恢复正常。

10. 贫血　增加含铁食物的摄入,并于妊娠 4~5 个月时开始补充铁剂。

【必会技巧】

腹　部　检　查

（一）操作准备

1. 用物准备　软尺 1 把、胎心听筒 1 个、免洗手消毒液、产前检查保健卡。

2. 环境准备　室内安静、整洁,光线充足,关闭门窗,调节室温 18~22℃。

3. 孕妇准备　排空膀胱后,仰卧于检查床上,头部稍抬高,露出腹部,双腿略屈曲分开,放松腹肌。

（二）操作步骤

检查者站在孕妇右侧。

1. 视诊　查看腹形及大小,腹部有无妊娠纹、手术瘢痕和水肿。

2. 触诊

（1）触摸腹壁：了解肌肉的紧张度、有无腹直肌分离及子宫的敏感度。

（2）测宫高：①将左手四指并拢置于宫底获知宫底高度；②用软尺测耻骨联合上方至子宫底的弧形长度。

（3）测腹围：用软尺绕脐一周或腹部最膨隆处一周。

（4）四步触诊：检查者面向孕妇。①第一步：双手置于子宫底部，双手指腹相对轻推，判断子宫底的胎儿部分；②第二步：两手分别置于腹部左右两侧，一手固定，另一手轻按，两手交替，分辨胎背及胎儿四肢的位置；③第三步：右手置于耻骨联合上方，拇指与其余四指分开，握住胎先露部，进一步查清是胎头或胎臀，并左右推动以确定是否衔接；④第四步：检查者面向孕妇足端，双手分别置于胎先露两侧，向骨盆入口方向向下深压，再次判断先露部的诊断是否正确，并确定先露部入盆的程度。

（5）听诊：将胎心听筒置于胎背侧上方的孕妇腹壁上（听得最清楚）。

（三）操作评分标准

项目		技术要求	分值	得分
操作前准备 20分	环境准备	1. 室内安静、整洁，光线充足，关闭门窗	1	
		2. 调节室温 18~22℃，屏风遮挡检查床	2	
	用物准备	软尺1把、胎心听筒1个、免洗手消毒液、产前检查保健卡	4	
	护士准备	1. 素质要求：衣服整洁、态度和蔼、语言流畅、面带微笑	1	
		2. 核对孕妇，评估孕妇身体状况，解释检查目的，取得积极配合；嘱孕妇排尿	5	
		3. 修剪指甲、七步洗手，天气寒冷时温暖双手（口述）	2	
	孕妇准备	排空膀胱后，仰卧于检查床上，头部稍抬高，露出腹部，双腿略屈曲分开，放松腹肌	5	
操作步骤 60分	位置	检查者站在孕妇右侧	2	
	视诊	查看腹形及大小，腹部有无妊娠纹、手术瘢痕和水肿	5	
	触诊	触摸腹壁，了解肌肉的紧张度、有无腹直肌分离及子宫的敏感度	5	
	测宫高	1. 将左手四指并拢置于宫底获知宫底高度	5	
		2. 用软尺测耻骨联合上方中点至子宫底的弧形长度	5	
	测腹围	用软尺绕脐一周或腹部最膨隆处一周	6	
	四步触诊	检查者面向孕妇	2	
		1. 双手置于子宫底部，双手指腹相对轻推，判断子宫底的胎儿部分	6	
		2. 两手分别置于腹部左右两侧，一手固定，另一手轻按，两手交替，分辨胎背及胎儿四肢的位置	6	

续表

项目		技术要求	分值	得分
操作步骤 60分	四步触诊	3. 右手置于耻骨联合上方,拇指与其余四指分开,握住胎先露部,进一步查清是胎头或胎臀,并左右推动以确定是否衔接	6	
		4. 检查者面向孕妇足端,双手分别置于胎先露两侧,向骨盆入口方向向下深压,再次判断先露部的诊断是否正确,并确定先露部入盆的程度	6	
	听诊	将胎心听筒置于胎背侧上方的孕妇腹壁上,计数胎心1分钟	6	
操作后处理	10分	1. 协助孕妇(模型)整理好衣裤,下床,穿好鞋子	2	
		2. 整理用物,拉开屏风,洗手,记录	2	
		3. 告知孕妇检查结果,做好健康教育,预约下次检查时间	6	
提问	10分	如何选择听诊胎心的部位?	10	
总分			100	
整体评价 (A、B、C、D为评价系数)		A. 沟通流畅、操作规范、患者舒适 B. 沟通欠流畅或操作欠规范、患者欠舒适 C. 沟通不流畅、操作欠规范、患者欠舒适 D. 无沟通、操作不规范、患者不舒适	A. 1.0~0.8 B. 0.8~0.6 C. 0.6~0.4 D. 0.4以下	

(四)注意事项

1. 操作中应注意和孕妇进行语言交流。

2. 触诊中动作力度合适。

【护考训练】

A₁/A₂ 型题

1. 孕卵着床后的子宫内膜称
   A. 真蜕膜　　　　　　　　　B. 壁蜕膜　　　　　　　　　C. 蜕膜
   D. 包蜕膜　　　　　　　　　E. 底蜕膜

2. 晚期囊胚侵入子宫内膜的过程称为
   A. 受精　　　　　　　　　　B. 精子获能　　　　　　　　C. 受精过程
   D. 着床　　　　　　　　　　E. 受精卵发育

3. 下列**不属于**胎儿附属物的是
   A. 胎盘　　　　　　　　　　B. 子宫肌壁　　　　　　　　C. 羊水
   D. 脐带　　　　　　　　　　E. 胎膜

4. 关于胎盘的功能,**错误**的是
   A. 供给营养物质及排泄作用　　　　　B. 能阻止所有细菌、病毒通过
   C. 合成部分激素和酶　　　　　　　　D. 气体交换

E. 免疫功能

5. 关于羊水的叙述,**错误**的是
   A. 为羊膜腔内的液体
   B. 足月妊娠时羊水量约为 800ml
   C. 呈弱酸性
   D. 早期羊水主要来源于母体血清透析液
   E. 妊娠中期以后主要来源于胎儿尿液

6. 下列关于正常脐带的描述,正确的是
   A. 脐带内有一条脐动脉　　　　　　　B. 脐带内有两条脐静脉
   C. 脐带长约 30~70cm　　　　　　　　D. 脐带是胎儿循环的通道
   E. 脐带横切面中央有一管腔较大、管壁薄的脐动脉

7. 一般初孕妇开始自觉胎动的时间是在妊娠的
   A. 第 12~16 周　　　　B. 第 18~20 周　　　　C. 第 22~24 周
   D. 第 25~26 周　　　　E. 第 27 周以后

8. 出生后易患特发性呼吸窘迫综合征,若加强护理可以存活的胎龄是
   A. 孕 20 周末　　　　　B. 孕 22 周末　　　　C. 孕 24 周末
   D. 孕 26 周末　　　　　E. 孕 28 周末

9. 妊娠期妇女血液循环系统的变化,**错误**的是
   A. 妊娠 40 周血容量增加达高峰
   B. 妊娠晚期下腔静脉回流受阻
   C. 妊娠晚期血液处于高凝状态
   D. 血液稀释呈生理性贫血
   E. 孕妇长期仰卧易发生仰卧位低血压综合征

10. 妊娠期妇女生殖系统的变化,正确的是
    A. 宫颈腺体分泌减少
    B. 阴唇色素沉着不显著
    C. 卵巢仍可排卵
    D. 子宫峡部在妊娠后期形成子宫下段
    E. 妊娠晚期子宫呈不同程度左旋

11. 早期妊娠是指
    A. 妊娠第 6 周末以前　　B. 妊娠第 8 周末以前　　C. 妊娠第 10 周末以前
    D. 妊娠第 12 周末以前　　E. 妊娠第 14 周末以前

12. 子宫下段临产时可达
    A. 2~3cm　　　　　　　B. 3~5cm　　　　　　　C. 5~7cm
    D. 7~10cm　　　　　　　E. 12~15cm

13. 妊娠早期孕妇泌尿系统可出现的临床表现是
    A. 尿频　　　　　　　　B. 尿急　　　　　　　　C. 尿痛
    D. 尿潴留　　　　　　　E. 尿失禁

14. 关于妊娠期孕妇循环及血液系统的变化,**错误**的是
    A. 循环血容量至妊娠 32~34 周达高峰

B. 血浆增加少于红细胞增加,血液浓缩

C. 在妊娠 32~34 周、分娩期、产褥期最初 3 天内易发生心力衰竭

D. 妊娠期血液处于高凝状态

E. 心排出血自妊娠 10 周开始增加,至妊娠 32~34 周达高峰

15. 关于妊娠早期孕妇呼吸系统的变化,正确的是
   A. 过度通气　　　　　　　B. 呼吸次数增加　　　　　　C. 呼吸次数减少
   D. 呼吸较浅　　　　　　　E. 腹式呼吸为主

16. 孕妇在妊娠期不宜长期采取的卧位是
   A. 仰卧位　　　　　　　　B. 半坐卧位　　　　　　　　C. 左侧卧位
   D. 端坐位　　　　　　　　E. 抬高下肢

17. 至妊娠足月孕妇体重平均增加值为
   A. 5.0kg　　　　　　　　 B. 10.0kg　　　　　　　　　C. 12.5kg
   D. 15.0kg　　　　　　　　E. 20.0kg

18. 枕右前位时,胎儿枕骨在母体骨盆的
   A. 左前方　　　　　　　　B. 右前方　　　　　　　　　C. 左侧
   D. 右侧　　　　　　　　　E. 左后方

19. 妊娠最早最重要的症状是
   A. 停经　　　　　　　　　B. 早孕反应　　　　　　　　C. 尿频
   D. 乳房逐渐增大　　　　　E. 乳晕着色加深

20. 确诊妊娠最可靠的方法是
   A. 妊娠试验　　　　　　　B. 超声检查　　　　　　　　C. 黄体酮试验
   D. 基础体温测定　　　　　E. 宫颈黏液分析

21. 女性,26 岁,已婚,因停经 20 天后就诊,要求明确是否怀孕,对诊断早孕帮助最大的检查是
   A. B 超　　　　　　　　　B. HCG　　　　　　　　　　C. 测孕激素
   D. 宫颈黏液涂片检查　　　E. 测宫底高度

22. 下列不属于纵产式的是
   A. 枕先露　　　　　　　　B. 肩先露　　　　　　　　　C. 臀先露
   D. 面先露　　　　　　　　E. 膝先露

23. 护士指导正常孕妇首次产前检查的时间最好应在
   A. 妊娠 8 周　　　　　　　B. 确定妊娠时　　　　　　　C. 妊娠 16 周
   D. 妊娠 20~24 周　　　　　E. 妊娠 24 周以后

24. 为孕妇进行产前检查,可以通过木制听筒在孕妇腹壁上听到胎心音的时间是在
   A. 妊娠第 12~16 周　　　　B. 妊娠第 18~20 周　　　　C. 妊娠第 22~24 周
   D. 妊娠第 25~26 周　　　　E. 妊娠第 27 周以后

25. 某孕妇现妊娠 24 周末,进行产前检查时,手测宫底高度应位于
   A. 脐上一横指　　　　　　B. 脐下一横指　　　　　　　C. 脐上三横指
   D. 剑突下三横指　　　　　E. 剑突与脐连线的中间位置

26. 某孕妇末次月经第一天为 2014 年 5 月 4 日,护士帮助其推算预产期为
   A. 2015 年 2 月 9 日　　　 B. 2015 年 2 月 10 日　　　C. 2015 年 2 月 11 日

　　D. 2015 年 3 月 2 日　　　　　　E. 2015 年 3 月 5 日

27. 有关孕期检查的四步触诊法,下列**错误**的是
　　A. 可以了解子宫的大小、胎先露和胎方位
　　B. 第一步是双手置于宫底部了解宫底高度,并判断是胎头还是胎臀
　　C. 第二步是双手分别置于腹部两侧,判断胎背及胎肢的方向
　　D. 第三步是双手置于耻骨联合上方,判断先露部是头还是臀
　　E. 第四步是双手向骨盆入口方向插入,进一步检查先露部,并确定入盆程度

28. 护士为孕妇进行妊娠期健康教育,以下正确的是
　　A. 孕期应禁止性生活
　　B. 孕妇睡眠时应取右侧卧位
　　C. 孕妇应避免家务劳动
　　D. 孕妇应勤洗澡,为防止摔伤应盆浴
　　E. 孕妇每日应有 1 小时左右的午休时间

29. 护士指导孕妇做好孕期保健,下列叙述**错误**的是
　　A. 妊娠期衣服应以宽松为宜　　　　　B. 妊娠中晚期提倡坐位淋浴
　　C. 散步是孕妇最好的运动方法　　　　D. 妊娠期间应禁止性生活
　　E. 认真做好产前检查

30. 张某,初孕妇,孕 36 周,四步触诊时,在子宫底部触到圆而硬的胎头,在耻骨联合上方触到较软而宽不规则的胎臀,胎背位于母体腹部右前方。胎心音在脐上右侧听到。据此护士可推断出其胎方位为
　　A. 骶左前　　　　　　　　　B. 骶右前　　　　　　　　　C. 骶左后
　　D. 枕右前　　　　　　　　　E. 枕左前

31. 李女士,妊娠 28 周,产前检查均正常,咨询监护胎儿情况最简单的方法,护士应指导其采用
　　A. 胎儿听诊　　　　　　　　B. 自我胎动计数　　　　　　C. 测宫高、腹围
　　D. B 超检查　　　　　　　　E. 电子胎心监护

32. 某孕妇现孕 30 周,长时间仰卧后,出现血压下降表现,向护士询问为什么会出现该现象
　　A. 脉率增大　　　　　　　　B. 脉压增大　　　　　　　　C. 脉压减少
　　D. 回心血量增加　　　　　　E. 回心血量减少

33. 某初孕妇,月经周期约 28 天。已停经一段时间,末次月经及胎动开始时间记不清,无明显早孕反应。用尺测量耻骨联合上子宫长度为 26cm。护士据此估计该孕妇现妊娠周数为
　　A. 20 周末　　　　　　　　　B. 24 周末　　　　　　　　　C. 28 周末
　　D. 32 周末　　　　　　　　　E. 36 周末

34. 某初孕妇,妊娠 38 周时来医院检查,以下结果提示**异常**的是
　　A. 枕右前位　　　　　　　　B. 血压 142/90mmHg　　　　C. 胎心率 150 次/分
　　D. 胎动 3~5 次/分　　　　　E. 下肢轻度水肿

A₃/A₄ 型题

(35~37 题共用题干)

李某,25 岁,初产妇,诉说平素月经规律,28 天一次,每次持续 3~4 天,其末次月经第一

天是 2 月 11 日,距今已有 8 周,现患者感觉疲乏,乳房触痛明显。

35. 除以上体征外,护士若考虑该孕妇怀孕,其另外的可能体征是
    A. 妊娠纹　　　　　　　B. 胎动感　　　　　　C. 恶心
    D. 妊娠斑　　　　　　　E. 心悸

36. 化验报告提示尿妊娠反应(+),此化验的原理是查体内的
    A. 缩宫素水平　　　　　B. 黄体酮水平　　　　C. 雌激素水平
    D. 绒毛膜促性腺激素水平　　E. 黄体生成素水平

37. 为了进一步确诊是否怀孕,护士还应指导该妇女做的检查是
    A. 听诊器听胎心音　　　B. 数胎动　　　　　　C. 放射检查脊柱轮廓
    D. B 超显示胎心搏动　　E. 检查血中激素水平

（胡小芳）

【参考答案】

1. C	2. D	3. B	4. B	5. C	6. C	7. B	8. E	9. A	10. D
11. D	12. D	13. A	14. B	15. A	16. A	17. C	18. B	19. A	20. B
21. B	22. B	23. B	24. B	25. A	26. C	27. D	28. E	29. D	30. B
31. B	32. E	33. C	34. B	35. C	36. D	37. D			

第四章 异常妊娠患者的护理

【学习精要】

本章考点

1. 流产的定义、主要原因、临床表现、治疗原则,先兆流产患者的护理,流产的健康教育。

2. 异位妊娠最常见的部位、最主要原因、临床表现、主要护理问题及最简单可靠的诊断方法。

3. 妊娠高血压疾病主要的病理改变、临床表现及分类,子痫首要的治疗原则及首选的解痉药物、硫酸镁使用过程中注意事项、子痫患者的护理、妊娠高血压疾病产时和产后的护理。

4. 前置胎盘的定义、主要症状、首选检查方法、治疗原则及严禁作肛诊。

5. 胎盘早剥的临床表现及治疗原则。

6. 早产的定义、诊断依据及先兆早产的主要治疗原则。

7. 羊水过多的定义、临床表现及放羊水治疗时的注意事项;羊水过少的定义、临床表现。

8. 双胎妊娠的临床表现、第二个胎儿娩出后的处理。

重点与难点解析:

一、流　产

1. **定义**　妊娠不足 28 周、胎儿体重不足 1000g 而终止者。

2. **主要原因**　染色体异常。

3. **临床表现**　停经、腹痛及阴道流血是流产的三大临床表现(表 4-1)。

表 4-1　不同类型流产的临床表现

类型	腹痛	阴道出血	妇科检查		
			宫颈口	妊娠产物	子宫大小
先兆流产	轻微	少,少于月经量	未开	未排出	与停经周数相符
难免流产	加剧	多,接近或超过月经量	已开大	可能堵于宫颈口	小于或等于停经周数
不全流产	—	持续不止可导致休克	已开大	堵于宫颈口或部分排出部分滞留	小于停经周数
完全流产	逐渐消失	逐渐停止	已关闭	已全部排出	接近正常未孕大小
稽留流产	—	—	未开	未排出,无胎动及胎心	小于或等于停经周数

续表

类型	腹痛	阴道出血	妇科检查		
			宫颈口	妊娠产物	子宫大小
复发性流产	同一性伴侣连续发生3次及3次以上自然流产。大多数为早期流产，少数为晚期流产				
流产感染	流产过程中，由于组织残留于宫腔内或非法堕胎等使阴道流血时间长，可能引起宫腔感染，严重时并发盆腔炎、腹膜炎、败血症及感染性休克等				

4. 流产的治疗原则见表4-2。

表 4-2　不同类型流产的治疗原则

流产类型	先兆流产	难免流产	不全流产	完全流产	稽留流产
治疗原则	酌情保胎 卧床休息 禁止性生活 减少刺激	一旦确诊 立即清宫 促进宫缩 刮出物送病检	一旦确诊 立即清宫 大出血伴休克者： 抗休克、防感染	B超证实无感染无须处理 加强观察	查凝血功能、备血；使用雌激素3~5天后刮宫（动作轻柔）

5. 先兆流产患者的护理

（1）一般护理：指导绝对卧床休息，提供日常生活护理。加强营养，增强机体抵抗力。减少一切不良刺激，保持大便通畅，禁止灌肠及性生活，避免不必要的妇科检查。

（2）病情观察：严密观察阴道流血、腹痛，监测体温、脉搏、血压等，做好记录。

（3）配合治疗：遵医嘱用药，向孕妇说明用药的必要性及注意事项，并注意观察药物疗效及不良反应。

6. 流产的健康教育

（1）有复发性流产史的孕妇在下一次妊娠确诊后应卧床休息，加强营养，禁止性生活，补充维生素等，治疗期必须超过以往发生流产的妊娠月数。

（2）宫颈内口松弛者应在妊娠14~16周行子宫内口缝扎术。

二、异 位 妊 娠

1. 最常见部位　输卵管妊娠最为常见。

2. 最主要原因　输卵管炎症。

3. 临床表现　停经（多数患者有6~8周停经史），腹痛（就诊的主要症状）。

4. 诊断方法　阴道后穹隆穿刺是诊断异位妊娠流产或破裂的方法，B超可确诊异位妊娠。

5. 主要护理问题　有体液不足的危险。

三、妊娠期高血压疾病

1. 病理　全身小动脉痉挛。

2. 临床表现及分类见表4-3。

表 4-3 妊娠高血压疾病分类

分类		临床表现
妊娠期高血压		妊娠期首次出现 BP≥140/90mmHg,并于产后 12 周内恢复正常;尿蛋白(-);少数患者可伴有上腹部不适或血小板减少
子痫前期	轻度	妊娠 20 周后出现 BP≥140/90mmHg;尿蛋白≥0.3g/24h 或随机尿蛋白(+);可伴有上腹部不适、头痛、视力模糊等症状
	重度	BP≥160/110mmHg;尿蛋白≥2.0g/24h 或随机尿蛋白≥(++);血清肌酐>106μmol/L,血小板<100×10^9/L;血 LDH 升高;血清 ALT 或 AST 升高;持续性头痛或其他脑神经或视觉障碍;持续性上腹不适
子痫		子痫前期孕妇抽搐不能用其他原因解释
慢性高血压并发子痫前期		高血压孕妇于妊娠 20 周以前无蛋白尿,若出现尿蛋白≥0.3g/24h;或妊娠 20 周后突然出现尿蛋白增加、血压进一步升高,或血小板减少(<100×10^9/L)
妊娠合并慢性高血压		妊娠前或妊娠 20 周前舒张压≥90mmHg(除外滋养细胞疾病),妊娠期无明显加重;或妊娠 20 周后首次诊断高血压并持续到产后 12 周后

3. 子痫患者首要的治疗原则 解痉,首选的解痉药物为硫酸镁。

4. 硫酸镁使用注意事项

(1)方法:硫酸镁的滴注速度:1~2g/h。用于控制子痫时硫酸镁每日使用总量 25~30g,而用于预防子痫发作时硫酸镁每日使用总量不超过 25g;肾功能不全时应减量或停用;产后 24~48 小时停药。

(2)中毒现象:首先表现为膝反射减弱或消失。

(3)注意事项:硫酸镁用药前及用药过程中必须监测:①膝腱反射必须存在;②呼吸不少于 16 次/分;③尿量每小时不少于 25ml 或每 24 小时不少于 600ml。硫酸镁中毒后首选的解毒剂为 10%葡萄糖酸钙注射液。

5. 子痫患者的护理

(1)协助医生控制抽搐:首选硫酸镁。

(2)减少刺激,以免诱发抽搐:将患者安置于单人暗室,并保持安静,避免声、光刺激;一切治疗活动和护理操作应动作轻柔,相对集中。

(3)专人护理,防止受伤:①保持呼吸道通畅,立即给氧;②防止受伤:若有义齿应取出,并于上、下臼牙间放置一缠好纱布的压舌板,以防咬伤唇舌。加用床档,以防坠地受伤。

(4)严密监测生命体征、尿量(应留置导尿管监测)等,记录出入量。及时进行必要的血、尿实验室检查和特殊检查,及早发现脑出血、肺水肿、急性肾衰竭、DIC 等并发症。

(5)为终止妊娠做好准备:严密观察以及时发现产兆,做好终止妊娠及抢救准备。一般抽搐控制后 2 小时可考虑终止妊娠。

6. 妊娠高血压疾病产时及产后的护理 若经阴道分娩,在第一产程中,应密切监测患者的血压、脉搏、尿量、胎心及子宫收缩情况以及有无自觉症状;血压升高时应用产钳或胎吸助产。在第三产程中,须预防产后出血,在胎儿娩出前肩后立即静脉推注缩宫素(禁用麦角新碱)。病情较重者于分娩开始即开放静脉。胎儿娩出后测血压,病情稳定者,方可送回病房。重症患者产后应继续使用硫酸镁治疗 1~2 日,产后 24 小时至 5 日内仍有发生子痫的可能,故不可放松治疗及护理。

四、前置胎盘

1. 定义　妊娠 28 周后,胎盘附着于子宫下段,甚至胎盘下缘达到或覆盖宫颈内口处,其位置低于胎儿先露部。

2. 主要症状　无痛性反复阴道流血。

3. 首选检查方法　B 型超声检查,禁做阴道检查及肛查。

4. 治疗原则

(1)期待疗法:适用于妊娠<34 周,胎儿体重<2000 克,胎儿存活、阴道流血量不多、一般情况良好的孕妇。

(2)终止妊娠:适用于反复发生多量出血甚至休克者,无论胎儿成熟与否,为确保母亲安全应终止妊娠;妊娠达 36 周以上;胎儿成熟度检查提示胎儿肺成熟者;妊娠不足 36 周,出现胎儿窘迫征象者。剖宫产是主要手段。

五、胎盘早剥

1. 临床分度及表现见表4-4。

表 4-4　胎盘早剥的临床分度及表现

	Ⅰ度	Ⅱ度	Ⅲ度
出血	外出血为主	内出血为主,阴道出血少或无	
腹痛	无或轻微	突发、持续、剧烈	
子宫	软,大小与孕周相符	大于孕周,宫底升高,胎盘附着处压痛明显	硬如板状,宫缩间歇时不能松弛
胎儿	胎位清楚 胎心率正常	胎位可扪及,胎儿存活	胎位扪不清,胎心消失
贫血体征	不明显	与阴道流血量不符,重者休克	
剥离面积	小	1/3 左右	超过 1/2

2. 治疗原则　早期识别,积极纠正休克,及时终止妊娠,控制 DIC,减少并发症。

六、早　　产

1. 定义　妊娠满 28 周至不足 37 周之间分娩者。

2. 诊断依据　规律宫缩,持续 30 秒以上,20 分钟≥4 次,逐渐加强,并伴有宫颈展平≥80%,宫颈扩张 1cm 以上者,可诊断为早产临产。

3. 先兆早产的治疗方法　若胎膜完整,在母体情况允许时尽量保胎至 34 周。若胎膜已破,早产已不可避免时,则应尽可能地预防新生儿合并症以提高早产后的存活率。

七、羊水量异常

(一) 羊水过多

1. 定义　凡妊娠任何时期羊水量超过 2000ml。

2. 临床表现

（1）急性羊水过多：较少见，多发生于妊娠20~24周。患者出现一系列压迫症状：腹部胀痛、呼吸困难、甚至发绀，不能平卧。

（2）慢性羊水过多：较多见，多发生于妊娠晚期。因羊水于数周内缓慢增多，孕妇多能适应，无明显不适。宫高及腹围大于同期孕周，腹壁皮肤发亮、变薄。

3. 放羊水时注意事项　经腹羊膜腔穿刺放羊水时控制速度和量，每小时约500ml，一次放羊水量不超过1500ml。

（二）羊水过少

1. 定义　妊娠足月时羊水量少于300ml。

2. 临床表现　孕妇于胎动时感觉腹痛，检查时发现宫高、腹围小于同期孕周。子宫敏感，临产后阵痛明显，且宫缩多不协调。

八、双 胎 妊 娠

1. 临床表现

（1）症状：早孕反应较重；子宫增大速度较单胎快，孕24周后尤为明显。因子宫增大明显，孕妇自觉呼吸困难、胃部胀满、食欲下降、腰背部酸痛、行动不便。自诉多处有胎动。

（2）体征：宫底高度明显大于正常孕周，腹部可触及两个胎头和多个小肢体。在不同部位听到两个频率不同的胎心，同时计数胎心率相差10次/分以上。孕中晚期体重增加过快，不能用水肿及肥胖进行解释。

2. 第二胎儿娩出后处理　第二个胎儿娩出后腹部放置砂袋，并以腹带紧裹腹部，防止腹压骤降发生休克，立即遵医嘱使用宫缩剂。

【护考训练】

A_1/A_2 型题

1. 早期流产最常见的病因是

　　A. 胚胎染色体异常　　　　　B. 宫颈内口松弛　　　　　C. 子宫畸形

　　D. 子宫肌瘤　　　　　　　　E. 母儿血型不合

2. 患者，女，26岁，孕10周，出现阵发性下腹痛，阴道排出一妊娠产物，继而阴道大量出血。妇科检查：宫口已开，有组织堵塞宫口，子宫较停经周数略小。最可能的诊断是

　　A. 先兆流产　　　　　　　　B. 复发性流产　　　　　　　C. 不全流产

　　D. 难免流产　　　　　　　　E. 稽留流产

3. 患者，女，25岁，停经64天，下腹阵痛，阴道出血多于月经量，妇科检查：子宫如孕2个月大小，子宫颈口开大，尿妊娠试验阳性，应考虑为

　　A. 先兆流产　　　　　　　　B. 完全流产　　　　　　　　C. 不全流产

　　D. 难免流产　　　　　　　　E. 稽留流产

4. 下列流产处理前应做凝血功能检查的是

　　A. 先兆流产　　　　　　　　B. 复发性流产　　　　　　　C. 不全流产

　　D. 难免流产　　　　　　　　E. 稽留流产

5. 患者，女，29岁，妊娠45天后出现阴道流血伴阵发性腹痛。妇科检查妊娠物已部分排出体外，尚有部分残留于宫内，应采取的处理措施是

A. 卧床休息　　　　　　　B. 立即行清宫术　　　　　C. 不需特殊处理

D. 做凝血功能检查　　　　E. 行子宫内口缝扎术

6. 关于复发性流产的护理措施,**错误**的是

　　A. 确诊妊娠后应卧床休息,禁止性生活

　　B. 在下次妊娠前尽可能查明流产的原因

　　C. 黄体功能不足者,给黄体酮治疗

　　D. 治疗期必须达到以往发生流产的妊娠月份

　　E. 如宫颈内口松弛者可在妊娠14~16周时行子宫内口缝扎术

7. 先兆流产的处理原则是

　　A. 及时促使胎儿和胎盘排出　　　　B. 卧床休息,减少刺激

　　C. 行吸宫术或钳刮术　　　　　　　D. 一般无须特殊处理

　　E. 以预防为主

8. 异位妊娠,常发生的部位是

　　A. 卵巢　　　　　　　　　B. 宫颈　　　　　　　　　C. 腹腔

　　D. 输卵管　　　　　　　　E. 子宫颈

9. 下列哪项是异位妊娠最主要的原因

　　A. 输卵管发育不良　　　　B. 子宫内膜异位症　　　　C. 放置宫内节育器

　　D. 输卵管炎　　　　　　　E. 精神因素

10. 异位妊娠患者就诊的主要症状是

　　A. 停经　　　　　　　　　B. 腹痛　　　　　　　　　C. 阴道流血

　　D. 恶心呕吐　　　　　　　E. 头晕

11. 关于输卵管妊娠破裂的临床表现,下列**错误**的是

　　A. 可引起晕厥、休克

　　B. 宫颈抬举痛、摇摆痛

　　C. 多见于妊娠6周左右的输卵管峡部妊娠

　　D. 休克程度与阴道流血量成正比

　　E. 后穹隆穿刺抽出暗红色不凝固血液

12. 常用确诊输卵管妊娠流产或破裂的辅助检查是

　　A. 妊娠试验　　　　　　　B. 腹部检查　　　　　　　C. 血常规检查

　　D. X线检查　　　　　　　E. 后穹隆穿刺

13. 患者,女,39岁。妊娠32周,自觉头痛、眼花1天,检查发现:血压160/100mmHg,胎心、胎位正常,双下肢水肿,尿蛋白>0.5g/24h。入院后诊断为子痫前期。请问患者出现以上症状的原因是

　　A. 全身小动脉痉挛　　　　B. 水钠潴留　　　　　　　C. 静脉淤血

　　D. 动脉硬化　　　　　　　E. 心功能不全

14. 妊娠高血压疾病孕妇,进行尿蛋白定量测定时留取的尿液是

　　A. 12小时尿液　　　　　　B. 24小时尿液　　　　　　C. 48小时尿液

　　D. 6小时尿液　　　　　　E. 随机尿液

15. 妊娠期高血压疾病,眼底动、静脉比例可由正常的2:3变为

　　A. 1:2　　　　　　　　　B. 1:5　　　　　　　　　C. 2:1

D. 4 : 1　　　　　　　　E. 5 : 2

16. 子痫患者发生抽搐时,首要的护理措施是

    A. 使患者取头低侧卧位,保持呼吸道通畅

    B. 加床档,防坠床

    C. 密切观察生命体征

    D. 用舌钳固定舌头,防舌后坠

    E. 置患者于安静的单人暗室

17. 前置胎盘的病因**不包括**

    A. 子宫内膜病变　　　　　　B. 多次刮宫　　　　　　C. 胎盘面积过大

    D. 受精卵发育迟缓　　　　　E. 妊娠期高血压疾病

18. 患者,女,26 岁。孕 32 周,阴道流血 3 次,量不多。今日突然阴道流血多于月经量,无腹痛,查血压 100/80mmHg,脉搏 94 次/分,宫高 30cm,腹围 85cm,臀先露,未入盆,胎心音 142 次/分。应考虑为

    A. 胎膜早破　　　　　　　　B. 先兆流产　　　　　　C. 早产

    D. 前置胎盘　　　　　　　　E. 胎盘早期剥离

19. 诊断前置胎盘最安全有效的方法是

    A. 产科检查　　　　　　　　B. 肛门检查　　　　　　C. 阴道检查

    D. X 线检查　　　　　　　　E. B 超

20. 前置胎盘患者**严禁**做下列哪项检查

    A. B 超　　　　　　　　　　B. 血常规检查　　　　　C. 肛门检查

    D. 尿常规检查　　　　　　　E. 腹部触诊

21. 胎盘早期剥离的主要病理变化是

    A. 底蜕膜出血　　　　　　　B. 小动脉痉挛　　　　　C. 羊水栓塞

    D. 凝血功能障碍　　　　　　E. 急性肾衰竭

22. 关于Ⅲ度胎盘早剥的临床表现,**错误**的是

    A. 子宫硬如板状,有压痛　　　　　　B. 以外出血为主

    C. 突然发生持续性腹痛　　　　　　　D. 子宫比妊娠周数大

    E. 腹痛程度与胎盘后积血多少成正相关

23. 孕妇,孕 35 周,宫缩规律,间隔 5~6 分钟,每次持续约 40 秒,查宫颈管消退 80%,宫口扩张 3cm,应诊断为

    A. 先兆临产　　　　　　　　B. 早产临产　　　　　　C. 假临产

    D. 足月临产　　　　　　　　E. 生理性宫缩

24. 患者,女,28 岁。妊娠 32 周出现少量阴道流血,以往曾有 3 次早产史。主要的处理原则是

    A. 抑制宫缩,促进胎儿肺成熟　B. 左侧卧位　　　　　　C. 迅速结束分娩

    D. 等待自然分娩　　　　　　E. 给氧

25. 羊水过多是指羊水量超过

    A. 600ml　　　　　　　　　B. 800ml　　　　　　　C. 1000ml

    D. 1500ml　　　　　　　　E. 2000ml

26. 羊水量过少是指足月羊水量少于

A. 200ml　　　　　　　　B. 300ml　　　　　　　　C. 800ml

　　D. 1000ml　　　　　　　E. 1500ml

27. 26岁初孕妇,在门诊确诊为妊娠期高血压疾病,下列**不恰当**的护理是

　　A. 间断吸氧　　　　　　　　　　　B. 严格限制食盐摄入量

　　C. 休息及睡眠取左侧卧位　　　　　D. 保证充足的蛋白和营养

　　E. 适当服用镇静药物

28. 羊水过少的临床表现**不包括**

　　A. 腹围、宫高大于孕周　　　B. 临产后阵痛加剧　　　C. 子宫的敏感度较高

　　D. 产程延长　　　　　　　　E. 胎儿可发生肺发育不全

29. 羊水过多患者行腹腔穿刺放羊水时,一次**不宜**超过

　　A. 500ml　　　　　　　　　B. 1000ml　　　　　　　C. 1500ml

　　D. 2000ml　　　　　　　　　E. 3000ml

30. 初产妇,孕36周,因有大量液体从阴道流出入院。查体无腹痛,肛诊时触不到羊膜囊,上推胎儿先露部可见到阴道流液量增多。应考虑为

　　A. 先兆流产　　　　　　　　B. 先兆早产　　　　　　　C. 临产

　　D. 胎膜早破　　　　　　　　E. 胎盘早剥

31. 孕妇,28岁,孕35周,3小时前自觉阴道有液体流出,无腹痛。入院后诊断为胎膜早破。护士查体发现其脐带脱垂。此时应立即采取的措施是

　　A. 数分钟内结束分娩　　　　B. 等待自然分娩　　　　C. 保持外阴清洁

　　D. 使用抗生素　　　　　　　E. 定时听胎心

32. 下列关于胎膜早破的护理措施,**错误**的是

　　A. 休息时取半卧位　　　　　　　　B. 绝对卧床休息,禁灌肠

　　C. 严密观察流出羊水的性状　　　　D. 严密观察胎心音

　　E. 指导孕妇自测胎动

A₃/A₄型题

(33~35题共用题干)

　　患者,女,36岁,停经54天,2天前少量阴道流血,2小时前突感下腹剧痛,伴肛门坠胀感,晕厥一次。入院时面色苍白,查体:血压76/54mmHg,脉搏118次/分,下腹明显压痛、反跳痛。妇科检查见阴道后穹隆饱满,宫颈有抬举痛。

33. 该患者最可能的诊断是

　　A. 前置胎盘　　　　　　　　B. 异位妊娠　　　　　　　C. 难免流产

　　D. 先兆流产　　　　　　　　E. 急性盆腔炎

34. 该患者目前存在的主要护理问题是

　　A. 体液不足　　　　　　　　B. 恐惧　　　　　　　　　C. 焦虑

　　D. 知识缺乏　　　　　　　　E. 疼痛

35. 针对该患者的护理措施,**错误**的是

　　A. 取半卧位　　　　　　　　B. 保暖,吸氧　　　　　　C. 密切监测生命体征

　　D. 迅速开放静脉通道　　　　E. 做好腹部手术前准备

(36~39题共用题干)

某孕妇,足月临产,轻微头痛、眼花,血压150/100mmHg,下肢水肿,尿蛋白(+),呼吸、脉

搏正常,宫缩好。

36. 考虑该患者为
    A. 子痫前期轻度
    B. 子痫前期重度
    C. 妊娠水肿
    D. 妊娠期高血压疾病
    E. 子痫

37. 首选的治疗药物
    A. 冬眠合剂
    B. 硫酸镁
    C. 地西泮
    D. 葡萄糖酸钙
    E. 低分子右旋糖酐

38. 该药物停用的指征是
    A. 尿量 700ml/24h
    B. 呼吸 18 次/分
    C. 膝反射消失
    D. 血压 130/90mmHg
    E. 自觉症状减轻

39. 停用该药物后,应立即给予
    A. 5%葡萄糖静脉滴注
    B. 肌注山莨菪碱
    C. 静推 50%葡萄糖
    D. 静推 10%葡萄糖酸钙
    E. 静滴低分子右旋糖酐

(40~41 题共用题干)

患者女,34 岁,孕 30 周,突然出现全身抽搐,持续约 1 分钟,家人立即将其送往医院。查体:血压 160/110mmHg,胎头先露,胎心率 134 次/分。

40. 医嘱使用硫酸镁,下列说法**错误**的是
    A. 该药能控制子痫的发作
    B. 24 小时用药量不超过 10g
    C. 尿量小于 25ml/h,呼吸不足 16 次/分时停止使用
    D. 发生中毒时立即用 10%葡萄糖酸钙缓慢推注
    E. 中毒的首要表现是腱反射消失

41. 针对该孕妇的护理措施,**错误**的是
    A. 孕妇一旦再次发生抽搐,应尽快控制
    B. 密切关注生命体征
    C. 专人护理,防止受伤
    D. 病室光线宜亮,方便观察病情
    E. 为终止妊娠做好准备

(42~43 题共用题干)

孕妇,29 岁,孕 33 周,4 小时前出现无痛性阴道流血,量较少。B 超检查结果提示为边缘性前置胎盘。检查:血压 120/80mmHg,胎心率 142 次/分。

42. 此时适宜的处理措施是
    A. 阴道检查
    B. 人工破膜
    C. 输血
    D. 期待疗法
    E. 立即行剖宫产术

43. 针对该患者的护理措施,**错误**的是
    A. 鼓励孕妇下床活动
    B. 禁做阴道检查和肛诊
    C. 严密观察阴道流血情况
    D. 监测胎儿宫内情况
    E. 定时间断吸氧

(44~46 题共用题干)

孕妇,妊娠 32 周,突感剧烈腹痛 3 小时,查体:血压 160/100mmHg,子宫硬如板状,有压

痛,子宫比妊娠周数大,阴道无流血,胎心 90 次/分,胎位不清。

44. 该患者最大的可能是
    A. 子痫   B. 胎膜早破   C. 前置胎盘
    D. 胎盘早期剥离   E. 先兆子痫

45. 此时正确的处理原则是
    A. 静滴缩宫素引产   B. 纠正休克,终止妊娠   C. 水囊引产
    D. 产钳助产   E. 等待胎儿自行娩出

46. 该患者最易出现的并发症是
    A. 心衰   B. 呼吸窘迫综合征   C. 羊水过少
    D. 弥散性血管内凝血   E. 胎膜早破

（胡小芳）

【参考答案】

1. A	2. C	3. D	4. E	5. B	6. D	7. B	8. D	9. D	10. B
11. D	12. E	13. A	14. B	15. A	16. A	17. E	18. D	19. E	20. C
21. A	22. B	23. B	24. A	25. E	26. B	27. B	28. A	29. C	30. D
31. A	32. A	33. B	34. A	35. A	36. A	37. B	38. C	39. D	40. B
41. D	42. D	43. A	44. D	45. B	46. D				

第五章　妊娠期合并症妇女的护理

【学习精要】

本章考点

1. 妊娠与心脏病之间的相互影响；心脏负担最重的各个时期；妊娠合并心脏病妇女早期心力衰竭的征象、治疗原则；妊娠合并心脏病患者在分娩期各产程中的护理要点；急性心力衰竭的紧急处理、健康指导。

2. 病毒性肝炎对妊娠和分娩的影响；肝炎对母儿的影响、治疗原则、护理措施、健康指导。

3. 妊娠、分娩对糖尿病的影响；糖尿病对妊娠、分娩的影响；护理评估要点、治疗原则、护理要点。

4. 妊娠合并贫血类型、护理评估要点、治疗原则、护理措施。

重点与难点解析：

一、妊娠合并心脏病

1. 妊娠与心脏病之间的相互影响

(1)妊娠期：①血容量增加：妊娠期妇女血容量于 32～34 周达高峰,总循环血量的增加可引起心排血量增加和心率加快,加重心脏负担。②心脏移位：妊娠末期心尖搏动向左移 2.5～3cm,导致心脏大血管轻度扭曲。

(2)分娩期：①第一产程：每次子宫收缩会导致约 250～500ml 血液被挤入体循环,回心血流量增多使心排血量增加 24%。②第二产程：除子宫收缩外,且分娩时产妇屏气使肺循环压力增加；腹腔压力增高,内脏血液回流增加。③第三产程：胎儿娩出后,子宫体积缩小,腹腔内压力骤减,大量血液流向内脏；胎盘娩出后,胎盘循环停止,子宫收缩使子宫血窦内约 500ml 血液突然进入体循环。

(3)产褥期：体循环血量仍有增加,仍须警惕心力衰竭的发生。

2. 心脏负担最重的时期　妊娠 32～34 周、分娩期及产褥期的最初 3 日内,是心脏病孕产妇最危险的时期。

3. 早期心力衰竭的征象

(1)轻微活动后即有气短、胸闷和心悸。

(2)休息时心率大于 110 次/分,呼吸大于 20 次/分。

(3)夜间常因胸闷而坐起呼吸,或需要到窗口呼吸新鲜空气。

(4)肺底部出现少量持续性湿啰音,咳嗽后不消失。出现以上征象,应警惕早期心力衰竭。

4. 治疗原则

(1)心功能Ⅰ~Ⅱ级,无心力衰竭病史,在严密监护下可以妊娠,心功能Ⅲ~Ⅳ级、既往有心力衰竭史、严重心律失常、心脏疾病急性期等或年龄在35岁以上者不宜妊娠,如已妊娠应在12周前行人工流产术。

(2)经阴道分娩者,宫口开全后行阴道助产,缩短第二产程;对于心功能Ⅲ~Ⅳ级及有产科指征者,均应剖宫产。

(3)产褥期:产后3日内尤其是产后24小时内仍是心力衰竭发生的危险时期。应用广谱抗生素至产后1周无感染征象时停药。心功能Ⅲ级或以上者不宜哺乳。

5. 护理措施

(1)休息和营养:每天睡眠不少于10小时,午休2小时,宜取左侧卧位。给予高蛋白、低盐低脂饮食、高维生素和富含微量元素的食物,16周后每天钠盐摄入不超过4~5g。控制孕期体重增加小于12kg,每周体重增长不超过0.5kg。

(2)加强产前检查:妊娠20周前每2周行产前检查1次;妊娠20周后,需1周检查1次,并根据病情需要调整检查时间。若心功能Ⅲ级或以上,有心力衰竭征象者,均应立即入院治疗。心功能Ⅰ~Ⅱ级者,应在妊娠36~38周住院待产。

(3)分娩期护理:①第一产程:监护生命体征和产程,可适当使用镇静剂。②第二产程:不宜屏气用力,缩短第二产程,宫口开全后行产钳术或胎头吸引术,做好新生儿窒息的抢救准备。③第三产程:胎儿娩出后,应在腹部立即放置沙袋,持续24小时,防腹压骤降诱发心力衰竭。

(4)产褥期护理:产后3日内严密监测生命体征,保证充足的休息。心功能Ⅰ~Ⅱ级的产妇可以母乳喂养,Ⅲ级或以上者,应及时回乳。

6. 急性心力衰竭的紧急处理

(1)体位:患者取端坐卧位,双腿下垂。

(2)吸氧:高流量给氧6~8L/min,20%~30%乙醇湿化吸氧,必要时面罩加压给氧或正压呼吸。

(3)用药:缓慢静脉注射吗啡、呋塞米和去乙酰毛花甙等纠正心衰的药物。应监测电解质变化,记录出入量情况。使用血管扩张剂时应注意控制滴速、监测血压。心力衰竭者控制输液速度。

(4)其他:四肢轮流三肢结扎法,以减少静脉回心血量。

7. 健康指导　采取适宜的避孕方式,不宜再妊娠者,在剖宫产的同时行输卵管结扎术或在产后1周做绝育术。

二、妊娠合并病毒性肝炎

1. 妊娠、分娩对病毒性肝炎的影响　加重肝脏负担,易发展为重型肝炎。

2. 肝炎对母儿的影响

(1)对孕产妇:加重妊娠反应,妊娠期高血压疾病发生率增加,易发生产后出血或并发凝血功能障碍。

(2)对围生儿:胎儿畸形、流产、早产、死胎、死产和新生儿死亡率明显增加,围生儿可能被病毒感染。

（3）乙型肝炎病毒母婴传播途径：①经胎盘宫内感染；②产时感染是母婴传播的主要途径；③产后母乳喂养及接触母亲唾液感染。

3. 治疗原则 肝炎患者原则上不宜妊娠。

（1）妊娠期：①非重型肝炎妇女应积极治疗，严密监测肝功能、凝血功能等指标。经治疗后病情好转，可以继续妊娠。②重型肝炎妇女应早期识别，及时转送到三级医院诊治，在有利时机下以剖宫产方式终止妊娠。

（2）分娩期：①防治产后出血，备血。②阴道助产，缩短第二产程。③妊娠末期重症肝炎者，经积极治疗 24 小时后，以剖宫产终止妊娠。

（3）产褥期：应用对肝脏损害较小的广谱抗生素，预防产褥感染及产后出血，肝炎活动期的产妇不宜哺乳。

4. 护理措施

（1）一般护理：保证休息，急性期卧床休息。加强营养，有肝性脑病倾向者限制或禁止蛋白质摄入，保持大便通畅，减少氨及毒素的吸引。

（2）配合治疗：①加强病情观察：加强产前检查，定期进行肝功能、肝炎病毒血清病原学标志物的检查；注意肝性脑病的前驱表现。②合理用药：遵医嘱给予保肝、护肝药物，避免应用对肝脏有损害的药物。出现肝性脑病的前驱症状者，严禁肥皂水灌肠。③分娩及产褥期护理：分娩 1 周遵医嘱给予维生素 K_1 肌内注射，定期复查凝血功能，准备新鲜血液、血浆等血制品。第二产程给予阴道助产，避免软产道损伤及新生儿产伤等引起的母婴传播。胎儿前肩娩出后注射缩宫素，防止产后出血。产褥期注意观察出血倾向。不宜哺乳者，给予口服生麦芽冲剂或乳房外敷芒硝方式回乳。④新生儿免疫接种：新生儿出生后 24 小时内尽早实施主动、被动联合免疫。⑤防止交叉感染：隔离分娩，严格遵守消毒隔离制度，所有用物使用 2000mg/L 含氯制剂浸泡。

5. 健康指导 宜选择避孕套避孕；肝炎治愈后 2 年在医生指导下妊娠。

三、妊娠合并糖尿病

1. 妊娠、分娩对糖尿病的影响 诱发或加重糖尿病，易引起低血糖及酮症酸中毒，酮症酸中毒是糖尿病孕产妇死亡的主要原因。

2. 糖尿病对妊娠、分娩的影响

（1）对孕妇的影响：自然流产、妊娠期并发症、感染、羊水过多发生率增高。

（2）对胎儿的影响：巨大儿、胎儿生长受限、早产及胎儿畸形的发生率增高，胎儿畸形是糖尿病孕妇围生儿死亡的主要原因。

（3）对新生儿的影响：易发生新生儿呼吸窘迫综合征、新生儿低血糖。

3. 护理评估要点

（1）评估孕妇年龄、体重、孕产史、糖尿病病史及家族史，了解临床表现及产科检查情况。

（2）75g OGTT 试验诊断标准：空腹和服糖后 1、2 小时的血糖值分别为 5.1mmol/L、10.0mmol/L、8.5mmol/L，若其中任何一项超过上述标准者，可诊断为 GDM。

4. 治疗原则

（1）器质性病情较轻、血糖控制在正常范围者，可在内科医师协助下严密监护下继续妊娠。妊娠期应将血糖调整到正常水平。

（2）糖尿病治疗：饮食治疗和运动治疗，药物治疗首选胰岛素。

（3）产科处理原则：①加强产前检查；②尽量在妊娠 38~39 周终止妊娠；③预防新生儿呼吸窘迫综合征和低血糖。

5. 护理措施

（1）一般护理：适度的运动，饮食控制，避免发生饥饿酮症、餐后高血糖，整个孕期体重增加控制在 10~12kg。

（2）配合治疗：①加强产前检查；②正确应用胰岛素；③产褥期预防感染；④无论新生儿体重大小均按高危儿常规护理，防止低血糖及 NRDS 发生。

四、妊娠合并贫血

1. 概述　妊娠合并贫血以缺铁性贫血最为常见。妊娠可使贫血病情加重，而贫血则使孕妇妊娠风险增加。

2. 护理评估要点　评估孕妇病史、贫血的症状和体征；外周血象：小红细胞低血红蛋白贫血，血红蛋白<110g/L，血细胞比容<0.30 或红细胞<$3.5×10^{12}$/L；若孕妇血清铁<6.5μmol/L 可诊断为缺铁性贫血。

3. 治疗原则　补充铁剂，去除病因；积极预防产后出血和感染。

4. 护理措施

（1）休息与饮食：注意休息，摄入含铁丰富及高维生素 C 的食物。

（2）治疗护理：①正确服用铁剂；②少量多次输血纠正贫血；③指导哺乳。

（3）产科处理：严密观察产程，防止产程时间过长；积极预防产后出血，产后抗感染治疗。

【护考训练】

A_1/A_2 型题

1. 张女士，30 岁，孕 1 产 0，孕 33 周，妊娠合并心脏病，心功能 Ⅱ 级，胸闷 1 天入院。为预防分娩期间发生心力衰竭，护理工作中应**避免**的是

　　A. 吸氧　　　　　　　　　　　　B. 密切观察产程进展

　　C. 取半卧位　　　　　　　　　　D. 胎儿娩出后，腹部立即放沙袋

　　E. 指导产妇屏气用力，缩短产程

2. 妊娠、分娩加重心脏负担的原因，**错误**的是

　　A. 血容量增加　　　　　　　　　B. 心脏向上，向左移位

　　C. 宫缩时回心血量减少　　　　　D. 腹压增加或突然降低

　　E. 分娩期体力消耗

3. 糖尿病对妊娠的影响，**不正确**的描述是

　　A. 羊水过多　　　　　　　　　　B. 孕期宫内死胎发生率增高

　　C. 易胎儿畸形　　　　　　　　　D. 感染增加

　　E. 易发生新生儿高钾血症

4. 糖尿病孕妇围生儿死亡的主要原因是

　　A. 羊水过多　　　　　　B. 脐带绕颈　　　　　C. 吸入性肺炎

　　D. 胎儿畸形　　　　　　E. 过期妊娠

5. 对于糖尿病孕妇，在确保母婴安全的前提下，通常终止妊娠的时间是

　　A. 36~37 周　　　　　　B. 38~39 周　　　　　C. 32~34 周

D. 40~41 周　　　　　　　　　E. 42 周

6. 建议缺铁性贫血孕产妇服用铁剂的时间是

    A. 妊娠 3 个月后　　　　B. 妊娠 4 个月后　　　　C. 妊娠 5 个月后

    D. 妊娠 6 个月后　　　　E. 妊娠 7 个月后

7. 妊娠期糖尿病出现糖代谢紊乱的临床表现,**不包括**的内容是

    A. 多食　　　　　　　　B. 多尿　　　　　　　　C. 多汗

    D. 多饮　　　　　　　　E. 部分孕妇可无明显症状

8. 妊娠合并急性病毒性肝炎,**不正确**的是

    A. 肝炎患者原则上不宜妊娠

    B. 防治产后出血

    C. 早孕期不宜终止妊娠,以免增加肝负担

    D. 妊娠中、晚期注意防止妊娠期高血压疾病

    E. 分娩时注意缩短第二产程

9. 妊娠合并病毒性肝炎,临近产期有出血倾向可用的药物是

    A. 催产素　　　　　　　B. 维生素 K_1　　　　　C. 维生素 E

    D. 卡巴克洛　　　　　　E. 维生素 D

10. 妊娠合并心脏病孕妇,最易发生心力衰竭的时间是

    A. 妊娠 20~24 周　　　　B. 妊娠 28~30 周　　　　C. 妊娠 32~34 周

    D. 妊娠 36~38 周　　　　E. 妊娠 38 周以上

11. 刘女士,24 岁,孕 1 产 0,停经 2 月余,因妊娠合并先天性心脏病,心功能 Ⅱ 级入院。关于妊娠期护理,**错误**的是

    A. 宜进食低盐低脂、高维生素、高蛋白饮食

    B. 于妊娠 12 周后终止妊娠

    C. 预防便秘

    D. 妊娠晚期宜左侧卧位

    E. 预防呼吸道感染和贫血

12. 谢女士,27 岁,3 年前检查发现为乙型肝炎携带者。关于肝炎母婴传播的问题,下列**错误**的是

    A. 乙型肝炎病毒可通过胎盘传播

    B. 肝炎痊愈 2 年后方可妊娠

    C. 新生儿出生后 24 小时内注射乙型肝炎疫苗和免疫球蛋白

    D. 一般认为,新生儿经过主动和被动免疫后,母乳喂养安全。

    E. 乙型肝炎孕妇分娩的新生儿一定会发生乙型肝炎病毒感染。

13. 温女士,30 岁,停经 3 个月余,有"糖尿病"病史 4 年,一直使用降糖药,非常关注糖尿病与妊娠及分娩间的相互影响,下列描述**错误**的是

    A. 改用胰岛素控制血糖达到或接近正常

    B. 羊水过多发生率增高

    C. 胎儿畸形发生率高

    D. 孕妇易发生妊娠期高血压疾病

    E. 新生儿出生后应立即按正常新生儿常规护理

14. 郭女士,27岁,孕1产0,孕35周,因贫血入院。下列描述**错误**的是
  A. 纠正贫血,查找病因   B. 有发生胎儿宫内窘迫的可能
  C. 应立即终止妊娠   D. 易发生感染
  E. 血清铁$<6.5\mu mol/L$

15. 刘会计,34岁,因孕1产0,孕37周入院。有6年"风湿性心脏病"病史,最近进行一般体力活动后即出现明显乏力、心悸和气短,休息很长时间后方可缓解。下述护理措施**错误**的是
  A. 纠正心衰后,剖宫产终止妊娠
  B. 严格限制活动
  C. 加快输液速度,补充静脉营养,减轻孕妇乏力症状
  D. 左侧卧位,略抬高床头
  E. 严密观察生命体征、胎心率及宫缩情况

A₃/A₄型题

(16~18题共用题干)

王女士,34岁,孕1产0,孕16周,心功能Ⅱ级。经过增加产前检查次数,在医生的严密监测下孕期未出现任何不适,现孕37周,阴道流血2小时。

16. 该产妇在分娩期应注意的问题中,下列描述**错误**的是
  A. 常规吸氧
  B. 胎盘娩出后,腹部放置1kg的沙袋
  C. 鼓励产妇以呼吸及放松技巧减轻不适感
  D. 胎儿前肩娩出后立即注射麦角新碱
  E. 宫口开全后采取产钳助产或胎头吸引术

17. 该产妇应取的体位是
  A. 平卧位   B. 右侧卧位   C. 左侧卧位
  D. 半卧位   E. 舒适卧位

18. 该产妇的产褥期护理,**错误**的是
  A. 产后的第一天,严格卧床休息
  B. 使用抗生素预防感染
  C. 产后3天内,也是最容易发生心力衰竭的时期
  D. 产后产妇出现心力衰竭,经控制后可进行母乳喂养,按需哺乳
  E. 严密观察生命体征和出入量,注意出入量平衡

(19~20题共用题干)

谢女士,32岁,孕1产0,孕33周,出现黄疸3天入院。入院后完善相关检查后确诊重型肝炎。

19. 入院后采取的护理措施**不正确**的是
  A. 与产妇或家属进行病情告知
  B. 介绍消毒隔离制度
  C. 所有产妇使用过的物品、器械用2000mg/L含氯消毒剂消毒
  D. 给予肥皂水灌肠,促进排便
  E. 应安排在隔离分娩室分娩

20. 该孕妇分娩期间应注意的事项**不正确**的是
    A. 分娩前 1 周遵医嘱给予维生素 K_1 肌内注射，
    B. 应安排在隔离分娩室分娩
    C. 分娩前准备新鲜血液和血浆
    D. 避免软产道损伤、新生儿产伤
    E. 新生儿出生后半小时内实施与产妇皮肤接触与早吸吮

（韩清波）

【参考答案】

| 1. E | 2. C | 3. E | 4. D | 5. B | 6. B | 7. C | 8. C | 9. B | 10. C |
| 11. B | 12. E | 13. E | 14. C | 15. C | 16. D | 17. D | 18. D | 19. D | 20. E |

第六章　正常分娩产妇的护理

【学习精要】

本章考点

1. 影响分娩的因素;子宫收缩力的特点;软产道的组成和子宫下段的形成;初产妇与经产妇子宫颈的变化;胎头径线值及临床意义。

2. 衔接发生的时间及径线;分娩机制的内容。

3. 假临产的特点;见红发生的时间;临产开始的标志;产程的分期及时间。

4. 潜伏期、活跃期的定义;破膜的时机;第一产程胎心监护;破膜后使用抗生素的时间;第一产程排尿时间。

5. 胎头拨露、胎头着冠的定义;外阴消毒的顺序;保护会阴的时机。

6. 胎盘的剥离征象;新生儿 Apgar 评分;产妇产后 2 小时观察内容。

重点与难点解析:

1. 分娩　胎儿及其附属物自临产开始到由母体娩出的过程。

2. 早产　妊娠满 28 周至不满 37 周(196~258 天)间的分娩。

3. 足月产　妊娠满 37 周至不满 42 周(259~293 天)间的分娩。

4. 过期产　妊娠满 42 周(294 天)及以后的分娩。

一、影响分娩的因素

影响分娩的因素　产力、产道、胎儿及产妇精神心理因素。

(1)产力:包括子宫收缩力和腹肌、膈肌、肛提肌收缩力。

(2)子宫收缩力特点:节律性、对称性、极性及缩复作用。

(3)软产道组成:子宫下段、子宫颈、阴道、盆底软组织。

(4)子宫下段形成:由非妊娠时约 1cm 的子宫峡部形成,妊娠末期逐渐拉长形成子宫下段。

(5)宫颈变化:初产妇先宫颈管消失,后宫颈口扩张,经产妇宫颈管消失与宫口扩张同时进行。

(6)胎头径线:双顶径平均值约为 9.3cm(B 超测量此径可判断胎儿大小),枕额径平均值约为 11.3cm(胎头常以此径衔接),枕下前囟径平均值约为 9.5cm(胎头俯屈后以此径通过产道)。

二、分娩机制

1. 分娩机制　是指胎儿先露部通过产道时,为适应骨盆各平面的不同形态而被动地进行一系列适应性转动,以其最小的径线通过产道的全过程。以左枕前为例。

2. 衔接　胎头双顶径进入骨盆入口平面,胎头颅骨最低点可接近或达到坐骨棘水平。一般初产妇在预产期前1~2周,经产妇在分娩开始后衔接。

3. 俯屈　胎头以枕额径进入骨盆后,继续下降,当遇到骨盆及软产道的阻力时,由于杠杆作用而行俯屈,下颏接近胸部。俯屈后由原来的枕额径变为枕下前囟径,以最小径线通过产道。

4. 内旋转　是指胎头在骨盆内的旋转动作。胎头旋转后,胎体并未旋转,因而头颈之间发生扭转。胎头逆时针方向旋转45°,使胎头矢状缝与中骨盆、骨盆出口前后径一致,小囟门转到耻骨弓下方。

5. 仰伸　胎头完成内旋转动作后,到达阴道外口,由于产力迫使胎头下降的同时,骨盆底阻力又将胎头上推,在两者的合力作用下,产生仰伸。当枕骨下部抵耻骨联合下缘时,以此为支点,伴随宫缩,胎头边仰伸边前进,使顶、额、面及颏依次出现会阴前缘,最后全部娩出。

6. 复位及外旋转　当胎头娩出后,先前头颈之间发生的扭转,此时解除了产道的约束而顺时针转回45°,恢复原来的位置。此时,胎肩正通过产道,为使双肩间径与骨盆出口前后径一致,也发生内旋转,胎头随胎肩的旋转,继续顺时针方向旋转45°。

三、临产诊断与产程分期

1. 假临产的特点　是宫缩持续时间短且不恒定,间歇时间长且不规律,宫缩强度不增加,常在夜间出现,清晨消失。不伴随出现宫颈管消失和宫口扩张,给予镇静剂能抑制假临产。

2. 见红　发生在分娩前24~48小时,是分娩即将开始的一个比较可靠的征象。

3. 临产开始的标志　是规律且逐渐增强的子宫收缩,并伴随着有宫颈管消失、宫口扩张和胎先露的下降,用镇静药物不能抑制。

4. 产程分期

(1)总产程:初产妇约12~18小时,经产妇约6~9小时。临床上分为三个产程。

(2)第一产程(宫颈扩张期):从规律宫缩开始至宫颈口开全(10cm)。初产妇约11~12小时,经产妇约6~8小时。

(3)第二产程(胎儿娩出期):从宫颈口开全至胎儿娩出。初产妇约1~2小时,经产妇约几分钟或1小时内。

(4)第三产程(胎盘娩出期):从胎儿娩出至胎盘娩出。初产妇和经产妇均约需5~15分钟,不超过30分钟。

四、分娩期产妇的护理

1. 第一产程

(1)潜伏期:从规律性宫缩开始至宫口扩张3cm(新产程为6cm),初产妇约需8小时,最大时限不超过16小时。

(2)活跃期:从宫口扩张3cm(新产程为6cm)至宫口开全(10cm),初产妇约需4小时,最大时限不超过8小时。

(3)破膜多发生在宫口近开全时自然破裂。

(4)听取胎心音于宫缩间歇期。潜伏期每隔1~2小时听胎心1次,活跃期每隔15~30分钟听胎心1次,每次听1分钟并记录。

(5)破膜时间超过12小时尚未分娩者,遵医嘱给予抗生素预防感染。

（6）产妇应每 2~4 小时排尿 1 次，并及时排出粪便，以免影响宫缩及胎头下降。

2. 第二产程

（1）胎头拨露：胎头于宫缩时显露于阴道口，宫缩间歇时又缩回于阴道内。

（2）胎头着冠：经过几次拨露，胎头外露部分不断增大，直至胎头双顶径越过骨盆出口横径，在宫缩间歇时也不再缩回，称胎头着冠。

（3）外阴消毒顺序：首先给产妇臀下放置便盆，①用第一把无菌卵圆钳夹消毒纱布 1 块蘸取软皂液擦洗外阴部，顺序是：阴阜、大腿内上 1/3、大阴唇、小阴唇、会阴、肛周、最后肛门。②再右手持第二把无菌卵圆钳夹消毒纱布 1 块或较大棉球 1 个，左手拿无菌冲洗罐内装温开水 800ml 左右冲洗外阴部的皂液，顺序是：由上至下，由外向内。注意用纱布或棉球阻挡阴道口，防止液体进入阴道。③接下来右手持第三把无菌卵圆钳夹消毒纱布 1 块或较大棉球 1 个，左手拿另一个无菌冲洗罐，内装 1：1000 的苯扎溴铵溶液 500ml，冲洗消毒外阴部。顺序和方法同第二遍顺序。最后移去便盆，臀下垫消毒巾。

（4）保护会阴时机：当胎头拨露小阴唇分开 3~4cm 会阴体较紧张时开始保护会阴。

3. 第三产程

（1）胎盘剥离征象：子宫变硬由球形变为狭长形，宫底升高达脐上；阴道少量出血；阴道口外露的脐带自行下降延长；接产者用左手掌尺侧缘轻压产妇耻骨联合上方，将宫体向上推，而外露的脐带不再回缩。

（2）Apgar 评分（表 6-1）：以心率、呼吸、肌张力、喉反射、皮肤颜色 5 项体征为依据评分，满分 10 分，8~10 分为正常；4~7 分为轻度窒息，0~3 分为重度窒息。

表 6-1　新生儿 Apgar 评分法

体征	应得分数		
	0	1	2
心率	0	<100 次/分	≥100 次/分
呼吸	0	浅慢且不规则	佳
肌张力	松弛	四肢稍屈曲	四肢活动好
喉反射	无反射	有些动作	伸舌、恶心
皮肤颜色	苍白	青紫	红润

（3）产后 2 小时观察及护理：观测血压、子宫收缩情况、宫底高度、阴道流血量、膀胱充盈程度、阴道内有无血肿形成。

【必会技巧】

一、产前外阴消毒

（一）操作准备

1. 模型及设备：分娩操作模型，治疗车，多功能产床。

2. 器械及用物：无菌包 1 个（内装弯盘 2 个，卵圆钳 4 把）、无菌干纱布缸 1 个、20%肥皂液棉球缸 1 个、碘伏纱布缸 1 个，无菌持物筒 1 个，无菌持物钳 1 把，冲洗壶 1 个，温开水 1000ml，垫单 1 块，无菌治疗巾 1 块。

（二）操作步骤

1. 调节室温至 24～26℃,湿度 50%～60%,室内清洁,安静,关闭门窗、光线适宜。护士修剪指甲,洗手后,戴口罩。

2. 核对姓名、床号及一般资料,评估一般情况以及产科情况,整理病案和记录单。

3. 与产妇谈话,解释操作目的以取得积极配合。

4. 协助产妇脱去裤子,臀下铺一次性垫单,取膀胱截石位,充分暴露会阴部,注意保暖。护士站在产妇两腿之间。

5. 会阴冲洗　①用第一把无菌卵圆钳夹肥皂液棉球擦洗外阴部,顺序是:阴阜→左侧大腿内上 1/3→右侧大腿内上 1/3→左侧大阴唇→右侧大阴唇→左侧小阴唇→右侧小阴唇→阴道前庭→会阴→左侧臀部→右侧臀部→肛门。注意每个部位更换一个肥皂液棉球。②右手持第二把无菌卵圆钳夹消毒纱布 1 块或较大棉球 1 个堵住阴道口,防止液体进入阴道。左手拿无菌冲洗罐内装温开水 800ml 左右冲洗外阴部的皂液,顺序是:先中间,后两边,再中间。③右手持第三把无菌卵圆钳夹消毒纱布由内向外擦干,顺序是:阴道前庭→左侧小阴唇→右侧小阴唇→左侧大阴唇→右侧大阴唇→阴阜→左侧大腿内上 1/3→右侧大腿内上 1/3→会阴→左侧臀部→右侧臀部→肛门。注意每个部位更换一个无菌纱布。④右手持第三把无菌卵圆钳夹碘伏纱布同第③遍由内向外消毒,顺序是:阴道前庭→左侧小阴唇→右侧小阴唇→左侧大阴唇→右侧大阴唇→阴阜→左侧大腿内上 1/3→右侧大腿内上 1/3→会阴→左侧臀部→右侧臀部→肛门。注意每个部位更换一个碘伏纱布。整理用物,洗手。

6. 冲洗后处理　帮助产妇取舒适体位,双手置于身体两侧。垫无菌治疗巾,打开产包准备铺巾。

（三）操作评分标准

项目		技术要求	分值	得分
操作前准备 20 分	环境准备	1. 室内清洁,安静,关闭门窗、光线适宜	2	
		2. 调节室温至 24～26℃,湿度 50%～60%		
	用物准备	分娩操作模型、治疗车、多功能产床、无菌包 1 个(内装弯盘 2 个,卵圆钳 4 把)、无菌干纱布缸 1 个、20%肥皂液棉球缸 1 个、碘伏纱布缸 1 个,无菌持物筒 1 个,无菌持物钳 1 把,冲洗壶 1 个,温开水 1000ml,垫单 1 块,无菌治疗巾 1 块	3	
	护士准备	1. 素质要求:衣帽整洁、态度和蔼、语言流畅、面带微笑	1	
		2. 核对床号、姓名及一般资料,整理病案、记录单	2	
		3. 评估患者:①一般情况:T、P、R、BP、饮食、休息、排泄、活动;②产科情况:了解产力、产道、胎儿及产程进展情况	4	
		4. 向产妇解释操作目的,以取得积极配合	2	
		5. 七步洗手、戴口罩	1	
	产妇准备	协助产妇脱去裤子,臀下铺一次性垫单,取膀胱截石位,充分暴露会阴部,注意保暖	5	

续表

项目		技术要求	分值	得分
操作步骤 60 分	位置	操作者站在产妇两腿之间	4	
	肥皂液棉球擦洗	1. 用第一把无菌卵圆钳夹肥皂液棉球擦洗外阴部。顺序是：阴阜→左侧大腿内上 1/3→右侧大腿内上 1/3→左侧大阴唇→右侧大阴唇→左侧小阴唇→右侧小阴唇→阴道前庭→会阴→左侧臀部→右侧臀部→肛门	10	
		2. 注意每个部位更换一个肥皂液棉球	4	
	冲洗外阴	1. 右手持第二把无菌卵圆钳夹消毒纱布 1 块或较大棉球 1 个堵住阴道口，防止液体进入阴道	4	
		2. 左手拿无菌冲洗罐内装温开水 800ml 左右冲洗外阴部的皂液，顺序是：先中间，后两边，再中间	10	
	擦干外阴	1. 右手持第三把无菌卵圆钳夹消毒纱布由内向外擦干，顺序是：阴道前庭→左侧小阴唇→右侧小阴唇→左侧大阴唇→右侧大阴唇→阴阜→左侧大腿内上 1/3→右侧大腿内上 1/3→会阴→左侧臀部→右侧臀部→肛门	10	
		2. 注意每个部位更换一个无菌纱布	4	
	消毒外阴	1. 右手持第四把无菌卵圆钳夹碘伏纱布同第③遍由内向外消毒，顺序是：阴道前庭→左侧小阴唇→右侧小阴唇→左侧大阴唇→右侧大阴唇→阴阜→左侧大腿内上 1/3→右侧大腿内上 1/3→会阴→左侧臀部→右侧臀部→肛门	10	
		2. 注意每个部位更换一个碘伏纱布	4	
操作后处理	10 分	1. 整理用物，洗手	3	
		2. 帮助产妇取舒适体位，双手置于身体两侧（口述），垫无菌治疗巾，打开产包准备铺巾（口述）。	3	
		3. 告知注意事项	4	
提问	10 分	会阴冲洗有哪些步骤？顺序如何？	10	
总分			100	
整体评价（A、B、C、D 为评价系数）		A. 沟通流畅、操作规范、患者舒适 B. 沟通欠流畅或操作欠规范、患者欠舒适 C. 沟通不流畅、操作欠规范、患者欠舒适 D. 无沟通、操作不规范、患者不舒适	A. 1.0~0.8 B. 0.8~0.6 C. 0.6~0.4 D. 0.4 以下	

（四）注意事项

1. 动作轻柔，协助产妇变换体位，操作过程中为患者遮挡避免过度暴露。

2. 随时与产妇交流,询问产妇的感觉,并注意观察产妇的神态、面色。

3. 会阴冲洗时注意防止冲洗液流入阴道,擦洗操作轻重适宜。

4. 会阴消毒时注意每次消毒范围不能超出前一次范围。

5. 消毒后嘱咐产妇不要污染已消毒区。

二、正常分娩铺无菌巾

(一)操作准备

1. 模型及设备　分娩操作模型。

2. 器械及用物　治疗车 1 辆、产包 1 个、器械包 1 个(弯盘 1 个、聚血器 1 个、布巾钳 4 把、血管钳 3 把、卵圆钳 1 把、脐带剪 1 把、洗耳球 1 个、纱布若干)、一次性吸痰管 1 根、无菌手套 2 副、一次性注射器、可吸收线 1 支。

(二)操作步骤

1. 调节室温至 24~26℃,湿度 50%~60%,必要时设置屏风或隔帘遮挡产妇。护士戴口罩、修剪指甲,洗手。

2. 核对姓名、床号及一般资料,评估产妇精神心理状态、应用腹压的方法及合作程度,评估产程进展情况、胎儿情况、会阴条件及接生时机。

3. 与产妇谈话　解释操作目的及配合分娩的方法及要点,以取得积极配合。

4. 产妇体位及护士位置　臀下铺一次性垫单,协助产妇脱去裤子,取膀胱截石位,充分暴露会阴部,帮助产妇取膀胱截石位,双手置于身体两侧。外阴冲洗消毒后垫无菌治疗巾。护士站在产妇两腿之间。

5. 铺巾前准备　检查物品消毒时间,摆放有序。打开产包外包巾;按外科洗手消毒。

6. 铺巾过程　打开产包内包巾;穿无菌手术衣;戴无菌手套;铺臀下无菌垫单;穿无菌裤腿(先穿左侧裤腿,再穿右侧裤腿);铺四块无菌治疗巾,并用布巾钳夹好;接产用物摆放整齐,盖无菌纱布。

7. 铺巾后处理　再次与产妇沟通,指导配合;准备保护会阴及协助胎儿娩出。

(三)操作评分标准

项目		技术要求	分值	得分
操作前准备 20分	环境准备	1. 室内安静、清洁	1	
		2. 温度 24~26℃,湿度 50%~60%	1	
	用物准备	分娩操作模型、治疗车 1 辆、产包 1 个、器械包 1 个(弯盘 1 个、聚血器 1 个、布巾钳 4 把、血管钳 3 把、卵圆钳 1 把、脐带剪 1 把、洗耳球 1 个、纱布若干)、一次性吸痰管 1 根、无菌手套 2 副、一次性注射器、可吸收线 1 支	8	
	护士准备	1. 换洗手衣、修剪指甲、洗手、戴口罩	1	
		2. 核对床号、姓名及一般资料	2	

续表

项目		技术要求	分值	得分
操作前准备 20分	护士准备	3. 评估产妇精神心理状态、应用腹压的方法及合作程度(口述),评估产程进展情况、胎儿情况、会阴条件及接生时机(口述)	4	
		4. 解释操作目的及配合分娩的方法及要点,以取得积极配合	2	
		5. 帮助产妇取膀胱截石位,双手置于身体两侧	1	
操作步骤 60分	铺巾前准备	1. 外阴冲洗消毒后垫无菌治疗巾(口述)	1	
		2. 检查物品消毒时间,摆放有序	2	
		3. 打开产包外包巾	2	
		4. 按外科洗手消毒(口述)	1	
	铺巾过程	1. 打开产包内包巾	2	
		2. 穿无菌手术衣	8	
		3. 戴无菌手套	6	
		4. 铺臀下无菌垫单	5	
		5. 穿无菌裤腿(先穿左侧裤腿,再穿右侧裤腿)	14	
		6. 铺四块无菌治疗巾,并用布巾钳夹好	10	
		7. 接产用物摆放整齐,盖无菌纱布	6	
	铺巾后处理	1. 再次与产妇沟通,指导配合	2	
		2. 准备保护会阴及协助胎儿娩出	2	
操作后处理 10分		1. 整理用物	3	
		2. 洗手,摘口罩	3	
		3. 告知注意事项	4	
提问	10分	产床铺台用物摆放顺序?	10	
总分			100	
整体评价(A、B、C、D为评价系数)		A. 沟通流畅、操作规范、患者舒适	A. 1.0~0.8	
		B. 沟通欠流畅或操作欠规范、患者欠舒适	B. 0.8~0.6	
		C. 沟通不流畅、操作欠规范、患者欠舒适	C. 0.6~0.4	
		D. 无沟通、操作不规范、患者不舒适	D. 0.4以下	

(四)注意事项

1. 注意保暖、遮挡,避免过度暴露,操作时动作轻柔,并协助产妇改变卧位,与产妇保持交流,仔细询问产妇的感觉,随时观察其有无不适。

2. 铺巾过程中始终注意无菌操作,铺好的无菌巾只可向外移动,不可向内移动。

3. 铺巾结束后,嘱咐产妇不要污染已消毒铺巾区。

三、第二、三产程处理

（一）操作准备

1. 模型及设备　分娩模型、新生儿模型。产床、婴儿电子秤、婴儿吸痰管、新生儿远红外线抢救床、早产儿保温箱。

2. 器械及用物

（1）产包：外包布 1 块、内包布 1 块、手术衣 1 件、中单 1 块、脚套 1 双、消毒巾 6 块；弯盘、聚血器各 1 个；纱布若干、带尾纱 1 块、棉签 2 支、脐带卷 1 只、脐带结扎线或气门芯 1 只。

（2）器械：脐带剪 1 把、会阴侧切剪 1 把、持针钳 1 把、弯止血钳 2 把、直止血钳 2 把、有齿镊 2 把、圆针、三角针各 1 枚。

（3）婴儿包：外包被 1 件、内衣裤 1 套、尿布 1 块。手圈、足圈各 1 只，胸牌 1 块。

（二）操作步骤

1. 调节室温至 24～26℃，湿度 50%～60%，必要时设置屏风或隔帘遮挡产妇。已铺产床（各用物及仪器设备均已调试准备好），护士戴口罩、修剪指甲、洗手。

2. 核对姓名、床号及一般资料，评估产妇产科情况：产力、骨盆、胎位情况，有无破膜及产程进展情况。

3. 与产妇及家属谈话，简单描述分娩全程，着重心理护理建立产妇信心给予信任感，教会产妇分娩过程中正确使用腹压以取得产程中的配合。

4. 产程观察　采取触诊法或胎儿电子监护仪监测描记宫缩曲线；在宫缩间歇期听胎心或胎儿电子监护描记胎心曲线；阴道检查；注意胎膜破裂（一旦破膜，注意羊水的量、性状、颜色和记录破膜的时间）。

5. 接生准备　接生准备时间（初产妇宫口开全、经产妇宫口开大 3～4cm 时送入产房准备接生）；外阴消毒（见前必会技巧一产前外阴消毒）；铺无菌巾布置产床（见前必会技巧二正常分娩铺无菌巾）。

6. 接产和保护会阴

（1）保护会阴时机：当胎头拨露使阴唇后联合紧张时，开始保护会阴。

（2）保护会阴方法：取一块治疗巾放置在右手手掌虎口位置，右手拇指与其余四指分开成直角，其余四指合拢，用右手掌虎口位置紧贴于会阴处，使用右手掌桡侧大鱼肌用力，宫缩时用力，间歇时放松。

（3）娩出胎儿并记录时间：①胎头着冠后，嘱咐产妇宫缩时张口哈气，间歇时稍向下屏气，左手配合协助胎头仰伸，使胎头缓慢娩出（左手取一块纱布，先轻轻按压胎儿枕部往下使枕骨隆突暴露在阴道口外，再左手放置在胎儿额部慢慢往上抬，逐一暴露胎儿额、眉、眼、鼻、嘴、下颌，完成仰伸动作），胎头娩出后，左手持纱布沿鼻根至下颌向下挤抹胎儿口鼻内的黏液和羊水；②协助胎头复位及外旋转：枕左前位时，枕部转向产妇的左侧，枕右前位时，枕部转向产妇的右侧，使胎儿双肩径与骨盆出口前后径相一致；③协助前肩及后肩娩出：左手将胎儿颈部向下轻压，使前肩自耻骨弓娩出，继而上托胎颈，使后肩从会阴前缘缓慢娩出；④娩出胎体：双肩娩出后，松开右手，双手扶持胎身及下肢以侧位娩出；⑤记录胎儿娩出时间⑥用聚血器或弯盘在会阴部收集阴道出血以估计出血量。

7. 新生儿处理

（1）清理呼吸道：胎儿娩出后，右手持纱布擦净新生儿口鼻外部的黏液，必要时用洗耳球或婴儿吸痰管清除口鼻的羊水和黏液(先清理口腔后清理鼻腔),确认呼吸道通畅未啼哭,可采取背部抚触或用手轻拍新生儿足底以刺激呼吸。

(2)Apgar 评分:出生后 1 分钟及 5 分钟给予评分。

(3)脐带的处理:①结扎脐带在新生儿娩出后 1~2 分钟断脐(请助手取一个酒精棉球放置于接产者的手上,接产者擦拭脐带血迹并感觉没有血流搏动后结扎脐带,取两个弯止血钳距离脐带根部 15~20cm 处结扎,并在两钳之间剪短脐带);②将新生儿放置在产床旁边已预热的新生儿远红外线辐射台上,擦干新生儿体表上羊水和血迹;③用 0.5% 的碘伏消毒脐带根部和周围;④双重结扎脐带法或用气门芯等结扎脐带;⑤用 20% 高锰酸钾液或 5% 聚维酮碘溶液消毒脐带断面;⑥待脐带断面干后,以无菌纱布覆盖,再用脐带卷包扎。

(4)查体及称体重:让产妇确认新生儿的性别后,用毛巾擦干新生儿的皮肤并保暖,擦净足底胎脂,印足印及母亲拇指印于新生儿病例上,仔细对新生儿进行全面体格检查,称体重,系上标明母亲姓名、床号、住院号、新生儿性别、出生时间、体重的手圈和足圈以及胸牌,穿好衣物包好包被后,在半小时内将新生儿抱至母亲怀里进行皮肤接触及第一次吸吮。

8. 娩出胎盘及胎盘检查　①观察胎盘剥离征象;②双手旋转胎盘法协助娩出完整胎盘;③检查胎盘:仔细检查胎儿面边缘有无断裂的血管以及母体面胎盘小叶有无缺损及毛躁,并测量胎盘体积和重量。

9. 检查软产道　仔细检查软产道有无裂伤,若有裂伤及时缝合,弯盘或聚血器里积血估计。

10. 产后观察内容　产房内观察 2 小时,以及时发现有无产后出血(观察产妇生命体征;观察子宫收缩情况、宫底高度;观察会阴、阴道壁有无血肿以及阴道出血量;观察膀胱是否充盈),如无异常,将产妇送回休息室。

11. 产后记录、宣教及整理　填写产时记录,计算产程时间及分娩经过,产后宣教,产包整理及污物处理。

（三）操作评分标准

项目		技术要求	分值	得分
操作前准备 20 分	环境准备	室内安静、清洁,温度 24~26℃,湿度 50%~60%。	2	
	用物准备	1. 模型及设备:分娩模型、新生儿模型。产床、婴儿电子秤、婴儿吸痰管、新生儿远红外线抢救床、早产儿保温箱	2	
		2. 产包:外包布 1 块、内包布 1 块、手术衣 1 件、中单 1 块、脚套 1 双、消毒巾 6 块;弯盘、聚血器各 1 个;纱布若干、带尾纱 1 块、棉签 2 支、脐带卷 1 只,脐带结扎线或气门芯 1 只	2	
		3. 器械:脐带剪 1 把、会阴侧切剪 1 把、持针钳 1 把、弯止血钳 2 把、直止血钳 2 把、有齿镊 2 把、圆针、三角针各 1 枚	2	
		4. 婴儿包:外包被 1 件、内衣裤 1 套、尿布 1 块。手圈、足圈各 1 只,胸牌 1 块	2	

续表

项目		技术要求	分值	得分
操作前 准备 20分	护士准备	1. 换洗手衣、修剪指甲、洗手、戴口罩	1	
		2. 核对床号、姓名及一般资料	1	
		3. 评估产妇产科情况:产力、骨盆、胎位情况,有无破膜及产程进展情况(口述)	4	
		4. 解释操作目的及配合分娩的方法及要点,以取得积极配合	2	
		5. 进行产程观察(口述)帮助产妇取膀胱截石位,双手置于身体两侧	1	
操作 步骤 60分	接生准备	接生准备时间(口述);外阴消毒;铺无菌巾布置产床	2	
	接产和保 护会阴	1. 保护会阴时机(口述)	2	
		2. 保护会阴方法(口述结合动作表达)	5	
		3. 胎头着冠后,协助胎头仰伸,挤抹胎儿口鼻内的黏液和羊水	2	
		4. 协助胎头复位及外旋转	2	
		5. 协助前肩及后肩娩出	2	
		6. 娩出胎体	2	
		7. 胎儿娩出时间	2	
		8. 聚血器或弯盘在会阴部收集阴道出血以估计出血量	2	
	新生儿 处理	1. 清理呼吸道	4	
		2. Apgar评分:出生后1分钟及5分钟给予评分	5	
		3. 脐带的处理:结扎脐带,在新生儿娩出后1~2分钟断脐	2	
		4. 将新生儿放置新生儿远红外线辐射台上,擦干新生儿体表上羊水和血迹	1	
		5. 用0.5%的碘伏消毒脐带根部和周围	1	
		6. 双重结扎脐带法或用气门芯等结扎脐带	2	
		7. 用20%高锰酸钾液或5%聚维酮碘溶液消毒脐带断面	1	
		8. 待脐带断面干后,以无菌纱布覆盖,再用脐带卷包扎	2	
		9. 查体及称体重	5	
	娩出胎盘	1. 观察胎盘剥离征象	4	
		2. 双手旋转胎盘法协助娩出完整胎盘	2	
		3. 检查胎盘	3	
	检查软产 道和观察	1. 检查软产道:立灯光源对照软产道,取带尾纱放入,再取纱布观察有无活动性出血,如有立即缝合	3	
		2. 产后观察:产房内观察2小时,以及时发现有无产后出血,如无异常,将产妇送回休息室	4	

续表

项目		技术要求	分值	得分
操作后处理	10分	1. 填写产时记录,计算产程时间及分娩经过	3	
		2. 产包整理及污物处理	3	
		3. 产后宣教,告知注意事项	4	
提问	10分	胎盘剥离征象? Apgar 评分内容?	10	
总分			100	
整体评价 (A、B、C、D 为 评价系数)		A. 沟通流畅、操作规范、患者舒适 B. 沟通欠流畅或操作欠规范、患者欠舒适 C. 沟通不流畅、操作欠规范、患者欠舒适 D. 无沟通、操作不规范、患者不舒适	A. 1.0~0.8 B. 0.8~0.6 C. 0.6~0.4 D. 0.4 以下	

(四) 注意事项

1. 与产妇及家属谈话时,注意解释合理,简洁完整描述产程过程,获得信任感,以取得产妇的配合,避免产后可能造成的误会。

2. 接产时正确掌握保护会阴的时间和方法,防止Ⅲ度会阴裂伤。

3. 新生儿出生后注意保暖,防止窒息、外伤、换错,脐带结扎时注意松紧适宜,结扎牢靠,无渗血。消毒脐带断面时,高浓度药液不可接触新生儿皮肤,以免发生皮肤灼伤。

4. 胎盘娩出时,确定胎盘完全剥离后再行牵拉,避免造成胎盘胎膜残留与子宫外翻。胎盘娩出后,仔细检查胎盘,防止残留。

5. 软产道检查时,防止阴道血肿及术后纱布遗留。

6. 产后观察注意产后出血,防止休克。

【护考训练】

A₁/A₂ 型题

1. 下列**不是**决定分娩难易的重要因素是
　A. 胎儿大小　　　　　B. 胎位　　　　　C. 胎心率
　D. 骨盆大小　　　　　E. 产力强弱

2. 胎盘娩出后,产妇还应在产房内观察
　A. 半小时　　　　　B. 1 小时　　　　　C. 1 个半小时
　D. 2 小时　　　　　E. 2 个半小时

3. 正常分娩时最主要的产力是
　A. 子宫收缩力　　　　B. 肛提肌收缩力　　　C. 腹肌收缩力
　D. 膈肌收缩力　　　　E. 骨骼肌收缩力

4. 胎膜自然破裂多发生于
　A. 规律宫缩开始时　　　　　　B. 宫颈管消失时
　C. 子宫颈扩张至 3cm 时　　　　D. 子宫颈扩张至 5cm 时
　E. 宫口近开全时

5. 胎盘剥离的征象**不包括**

A. 子宫体变硬呈球形

B. 子宫底高达脐上

C. 阴道流出少量血液

D. 阴道口外露的一段脐带自行延长

E. 在耻骨联合上方轻压子宫下段时脐带回缩

6. 下列关于临产后正常子宫收缩特点的描述,**错误**的是

A. 子宫收缩由弱到强、由强到弱,直至进入间歇期

B. 在分娩过程中,子宫收缩频率逐渐增加,强度逐渐加强

C. 正常宫缩每次开始于宫底

D. 子宫底部收缩力最强、最持久,向下逐渐减弱

E. 宫缩后子宫肌纤维不能完全恢复到原来长度

7. 下述**不是**软产道的组成部分是

A. 子宫体 　　　　　B. 子宫下段 　　　　　C. 子宫颈

D. 阴道 　　　　　E. 盆底软组织

8. 新生儿 Apgar 评分的依据是

A. 心率、呼吸、体重、哭声、皮肤颜色

B. 心率、呼吸、脐血管充盈度、羊水性状、皮肤颜色

C. 心率、呼吸、肌张力、喉反射、皮肤颜色

D. 心率、呼吸、喉反射、哭声、脐血管充盈度

E. 心率、呼吸、喉反射、哭声、皮肤颜色

9. 临床上通过 B 超测量下列哪条径线可以判断胎儿大小

A. 双顶径 　　　　　B. 枕额径 　　　　　C. 枕下后囟径

D. 枕颏径 　　　　　E. 枕下前囟径

10. 初产妇胎头衔接(入盆)的时间一般在

A. 预产期前 1~2 周 　　　B. 临产前 24~48 小时 　　　C. 临产后

D. 破膜后 　　　　　E. 第二产程

11. 临床上最多见的胎方位是

A. 臀先露 　　　　　B. 头先露 　　　　　C. 枕左前位

D. 枕右前位 　　　　　E. 枕横位

12. 胎头衔接是指胎头

A. 枕骨进入骨盆入口

B. 顶骨进入骨盆入口

C. 双顶径到达坐骨棘水平

D. 双顶径进入骨盆入口,颅骨最低点接近或到达坐骨棘水平

E. 双顶径到达坐骨结节水平

13. 第三产程一般**不应超过**

A. 15 分钟 　　　　　B. 30 分钟 　　　　　C. 1 小时

D. 2 小时 　　　　　E. 3 小时

14. 临产后了解胎头下降程度以哪项为标志

A. 骶岬 　　　　　B. 骶骨 　　　　　C. 坐骨结节

D. 坐骨棘   E. 坐骨切迹

15. 在胎儿分娩过程中,贯穿于整个产程的是

    A. 衔接   B. 下降   C. 俯屈

    D. 仰身   E. 内旋转

16. 正常分娩时,胎头以哪条径线通过产道

    A. 枕下前囟径   B. 枕额径   C. 枕颏径

    D. 双顶径   E. 前后径

17. 第二产程中可协助胎先露在骨盆内完成内旋转及仰伸的产力是

    A. 腹肌收缩力   B. 肛提肌收缩力   C. 子宫收缩力

    D. 膈肌收缩力   E. 盆底肌收缩力

18. 正常枕先露分娩时,仰伸发生在

    A. 胎头达耻骨联合下缘   B. 胎头拨露   C. 胎头着冠

    D. 宫口开全   E. 胎头进入骨盆入口

19. 枕左前位时,胎头娩出后的第一个动作是

    A. 俯屈   B. 复位   C. 仰伸

    D. 外旋转   E. 胎儿娩出

20. 某孕妇,第1胎,妊娠39周来院检查,医生告之临产先兆,收住院,最可靠的依据是

    A. 宫缩强度增加   B. 见红   C. 尿频

    D. 胎儿下降感   E. 上腹部舒适感

21. 胎头宫缩时暴露于阴道口,当宫缩间歇时又缩回阴道内,称为

    A. 胎头着冠   B. 胎头拨露   C. 胎头俯屈

    D. 胎头仰伸   E. 胎头下降

22. 患者,女性,第1胎,孕39周,夜间不规则的子宫收缩10天。半小时前"见红"来院检查。估计该孕妇分娩的时间是

    A. 见红当日   B. 1~2 天内   C. 3~4 天内

    D. 4~5 天内   E. 5~6 天内

23. 孕妇,妊娠37周,宫缩规律,间隔10~20分钟,持续约20秒,宫口未开,诊断为

    A. 先兆临产   B. 早产临产   C. 假临产

    D. 足月临产   E. 生理性宫缩

24. 第一产程可肥皂水灌肠的是

    A. 初产妇宫口扩张>4cm   B. 胎膜早破   C. 胎位异常

    D. 见红   E. 心脏病,心功能Ⅲ、Ⅳ级

25. 初产妇,孕40周入院,助产士判断该产妇已临产的可靠征象是

    A. 子宫收缩痛加剧   B. 阴道血性分泌物

    C. 子宫膨胀   D. 子宫颈管消失、子宫颈口扩张

    E. 胎头入盆

26. 初产妇,27岁,妊娠足月。现出现规律宫缩,约5分钟一次,每次持续30秒,正常情况下至宫口开全约需

    A. 7~8 小时   B. 9~10 小时   C. 11~12 小时

    D. 14~16 小时   E. 18~24 小时

27. 临产后,胎心的监护下述何项**错误**
    A. 速率在 110~160 次/分　　　　B. 应在宫缩间歇听取
    C. 听诊部位均在脐下　　　　　　D. 破膜后应立即听胎心
    E. 听诊的时间为每次 1 分钟

28. 为临产后产妇进行胎心听诊应选择在
    A. 宫缩刚开始时　　　B. 宫缩极期　　　C. 宫缩快结束时
    D. 宫缩间歇期　　　　E. 宫缩任何时间

29. 下列哪项**不属于**临产后肛诊检查的范畴
    A. 宫口扩张情况　　　B. 胎膜是否破裂　　　C. 胎方位
    D. 胎盘附着部位　　　E. 盆腔情况

30. 确定胎位的重要标志是囟门和
    A. 冠状缝　　　B. 矢状缝　　　C. 人字缝
    D. 额缝　　　　E. 颞缝

31. 关于破膜后的护理,何项**错误**
    A. 破膜后应立即听胎心
    B. 观察羊水性状、记录破膜时间
    C. 破膜后禁灌肠
    D. 所有产妇破膜后均应卧床休息抬高臀部,防脐带脱垂
    E. 破膜超过 12 小时应给抗生素预防感染

32. 第一产程的护理哪项**不正确**
    A. 询问病史　　　B. 产科检查　　　C. 观察产程
    D. 指导产妇合理进食　　　E. 指导产妇正确运用腹压

33. 有关分娩的临床经过,**错误**的是
    A. 规律宫缩由弱到强　　　　B. 宫口扩张分潜伏期和活跃期
    C. 潜伏期约需 16 小时　　　D. 活跃期平均 4 小时
    E. 胎膜多在第一产程末破裂

34. 临产后,每隔多长时间应鼓励产妇排尿一次
    A. 4~6 小时　　　B. 2~4 小时　　　C. 1~2 小时
    D. 1 小时　　　　E. 半小时

35. 临产后下列哪种情况可以灌肠
    A. 臀位　　　B. 胎膜破裂　　　C. 心功能Ⅲ级
    D. 估计 1 小时内可以分娩　　　E. 枕先露,宫缩乏力,宫口开大 2cm

36. 通常初产妇第二产程**不应超过**
    A. 30 分钟　　　B. 1 小时　　　C. 2 小时
    D. 3 小时　　　　E. 4 小时

37. 第二产程中,何时开始保护会阴
    A. 宫口全开时　　　B. 胎头拨露使会阴紧张时　　　C. 胎头着冠时
    D. 胎头仰伸时　　　E. 胎肩娩出时

38. 在第三产程中,对产妇的评估最重要的是
    A. 乳汁分泌的情况　　　　B. 宫缩情况,阴道流血的量及颜色

C. 生命体征　　　　　　　　　　D. 疼痛

E. 会阴伤口情况

39. 关于接生前产妇外阴的消毒准备,下列何项正确

A. 先用 2.5%碘酊消毒,再用 75%酒精脱碘

B. 先用肥皂水棉球擦洗外阴,再用温开水冲净,最后用 0.1%苯扎氯铵消毒外阴

C. 用碘伏按顺序消毒外阴

D. 用 1：5000 的高锰酸钾液消毒外阴

E. 单用 0.1%苯扎氯铵消毒外阴即可

40. 从胎儿娩出到胎盘娩出一般**不超过**

A. 15 分钟　　　　　　B. 30 分钟　　　　　　C. 60 分钟

D. 90 分钟　　　　　　E. 120 分钟

41. 进入第二产程的标志是

A. 宫口开全　　　　　　B. 胎头拨露　　　　　　C. 胎头着冠

D. 胎膜已破　　　　　　E. 外阴膨隆

42. 产妇送入产房准备接生的指征正确的是

A. 初产妇、经产妇有规律宫缩时

B. 初产妇宫口开至 3~4cm,经产妇宫口开大 10cm 且宫缩好

C. 初产妇宫口开至 3~4cm,经产妇宫口开大 3~4cm 且宫缩好

D. 初产妇宫口开至 10cm,经产妇宫口开大 10cm 且宫缩好

E. 初产妇宫口开至 10cm,经产妇宫口开大 3~4cm 且宫缩好

43. 女,24 岁,自然分娩一健康男婴。产后 2 小时观察内容**不包括**

A. 血压及脉搏　　　　　B. 子宫收缩情况　　　　C. 阴道流血量

D. 乳汁分泌情况　　　　E. 膀胱充盈情况

44. 某孕妇,28 岁,进入分娩状态,护士发现该孕妇在其宫口开大 3cm 后,出现烦躁不安,对自然分娩没有信心,一再要求剖宫产。该护士针对此孕妇应采取的最主要护理措施是

A. 提供心理支持,减轻焦虑　　　　B. 教会孕妇用力的方法

C. 鼓励孕妇多进食,恢复体力　　　　D. 做剖宫产准备

E. 监测胎心

45. 患者女,27 岁。妊娠 10 个月急诊入院,经产科医生检查宫口已开 4cm,胎膜已破,住院处护士首先应

A. 办理入院手续　　　　　B. 沐浴更衣　　　　　C. 会阴清洗

D. 让产妇步行入病区　　　E. 用平车送产房待产

46. 患者女性,30 岁。宫内妊娠 39 周,G_3P_2,无难产史,3 小时前开始规律宫缩。急诊入院检查宫缩持续 45 秒,间隔 3 分钟,胎心 140 次/分,头位,宫口开大 4cm,羊膜囊明显膨出,骨盆内诊正常。此时正确的处理是

A. 急诊室留观　　　　　　B. 破膜后住院

C. 立即住院待产　　　　　D. 送产房消毒接生

E. 灌肠以促进产程,减少污染

47. 26 岁初产妇,足月临产,进入第二产程,宫缩规律有力,宫缩时疼痛加剧,产妇烦躁不安,大声喊叫,要求行剖宫产尽快结束分娩。此时,产妇主要的心理特点是

A. 焦虑   B. 内省   C. 依赖

D. 悲伤   E. 抑郁

48. 经产妇,36 岁,孕 39 周,因阵发性腹痛 5 小时来诊,查宫缩 35 秒/3 分,胎心 150 次/分,宫口开大 5cm,水囊明显膨出,骨盆各径线正常,你认为目前最佳的处理是

A. 用电子监护仪监测宫缩与胎心

B. 破膜后再住院

C. 立即住院待产

D. 急送产房消毒接生

E. 灌肠减少污染

49. 患者女性,宫内妊娠 40 周,已临产,规律宫缩 12 小时,破膜 6 小时。肛查宫口开大 7cm,头先露 $S^{+0.5}$,下面诊断正确的是

A. 胎膜早破   B. 正常潜伏期   C. 正常活跃期

D. 潜伏期延长   E. 第一产程延长

50. 初产妇,28 岁,足月临产入院。妇科检查宫口已开大 6cm,枕右前位,胎心正常,其他无异常。**错误**的护理是

A. 卧床休息   B. 鼓励进食   C. 清洁外阴

D. 鼓励自解小便   E. 给予温肥皂水灌肠

51. 经产妇,临产 14 小时,宫颈口开大 6cm,宫缩规律,胎心正常,胎头已入盆,胎膜未破,可触及前羊水囊。考虑首选的处理措施是

A. 肥皂水灌肠   B. 人工破膜   C. 准备阴道助产

D. 静脉滴注缩宫素   E. 针刺三阴交,合谷穴位

52. 某初产妇,23 岁,妊娠 38 周,规律宫缩 11 小时。宫口开大 8cm,诊断为

A. 正常活跃期   B. 潜伏期延长   C. 活跃期延长

D. 正常第二产程   E. 第一产程延长

53. 某产妇,28 岁,第一胎足月临产 14 小时,肛查宫口开全,胎膜已破,左枕前位。胎头刚开始拨露,胎心 140 次/分。首要的护理措施是

A. 指导产妇正确使用腹压   B. 给产妇吸氧   C. 胎心监护

D. 消毒外阴   E. 准备接生

54. 某产妇第一胎足月临产,子宫颈口开大 1cm,宫缩规律,护士在听取胎心时应注意

A. 在宫缩时听取

B. 每次听后均有记录

C. 胎心>140 次/分,<120 次/分立即通知医生

D. 每次听 20~30 秒

E. 每隔 4 小时听胎心 1 次

55. 患者女性。宫内妊娠 41 周,主诉胎动减少 2 天入院,检查宫底于剑突下 2 指,LOA,先露头,胎心 148 次/分,尚规则,无宫缩,以下首先应采用的处理措施是

A. B 超   B. 破膜引产   C. 急诊剖宫产

D. 缩宫素点滴引产   E. 胎心监护(NST)

56. 产妇,孕 40 周,阵发性腹痛 7 小时,查宫缩 30~40 秒,间歇 4~5 分钟,胎心 145 次/分,宫口开大 2cm,可扪及前羊膜囊,你认为目前最恰当的处理是

A. 待破膜后入院待产　　　　　　　B. 待宫缩变频后再入院
C. 立即收住院待产　　　　　　　　D. 注射哌替啶 100mg 以区别真假临产
E. 留门诊观察

A₃/A₄ 型题

(57~58 题共用题干)

临产 16 小时,胎膜破裂,有少量液体流出。产妇精神紧张,因宫缩痛一直未进食,口渴疲倦,宫缩变为 25 秒/(6~8)分钟,胎心 152 次/分,宫口开大 2.5cm,S^{-1},查下腹耻上有一囊性包块。

57. 根据上述情况,该产妇的护理诊断何项**不存在**

A. 疼痛　　　　　　　B. 焦虑、紧张　　　　　　　C. 有感染的危险

D. 体液过多　　　　　　E. 潜在并发症胎儿窘迫

58. 根据上述病情,下列何项护理措施**不妥**

A. 鼓励产妇进食,　　　　　　　B. 必要时遵医嘱补液

C. 设法减轻其疼痛　　　　　　　D. 勤听胎心发现异常及时报告医生

E. 立即导尿

(汪 薇)

【参考答案】

1. C	2. D	3. A	4. E	5. E	6. C	7. A	8. C	9. A	10. A
11. C	12. D	13. B	14. D	15. B	16. A	17. B	18. A	19. B	20. B
21. B	22. B	23. A	24. D	25. D	26. C	27. C	28. D	29. D	30. B
31. D	32. E	33. C	34. B	35. E	36. C	37. B	38. B	39. B	40. B
41. A	42. E	43. D	44. A	45. E	46. D	47. A	48. D	49. C	50. E
51. B	52. A	53. E	54. E	55. E	56. C	57. D	58. E		

第七章 异常分娩产妇的护理

【学习精要】

本章考点

1. 子宫收缩异常的分类。

2. 子宫收缩乏力的原因、临床表现、产程曲线异常(潜伏期延长、活跃期延长、活跃期停滞、第二产程延长、滞产)定义、对母儿影响、处理要点、常见护理诊断、主要护理要点。

3. 子宫收缩过强的原因、临床特点、对母儿影响、处理要点、护理诊断、主要护理要点。

4. 骨产道异常的临床表现、产科检查方法、狭窄骨盆类型及表现、对母儿影响、护理诊断、主要护理要点。

5. 常见异常胎位的病因、临床表现、处理要点、主要护理要点。

6. 巨大儿的定义、对母儿的影响、处理要点。

重点与难点解析:

一、产力异常

1. **分类** 子宫收缩的节律性、对称性、极性不正常或者频率、强度发生改变,称子宫收缩力异常,简称产力异常。包括子宫收缩乏力和子宫收缩过强两类,每类又分为协调性和不协调性子宫收缩。

2. **子宫收缩乏力**

(1)原因:头盆不称或胎位异常、精神因素、子宫因素、内分泌因素、药物影响。

(2)临床表现见表7-1。

表7-1 子宫收缩乏力的类型及特点

类型	宫缩特点	宫缩强度和频率	腹痛	对胎儿影响
协调性	节律性、对称性和极性正常	强度弱、持续时间短 宫缩时压宫壁有凹陷	阵发性腹痛	较小
不协调性	极性倒置	间歇期子宫不完全放松	持续性腹痛（无效宫缩）	胎儿易缺氧

(3)产程延长:①潜伏期延长:潜伏期超过16小时。②活跃期延长:活跃期超过8小时。③活跃期停滞:产程进入活跃期后,宫口不再扩张达2小时以上。④第二产程延长:第二产程初产妇超过2小时,经产妇超过1小时尚未分娩。⑤滞产:总产程超过24小时。

(4)对母儿的影响:①产妇易发生产后出血、产褥感染甚至生殖道瘘。②胎儿窘迫、新生儿产伤和新生儿窒息发生率增高。

（5）处理要点：①有明显头盆不称者剖宫产。②协调性宫缩乏力、无头盆不称者加强宫缩。③不协调性宫缩乏力肌注镇静剂调整宫缩，禁忌使用缩宫素。

（6）护理诊断：疲乏、焦虑、潜在并发症（胎儿窘迫、产后出血、产褥感染）。

（7）护理措施要点：①加强宫缩：适于协调性宫缩乏力、无头盆不称和胎儿窘迫者。鼓励产妇进食，静脉注射地西泮 10mg。排空充盈的膀胱和直肠。宫口扩张 3cm 或以上、胎头衔接者，于宫缩间歇时人工破膜。缩宫素静脉滴注：生理盐水 500ml 静脉滴注，加缩宫素 2.5U。根据宫缩调整滴速，以宫缩维持在间歇 2~3 分钟，持续 40~60 秒为宜，滴速不超过 40 滴/分。缩宫素使用不当可能诱发胎儿窘迫甚至子宫破裂，应专人监护，严密观察宫缩、胎心、血压和脉搏；胎儿前肩娩出前禁止肌内注射缩宫素。②不协调性宫缩：遵医嘱哌替啶 100mg 或吗啡 10mg 肌内注射。③异常宫缩未纠正、产程无进展或出现胎儿窘迫者，协助手术结束分娩。④预防胎儿窘迫、产后出血和产褥感染等并发症。

3. 子宫收缩过强

（1）原因：①经产妇急产史。②精神过度紧张、产道梗阻、缩宫素使用不当、粗暴的产科检查及胎盘早剥为常见诱因。

（2）类型及临床特点见表 7-2。

表 7-2 子宫收缩过强的类型及特点

类型		宫缩特点	腹痛	对胎儿影响
协调性	急产 （产道无阻力）	宫缩强、持续时间长、间歇时间短	阵发性腹痛 （剧烈）	胎儿易缺氧
	病理缩复环 （产道有阻力）	同上，子宫破裂先兆	腹痛难忍 （拒按）	胎儿易缺氧
不协调性	强直性宫缩	宫颈内口以上肌层强直性收缩，有子宫破裂可能	持续性腹痛 （产程不进展）	胎儿易缺氧
	子宫痉挛性狭窄环	子宫壁局部肌肉痉挛性收缩形成环状狭窄	持续性腹痛 （无效宫缩）	胎儿易缺氧

（3）对母儿的影响：①产妇易发生软产道裂伤、产后出血和产褥感染。②胎儿窘迫、新生儿颅内出血、坠地外伤或破伤风发生率增高。

（4）处理要点：①协调性宫缩过强，硫酸镁抑制宫缩的同时做好接生准备；如产道梗阻或胎儿窘迫，立即剖宫产。②不协调性宫缩过强，停止缩宫素使用和阴道内操作，给予哌替啶或吗啡；无效或出现胎儿窘迫，行剖宫产术。

（5）护理诊断：急性疼痛、焦虑、有受伤的危险（母儿）。

（6）护理措施要点：①正确应用缩宫素，宫缩过强时停止阴道内操作和缩宫素静滴，遵医嘱用宫缩抑制剂或做好手术准备，预防胎儿窘迫或子宫破裂。②有急产史的孕妇提前 1~2 周住院待产。急产者遵医嘱用药，预防新生儿颅内出血、破伤风或其他感染，预防产妇产后出血和感染。

二、产 道 异 常

骨产道异常指骨盆的径线过短或形态异常，可阻碍胎先露下降，影响产程进展，又称"狭窄骨盆"。

1. 临床表现 跛足、米氏菱形窝不对称、尖腹或悬垂腹等提示可能存在骨盆异常。

2. 产科检查方法 跨耻征检查:判断头盆是否相称。跨耻征阴性表示头盆相称,阳性表示头盆明显不称,可疑阳性表示可疑头盆不称。

3. 狭窄骨盆类型及表现

(1)扁平骨盆:入口平面狭窄,骶耻外径<18cm,影响胎先露入盆,导致头盆不称。

(2)漏斗骨盆:中骨盆及出口平面狭窄,坐骨棘间径<10cm,坐骨结节间径<8cm,影响胎头内旋转,导致持续性枕横位或枕后位。

(3)均小骨盆:三个平面均狭窄,各平面径线均小于正常值2cm或以上。

(4)畸形骨盆。

4. 对母儿的影响 骨盆狭窄可能导致胎膜早破、头盆不称、胎位异常甚至子宫破裂。胎儿窘迫、新生儿窒息和新生儿产伤发生率增加。

5. 处理要点

(1)骨盆明显狭窄者行剖宫产术。

(2)骨盆入口平面相对狭窄、胎头跨耻征可疑阳性或均小骨盆、头盆相称者,可试产。骨盆出口平面狭窄不能试产。

(3)中骨盆平面狭窄,宫口开全后,胎头双顶径达坐骨棘水平或以下,行阴道助产术;胎头双顶径未达坐骨棘水平者剖宫产。

6. 护理诊断 潜在并发症(胎儿窘迫、新生儿窒息、子宫破裂)、焦虑、知识缺乏。

7. 护理措施要点

(1)试产的护理:①专人守护;②协助人工破膜或静脉滴注缩宫素,一般不用镇静、镇痛药,禁忌灌肠;③试产2~4小时,若胎头仍未入盆或出现胎儿窘迫,做好剖宫产和新生儿窒息抢救准备。

(2)剖宫产的护理:遵医嘱做好手术准备与护理。

(3)预防胎儿窘迫、子宫破裂、感染以及新生儿窒息和产伤等并发症。

三、胎位异常

1. 持续性枕后位或枕横位

(1)病因:多因中骨盆狭窄、胎头俯屈不良或子宫收缩乏力引起,通常于临产后方能确诊。

(2)临床表现:①继发性宫缩乏力和产程延长;②枕后位时,宫口未开全产妇即过早屏气用力,易导致宫颈水肿和产妇疲劳;③阴道检查确诊枕后位或枕横位;④易发生胎儿窘迫和新生儿窒息,产妇较易发生软产道损伤、产后出血和感染。

(3)处理要点:阴道检查确定产程进展情况、胎方位以及有无头盆不称。明显头盆不称者剖宫产术;无明显头盆不称者试产,多需助产术结束分娩。

(4)护理措施要点:①指导产妇向胎背对侧卧位,勿过早屏气用力;②严密观察宫缩、胎心和产程进展情况,加强心理护理;③遵医嘱做好剖宫产或助产术的手术准备和新生儿窒息的抢救准备。

2. 臀先露

(1)病因:骨盆狭窄、羊水过多、双胎或子宫畸形。

(2)临床表现:腹部检查在宫底部触及圆而硬的胎头,耻骨联合上方触到不规则、宽而软的胎臀,胎心音在脐上左侧或右侧听诊最清楚。阴道检查盆腔内空虚,触及胎臀或胎足。

（3）对围生儿的影响:易发生胎膜早破、脐带脱垂和后娩出胎头困难,导致新生儿窒息和颅内出血,围生儿死亡率高。

（4）处理要点:妊娠 30 周前,臀先露多能自行转为头先露,不必处理。妊娠 30 周后仍为臀先露,可采用膝胸卧位等方法矫正。分娩期处理做好剖宫产手术准备。臀位助产者,做好新生儿窒息的抢救准备;脐部娩出后,于 2~3 分钟内娩出胎头,最长不能超过 8 分钟。

3. 肩先露　对母儿最不利的胎位。临产后,如不及时剖宫产,可能导致忽略性肩先露、病理缩复环甚至子宫破裂。

四、巨 大 胎 儿

1. 定义　胎儿体重达到或超过 4000g 称巨大胎儿。
2. 对母儿的影响　巨大胎儿手术产率及死亡率较正常胎儿明显增高。
3. 处理要点　应注意孕妇合并糖尿病的可能,并预防产后出血。

【护考训练】

A₁/A₂ 型题

1. 下述产程异常的对应关系,错误的是
   A. 急产——总产程不超过 3 小时
   B. 滞产——总产程超过 24 小时
   C. 第二产程延长——第二产程超过 1 小时
   D. 潜伏期延长——潜伏期超过 16 小时
   E. 活跃期延长——活跃期超过 8 小时

2. 下述产力异常的表现,错误的是
   A. 协调性宫缩过强——属于正常宫缩
   B. 协调性宫缩乏力——宫缩特性正常,收缩强度弱,持续时间短
   C. 不协调性宫缩——宫缩失去其正常特性,节律不协调
   D. 强直性子宫收缩——属不协调性宫缩过强
   E. 子宫痉挛性狭窄环——子宫壁局部肌肉痉挛性不协调性收缩形成

3. 下述骨盆狭窄的表现,错误的是
   A. 坐骨棘间径 9cm——骨盆出口平面狭窄
   B. 骨盆各平面径线均小于正常值 2cm 或以上——均小骨盆
   C. 骨盆入口平面狭窄——骶耻外径<18cm
   D. 畸形骨盆——骨盆失去正常形态和对称性
   E. 中骨盆和出口平面狭窄——漏斗骨盆

4. 下述产力异常,导致胎儿窘迫可能性最小的是
   A. 强直性子宫收缩　　　　　　　　B. 急产
   C. 协调性宫缩乏力　　　　　　　　D. 协调性宫缩过强
   E. 不协调性宫缩乏力

5. 下列哪项不是协调性宫缩乏力的特点
   A. 宫缩强度弱　　　　　　B. 极性倒置　　　　　　C. 对胎儿影响较小

D. 有对称性和极性 E. 持续时间短、间歇时间长

6. 难产是指
   A. 异常分娩 B. 宫缩过强 C. 宫缩乏力
   D. 头盆不称 E. 均小骨盆

7. 有关不协调性子宫收缩乏力,**错误**的是
   A. 极性倒置 B. 持续性腹痛
   C. 无明显宫缩间歇期 D. 镇静、休息后可能恢复协调性宫缩
   E. 胎儿不易发生缺氧

8. 关于协调性宫缩过强,**错误**的是
   A. 如产道无梗阻,可能发生急产 B. 易发生软产道裂伤
   C. 胎儿易缺氧 D. 可导致子宫痉挛性狭窄环
   E. 产道有梗阻,可能形成病理性缩复环

9. 关于子宫痉挛性狭窄环的描述,正确的是
   A. 腹壁见狭窄环,随宫缩上移 B. 属生理性狭窄环
   C. 不影响胎先露下降 D. 狭窄环常围绕在胎体狭窄部位
   E. 是子宫破裂的先兆征象

10. 下述胎位正常的是
   A. 臀位 B. 横位 C. 枕左前位
   D. 持续性枕横位 E. 持续性枕后位

11. 预防异常分娩的产妇产后出血的措施,**错误**的是
   A. 胎头娩出后,肌内注射缩宫素 10U
   B. 检查胎盘胎膜是否完整
   C. 胎盘娩出后按摩子宫
   D. 监测生命体征
   E. 产后于产房观察 2 小时,注意宫缩和阴道流血

12. 与胎头未衔接**无关**的是
   A. 中骨盆平面狭窄 B. 跨耻征阳性 C. 入口平面狭窄
   D. 悬垂腹 E. 尖腹

13. 张女士,29 岁,G_1P_0,因妊娠 40 周临产入院。产科检查发现轻度头盆不称,拟试产,护理措施**不妥**的是
   A. 试产 2~4 小时 B. 专人守护
   C. 肥皂水灌肠 D. 一般不用镇静、镇痛药
   E. 宫缩乏力者可静脉滴注缩宫素

14. 李女士,29 岁,G_1P_0,因妊娠 42 周入院。拟行缩宫素引产,护理措施**错误**的是
   A. 浓度为 0.5%,滴速不能超过 40 滴/分
   B. 出现宫缩过强,应减慢滴速或停用缩宫素
   C. 不断增加浓度和滴速,直至宫缩规律为止
   D. 胎心异常者停缩宫素。
   E. 宫缩维持在间歇 2~3 分钟,持续 40~60 秒为宜

15. 张女士,29 岁,G_1P_0,因妊娠 40 周临产入院。入院后出现协调性子宫收缩乏力,拟

静滴缩宫素。下述哪种情况可以使用

　　A. 病理性缩复环　　　　　B. 头盆不称　　　　　C. 头盆相称

　　D. 胎儿窘迫　　　　　　　E. 子宫壁有瘢痕

16. 张女士,29 岁,G_1P_0。妊娠 30 周产前检查发现臀先露,指导孕妇矫正臀位的方法首选

　　A. 胸膝卧位　　　　　　　B. 艾灸至阴穴　　　　C. 内倒转术

　　D. 外倒转术　　　　　　　E. 激光照射至阴穴

17. 王女士,32 岁,G_2P_1,因妊娠 39 周急产入院,下述可能性**最小**的是

　　A. 软产道裂伤　　　　　　B. 新生儿窒息　　　　C. 感染

　　D. 新生儿颅内出血　　　　E. 骨盆狭窄

18. 张女士,35 岁,G_1P_0,因妊娠 41 周临产入院。入院时有规律宫缩,宫口开大 3cm。入院后 8 小时检查,胎心 102 次/分,宫口开大 7cm,头先露 S^{+1},大囟门位于骨盆左前方。产妇自觉宫缩时有排便感。下列描述**错误**的是

　　A. 胎儿窘迫　　　　　　　B. 活跃期延长　　　　C. 潜伏期延长

　　D. 枕后位　　　　　　　　E. 高龄初产妇

19. 张女士,29 岁,G_1P_0,因妊娠 40 周临产入院。活跃期出现宫缩乏力,下列情况发生可能性**最小**的是

　　A. 疲乏　　　　　　　　　B. 产程延长　　　　　C. 产后出血

　　D. 感染　　　　　　　　　E. 病理性缩复环

20. 张女士,29 岁,G_1P_0,因妊娠 40 周入院。产妇一般情况好,宫缩 30 秒/5~6 分钟,宫缩时子宫变硬隆起不明显;胎心 142 次/分;宫口开大 5cm,先露头 S^{+1},骨盆测量正常。正确处理是

　　A. 产钳术　　　　　　　　B. 静脉滴注缩宫素　　C. 胎头吸引术

　　D. 剖宫产术　　　　　　　E. 等待自然分娩

21. 王女士,27 岁,G_1P_0,因妊娠 40 周入院。产科检查:头先露,胎头未衔接,考虑头盆不称。下述骨盆测量的指标最可能异常的是

　　A. 后矢状径　　　　　　　B. 耻骨弓角度　　　　C. 骶耻外径

　　D. 坐骨棘间径　　　　　　E. 坐骨结节间径

22. 章女士,27 岁,G_1P_0,因妊娠 40 周入院。临产后出现协调性子宫收缩乏力,下述描述正确的是

　　A. 宫缩极性倒置　　　　　B. 易发生胎儿窘迫　　C. 产程延长

　　D. 禁忌静脉滴注缩宫素　　E. 不易发生产后出血

23. 王女士,27 岁,G_1P_0,因妊娠 40 周入院。产科检查骨盆入口平面正常,中骨盆和出口平面狭窄,其骨盆类型可能是

　　A. 均小骨盆　　　　　　　B. 漏斗骨盆　　　　　C. 扁平骨盆

　　D. 畸形骨盆　　　　　　　E. 横径狭小骨盆

24. 章女士,27 岁,G_1P_0,因妊娠 39 周入院。有糖尿病家族史,产科检查估计巨大胎儿。首先考虑的原因是

　　A. 妊娠合并糖尿病　　　　B. 经产妇　　　　　　C. 过期妊娠

　　D. 营养过剩　　　　　　　E. 父母身材高大

25. 李女士,27 岁,G_2P_1,因妊娠 39 周入院途中分娩,急产入院。下述描述正确的是

A. 对新生儿影响较小　　　B. 总产程不超过 8 小时　　C. 不易发生产后出血
D. 易发生软产道裂伤　　　E. 产妇持续腹痛

26. 范女士,27 岁,G_1P_0,因妊娠 41 周入院。现宫缩阵痛难忍,烦躁,腹部检查见病理性缩复环,最可能与下述哪项因素有关
    A. 正常宫缩　　　　　　　　　　　B. 子宫壁局部肌肉不协调性宫缩过强
    C. 协调性宫缩乏力　　　　　　　　D. 协调性宫缩过强,产道梗阻
    E. 不协调性宫缩乏力

27. 刘女士,25 岁,G_1P_0,因妊娠 41 周入院。产科检查发现骨盆入口平面狭窄,可能导致
    A. 持续性枕后位或枕横位　B. 头盆不称　　　　　　C. 宫缩过强
    D. 羊水过多　　　　　　　E. 产程进展过快

28. 牛女士,28 岁,G_1P_0,因妊娠 41 周入院,产科检查发现中骨盆平面狭窄,可能导致
    A. 持续性枕后位或枕横位　B. 跨耻征阳性　　　　　C. 宫缩过强
    D. 羊水过多　　　　　　　E. 产程进展过快

29. 刘女士,35 岁,G_1P_0,因妊娠 41 周入院。临产后出现子宫收缩乏力,下述哪项因素与之关系最小
    A. 精神紧张　　　　　　　B. 肌注地塞米松　　　　C. 头盆不称
    D. 过量使用镇静剂　　　　E. 多胎妊娠

30. 王女士,27 岁,G_2P_1,因妊娠 39 周、臀先露入院,决定经阴道分娩。下述描述正确的是
    A. 羊水被胎粪污染,提示胎儿缺氧　　　B. 不易发生胎膜早破和脐带脱垂
    C. 脐部至胎头娩出不超过 8 分钟　　　　D. 不会发生胎头娩出困难
    E. 阴道口见胎足,即行臀位助产

31. 贾女士,25 岁,G_1P_0,因妊娠 41 周临产入院。临产后出现继发性宫缩乏力、活跃期延长。下述并发症与之**无关**的是
    A. 产后出血　　　　　　　B. 产褥感染　　　　　　C. 生殖道瘘
    D. 尿潴留　　　　　　　　E. 胎盘植入

32. 刘女士,25 岁,G_1P_0,因妊娠 41 周临产入院。自觉宫缩时有排便感,查宫口开大 5cm,胎头枕骨位于骨盆左后方。估计胎方位为
    A. 枕左前　　　　　　　　B. 枕右前　　　　　　　C. 持续性枕横位
    D. 肩先露　　　　　　　　E. 枕左后位

33. 陈女士,26 岁,G_1P_0,因妊娠 40 周临产入院。现宫缩 50 秒/(1~2)分钟,胎心 116 次/分;宫口开全 2 小时,头先露 S^{+2},右枕后位,骨盆出口正常。下述处理正确的是
    A. 静滴缩宫素　　　　　　B. 阴道助产　　　　　　C. 剖宫产
    D. 等待自然分娩　　　　　E. 肌注哌替啶

34. 王女士,27 岁,G_2P_1,因妊娠 39 周急产入院,下述哪项可能性最小
    A. 会阴、阴道裂伤　　　　B. 新生儿窒息　　　　　C. 感染
    D. 新生儿颅内出血　　　　E. 不协调性宫缩过强

35. 王女士,26 岁,G_1P_0,因妊娠 40 周、臀先露入院。下述描述正确的是
    A. 胎体纵轴与母体纵轴垂直　　　B. 胎心在母体脐下方左侧或右侧最清楚
    C. 胎心在母体脐下最清楚　　　　D. 胎儿骶骨在母体骨盆左前方,为骶左后位
    E. 胎位不正,易发生胎膜早破

36. 张女士,28 岁,G_1P_0,妊娠 40 周,胎头跨耻征阳性,最可能原因是
   A. 骨盆入口狭窄　　　　　B. 中骨盆狭窄　　　　　C. 出口狭窄
   D. 漏斗骨盆　　　　　　　E. 妇女型骨盆

37. 张女士,26 岁,G_1P_0,妊娠 38 周,产前检查发现臀先露。下述描述正确的是
   A. 臀先露通常于妊娠 24 周开始矫正
   B. 外倒转术较安全
   C. 临产后如宫口扩张<4cm,可行肥皂水灌肠
   D. 围生儿的发病率与死亡率增高
   E. 臀先露均应剖宫产

38. 张女士,26 岁,G_1P_0。妊娠 40 周,跨耻征可疑阳性。下述描述**不妥**的是
   A. 可能存在头盆不称　　　　　　B. 骨盆入口可能有轻度狭窄
   C. 可试产　　　　　　　　　　　D. 避免剧烈活动,预防胎膜早破
   E. 骨盆狭窄,应剖宫产

39. 李女士,28 岁,G_1P_0,因妊娠 40 周入院。骨盆测量考虑均小骨盆,其对母儿的影响,下述哪项可能性最小
   A. 胎位异常　　　　　　　B. 胎膜早破　　　　　　C. 产程延长
   D. 生殖道瘘　　　　　　　E. 妊娠期子宫破裂

40. 李女士,25 岁,G_1P_0,因妊娠 40 周临产入院。跨耻征可疑阳性,拟定试产,下述描述**错误**的是
   A. 严密观察宫缩和胎心变化　　　B. 专人护理
   C. 破膜后立即听胎心并观察羊水性状　　D. 观察胎先露下降及宫口扩张情况
   E. 不会出现病理性缩复环

A_3/A_4 型题
(41~43 题共用题干)
李女士,28 岁,G_1P_0,因妊娠 40 周临产入院。骨盆入口平面相对狭窄,可疑头盆不称。

41. 拟定试产,试产时间是
   A. 1~2 小时　　　　　　　B. 2~4 小时　　　　　　C. 5~7 小时
   D. 8~10 小时　　　　　　　E. 11~12 小时

42. 试产过程中出现协调性宫缩乏力,拟静滴缩宫素,下述**错误**的是
   A. 在生理盐水 500ml 中加缩宫素 2.5U
   B. 从 4~5 滴/分开始,根据宫缩调整滴速
   C. 滴速通常不超过 50 滴/分
   D. 以宫缩维持在间歇 2~3 分钟,持续 40~60 秒为宜
   E. 专人监护

43. 宫口开全后 2 小时,胎心 168 次/分,宫缩 50 秒/2 分钟,双顶径在坐骨棘水平下方 1cm,枕后位,骨盆出口正常。正确选择是
   A. 静滴缩宫素　　　　　　B. 阴道助产　　　　　　C. 剖宫产
   D. 等待自然分娩　　　　　E. 镇静、休息
(44~45 题共用题干)
李女士,26 岁,G_1P_0,因妊娠 39 周、规律性宫缩 7 小时入院。身高 150cm,估计胎儿体重

2500g。宫缩(30~40)秒/(3~4)分钟,头先露,胎头衔接,胎心 148 次/分。骨盆测量各平面径线值均较正常值小 2cm。阴道检查:宫口开大 4cm,触及羊膜囊,先露头,S^{+1}。

44. 该产妇的骨盆属于
    A. 扁平骨盆　　　　　　B. 漏斗骨盆　　　　　　C. 畸形骨盆
    D. 均小骨盆　　　　　　E. 正常骨盆

45. 下述处理,不恰当的是
    A. 立即剖宫产,防止子宫破裂　B. 人工破膜　　　　　C. 试产
    D. 安慰产妇　　　　　　E. 监测宫缩和胎心

(46~47 题共用题干)

李女士,26 岁,G$_1$P$_0$,因妊娠 40 周、规律性宫缩 8 小时入院。产妇烦躁吵闹,自述腹痛剧烈难忍。检查:腹壁较硬、拒按,宫缩间歇期不明显,胎心率 142 次/分。查宫口开大 3cm,未破膜,头先露 S^{-1}。

46. 对该产妇的评估,正确的是
    A. 协调性宫缩乏力　　　B. 宫缩乏力　　　　　　C. 正常宫缩
    D. 协调性子宫收缩过强　E. 不协调性宫缩过强

47. 首选的措施是
    A. 肥皂水灌肠　　　　　B. 肌注哌替啶　　　　　C. 立即剖宫产准备
    D. 静滴缩宫素　　　　　E. 导尿

(48~50 题共用题干)

章女士,26 岁,G$_1$P$_0$,因妊娠 40 周,不规则宫缩 2 小时入院。产前检查:子宫底部触及圆而硬的胎头,耻骨联合上方触到不规则、宽而软的胎臀,胎背位于母体腹部右前方,胎心音在脐上右侧听诊最清楚,140 次/分,有不规则宫缩。

48. 该产妇如选择阴道分娩,下述并发症可能性最小的是
    A. 脐带脱垂　　　　　　B. 宫缩乏力　　　　　　C. 早产
    D. 新生儿窒息　　　　　E. 胎儿窘迫

49. 如产前检查发现臀先露,矫正的最佳时间为
    A. 妊娠 22~24 周　　　　B. 妊娠 24~26 周　　　　C. 妊娠 26~28 周
    D. 妊娠 28~30 周　　　　E. 妊娠 30 周以后

50. 最容易发生脐带脱垂的是
    A. 足先露　　　　　　　B. 完全臀先露　　　　　C. 混合臀先露
    D. 枕横位　　　　　　　E. 枕后位

(程瑞峰)

【参考答案】

1. C	2. A	3. A	4. C	5. B	6. A	7. E	8. D	9. D	10. C
11. A	12. A	13. C	14. C	15. C	16. A	17. E	18. C	19. E	20. B
21. C	22. C	23. B	24. A	25. D	26. D	27. B	28. A	29. B	30. C
31. E	32. E	33. B	34. E	35. B	36. A	37. D	38. E	39. E	40. E
41. B	42. E	43. B	44. D	45. A	46. E	47. B	48. C	49. E	50. A

第八章　分娩期并发症的护理

【学习精要】

本章考点

1. 产后出血的定义、病因、各种原因导致产后出血的特点、会阴裂伤的分度、防治原则、护理诊断、护理措施要点。

2. 子宫破裂的定义、病因、临床表现、处理要点、护理诊断、护理措施要点。

3. 羊水栓塞的定义、病因、病理生理、临床表现、处理要点、护理诊断、主要护理措施要点。

4. 脐带过长和过短的数值。

5. 脐带脱垂的定义、临床表现、处理要点、护理措施要点。

重点与难点解析:

一、产后出血

1. **定义**　胎儿娩出后24小时内,阴道流血量达到或超过500ml者称产后出血。多发生于产后2小时内,为我国产妇死亡首位原因。

2. **病因**　主要有子宫收缩乏力(最为常见)、胎盘因素、软产道裂伤、凝血功能障碍。

3. **临床表现**　主要为阴道流血,注意鉴别诊断四种不同病因引起的产后出血。

(1)子宫收缩乏力性出血:常为阵发性出血,色暗红伴血块,腹部检查子宫大而软,宫底升高,压之有较多的血液和血块流出。

(2)胎盘滞留性出血:若胎盘娩出前阴道出现多量流血,可能为胎盘剥离不全;若出血发生在胎盘娩出后,多为胎盘、胎膜残留。

(3)软产道损伤性出血:胎儿娩出后,立即出现持续性阴道流血,呈鲜红色能自凝。妇科检查见会阴、阴道或宫颈有不同程度的裂伤。

(4)凝血功能障碍性出血:阴道出现持续性流血,且血液不凝固。

4. **会阴裂伤分度**　Ⅰ度:裂伤部位限于会阴部皮肤、阴道黏膜。Ⅱ度:裂伤已达会阴体筋膜及肌层,并累及阴道后壁黏膜,向阴道后壁两侧沟延伸,解剖结构不易辨认。Ⅲ度:会阴黏膜、会阴体、肛门括约肌裂伤,直肠黏膜尚完整。Ⅳ度:肛门、直肠和阴道完全贯通,直肠肠腔外露。会阴Ⅲ度、Ⅳ度裂伤虽严重但出血量不一定很多。

5. **防治原则**　针对病因迅速止血,补充血容量,防治休克及预防感染。

6. **主要护理诊断**　①潜在并发症:失血性休克;②组织灌注量改变;③有感染的危险;④恐惧。

7. 护理措施要点

(1)防治休克:①产后出血的预防:加强孕期保健;正确处理三个产程(第一产程严密观察胎心、宫缩及产程进展,第二产程正确指导产妇使用腹压,注意保护会阴,防止软产道损伤;头位前肩娩出后立即肌注或稀释后静脉注射缩宫素 10U;第三产程胎盘未剥离前避免挤压子宫和牵拉脐带,胎盘娩出后检查胎盘胎膜是否完整,常规检查软产道有无裂伤或血肿);产后 2 小时在产房对产妇严密观察。②休克的急救护理:取中凹卧位、吸氧、保暖、输血、输液、查找病因、挽救生命。

(2)协助医生迅速止血:①子宫收缩乏力:加强宫缩(是最迅速有效的止血方法,包括按摩子宫及应用宫缩剂);宫腔填塞;行盆腔血管结扎或髂内动脉栓塞术、子宫次全切除术。②胎盘因素:及时排出胎盘,胎盘植入需行子宫切除术。③软产道裂伤:及时缝合止血。④凝血功能障碍:纠正凝血功能障碍。

(3)预防感染:严格遵守无菌操作原则、积极改善产妇一般情况、观察体温和恶露情况、保持会阴清洁干燥、遵医嘱应用抗生素。

(4)健康指导:注意休息和营养,教会产妇进行会阴伤口自我护理,指导产妇哺乳,产褥期禁止盆浴及性生活,产后 42 天到门诊复诊。

二、子宫破裂

1. 定义 子宫体部或子宫下段于妊娠晚期或分娩期发生破裂。

2. 常见病因 骨盆狭窄、头盆不称、胎位异常、子宫收缩剂使用不当、子宫本身因素(瘢痕、发育不良、畸形或手术损伤)等。

3. 临床表现

(1)先兆子宫破裂:产妇烦躁不安,下腹剧痛难忍,自觉胎动频繁,并出现少量阴道流血。腹部检查:出现病理性缩复环,子宫下段压痛明显,胎心变快或不规则。

(2)子宫破裂:产妇突然感到一阵下腹部撕裂样疼痛,随后子宫收缩停止,腹痛缓解,产妇稍觉轻松。随后羊水及血液流向腹腔,产妇很快出现全腹腹痛,出现休克表现。腹部检查:子宫不完全破裂时子宫轮廓清楚,破口处压痛明显。子宫完全破裂后,腹壁下可扪及胎体,胎心、胎动消失,子宫缩小位于胎儿的一侧;阴道检查:开大的宫颈口回缩,下降的胎先露又上升。

4. 处理要点 抑制宫缩,立即做好剖宫产手术前准备,发生破裂后应在抗休克的同时行手术治疗。

5. 主要护理诊断 ①潜在并发症:休克;②疼痛;③有感染的危险;④预感性悲哀。

6. 护理措施要点

(1)防治休克:①预防子宫破裂:加强孕期宣教,提前住院(有胎位不正、骨盆狭窄、头盆不称或有剖宫产史者,应嘱产妇在预产期前 2 周住院待产),正确产科处理。②观察病情:观察产程进展并记录宫缩、胎心音、产妇生命体征、出入量。③抢救休克。

(2)减轻疼痛:出现宫缩过强、下腹部压痛或病理缩复环时,应立即停止所有产科操作和子宫收缩剂的使用,给予宫缩抑制剂(如硫酸镁)。

(3)预防感染:严格遵守无菌操作原则,增强机体抵抗力,密切监测体温,定时复查血象,保持外阴清洁,遵医嘱应用抗生素预防感染。

(4)健康指导:产后注意休息,加强营养;指导定时排尿;指导产妇采取有效的退奶方法;

避孕指导(避孕 2 年后再怀孕)。

三、羊 水 栓 塞

1. 定义　在分娩过程中羊水进入母体血液循环,引起肺栓塞、过敏性休克、弥散性血管内凝血(DIC)等一系列严重症状的综合征,称羊水栓塞。

2. 病因　前置胎盘、胎盘早剥、子宫收缩过强、子宫破裂、剖宫产、引产、钳刮术等。

3. 病理生理　表现为肺动脉高压、过敏性休克、弥散性血管内凝血(DIC)、急性肾功能衰竭。

4. 临床表现　临床主要特点是产妇在分娩过程中或分娩后短时间内突然出现烦躁不安、呛咳、呼吸困难、发绀等。继而出现呼吸循环衰竭及休克、出血及急性肾功能衰竭。

5. 处理要点　一旦出现羊水栓塞,应立即抗过敏及抗休克,纠正呼吸循环衰竭及低氧血症,预防 DIC 及肾功能衰竭的发生。

6. 主要护理诊断　①气体交换受损;②潜在并发症:休克;③有感染的危险;④恐惧。

7. 护理措施要点

(1)解除肺动脉高压,纠正缺氧:①吸氧;②抗过敏(使用地塞米松或氢化可的松);③解除痉挛(盐酸罂粟碱为首选药物,或阿托品,或氨茶碱)。

(2)防治并发症:①预防羊水栓塞的发生:倡导计划生育;定期产前检查;严格掌握缩宫素使用的指征;宫缩过强时应适当给予镇静剂,必要时破膜以降低宫腔内压力,羊水流出的速度宜慢。尽量避免损伤性较大的阴道助产及操作。②治疗并发症:纠正休克;控制 DIC;防止肾衰。

(3)控制感染:观察体温和白细胞、保持外阴清洁、治疗并发症、遵医嘱使用抗生素。

(4)产科处理:第一产程发病者应立即考虑剖宫产以去除病因。第二产程发病者应在抢救产妇的同时,行阴道助产结束分娩。对无法控制的产后出血,应在抢救休克的同时行子宫全切术。

(5)健康教育:①进行产褥期保健知识宣教,增加营养,加强锻炼,产后 42 天门诊复查,注意尿常规及凝血功能的检查,判断身体恢复情况;②指导避孕:对保留子宫仍有生育愿望的患者,应指导采用合适的避孕方法避孕,怀孕前应进行身体检查,妊娠期间应到高危门诊就诊。

四、脐 带 异 常

1. 脐带过长或过短　正常足月胎儿的脐带平均长度约 50cm,超过 70cm 为脐带过长,不足 30cm 为脐带过短。

2. 脐带脱垂

(1)定义:脐带在胎膜破裂后脱出于阴道内或显露于外阴部。

(2)临床表现:胎膜未破或胎膜已破,胎心音突然变慢或不规则,阴道检查可触及条索状物,受压时间短时仍可触及有搏动。

(3)处理要点:胎膜破裂后应立即卧床抬高臀部或取膝胸卧位,监测胎心,出现脐带脱垂时必须争分夺秒进行抢救。

(4)护理措施要点:①防止胎儿受伤:胎膜破裂后立即听取胎心音,发现脐带脱垂时协助产妇立即取平卧位,垫高臀部 20cm,或取脐带脱出的对侧卧位,必要时戴无菌手套在阴道内将胎先露向上推,以减轻脐带受压,并立即吸氧,宫缩良好,宫口开全,可配合医生进行脐带还纳及阴道助产。若宫口未开全,胎先露高浮,应做好剖宫产及抢救新生儿的准备。②预防感染:保持外阴清洁,观察产程进展,破膜 12 小时遵医嘱使用抗生素。③健康指导:教会孕产妇自测胎动的方法,对临近预产期胎头仍高浮未入盆的孕妇一旦破膜,应立即平卧垫高臀部,急送产科病房。

【护考训练】

A₁/A₂ 型题

1. 下列哪项**不是**造成宫缩乏力性产后出血的原因
   A. 子宫过度膨胀　　　　B. 过度使用镇静剂　　　　C. 产妇体力衰竭
   D. 产后尿潴留　　　　　E. 胎盘粘连

2. 产后出血的定义是
   A. 产后 10 天出血量达到或超过 500ml
   B. 胎儿娩出后 24 小时出血量达到或超过 300ml
   C. 产褥期出血量达到或超过 500ml
   D. 胎儿娩出后 24 小时出血量达到或超过 500ml
   E. 胎盘娩出后 24 小时出血量达到或超过 500ml

3. 引起产后出血最主要的原因是
   A. 胎盘剥离不全　　　　B. 胎盘植入　　　　　　C. 宫缩乏力
   D. 胎儿过大　　　　　　E. 保护会阴不当

4. 产后出血的主要表现是
   A. 阴道流血　　　　　　B. 烦躁不安　　　　　　C. 胸闷
   D. 呼吸急促　　　　　　E. 血压下降

5. 产后出血多发生在产后
   A. 2 小时内　　　　　　B. 8 小时内　　　　　　C. 12 小时内
   D. 16 小时内　　　　　　E. 24 小时内

6. 宫缩乏力性出血的诊断要点,哪项是**错误**的
   A. 出血呈间歇性　　　　B. 色暗红　　　　　　　C. 子宫柔软
   D. 按摩子宫后出血增多　E. 子宫轮廓清楚

7. 产后出血的处理原则
   A. 输血、抗凝、抗感染、抗休克　　　　B. 止血、扩容、抗休克、抗感染
   C. 切除子宫、扩容、抗感染　　　　　　D. 纠酸、扩容、抗感染
   E. 观察病情、不予处理

8. 下列哪项**不是**先兆子宫破裂的临床表现
   A. 血压下降　　　　　　B. 出现病理性缩复环　　C. 胎心不清
   D. 压痛明显　　　　　　E. 呼吸急促

9. 关于子宫破裂的描述,**错误**的是
   A. 多胎经产妇　　　　　　　　　　　　B. 血尿
   C. 全腹部压痛、反跳痛　　　　　　　　D. 胎儿进入腹腔后,胎心听得更清楚了
   E. 子宫破裂后,应积极做好手术准备

10. 以下关于羊水栓塞的治疗,**错误**的是
    A. 纠正呼吸循环衰竭　　　　　　　B. 纠正酸中毒
    C. 使用抗生素预防感染　　　　　　D. 使用糖皮质激素抗过敏
    E. 等待自然分娩

11. 羊水进入母体循环,引起肺动脉高压,首选药为
    A. 阿托品　　　　　　　B. 氨茶碱　　　　　　C. 罂粟碱
    D. 糖皮质激素　　　　　E. 右旋糖苷

12. 方女士,32 岁,因妊娠 39 周,出现下腹阵发性腹痛 7 小时入院分娩,在胎儿娩出过程中,阴道出血呈鲜红色,子宫收缩好,应考虑
    A. 宫缩乏力　　　　　　B. 软产道损伤　　　　　C. 胎盘滞留
    D. 凝血功能障碍　　　　E. 胎盘残留

13. 刘女士,26 岁,于分娩后半小时阴道出血约 700ml,诊断为宫缩乏力性产后出血,最迅速有效的止血方法是
    A. 加强宫缩　　　　　　B. 宫腔填塞　　　　　　C. 盆腔血管结扎
    D. 子宫部分切除术　　　E. 子宫全切术

14. 某产妇,阴道分娩时,损伤会阴达到会阴体肌层,累及阴道后壁黏膜,其程度为
    A. Ⅰ度　　　　　　　　B. Ⅱ度　　　　　　　　C. Ⅲ度
    D. Ⅳ度　　　　　　　　E. Ⅴ度

15. 患者 30 岁,妊娠足月临产,产程进展 30 小时,胎儿胎盘娩出后,出现间歇性阴道出血,量较多。检查子宫体柔软。其出血原因最大可能是
    A. 软产道损伤　　　　　B. 胎盘剥离不全　　　　C. 子宫收缩乏力
    D. 凝血功能障碍　　　　E. 子宫破裂

16. 初产妇,孕足月临产,从规律性宫缩至宫口开全约 2 小时,胎儿很快娩出,阴道立即出现持续性出血,约 550ml,色鲜红,诊断为
    A. 产后出血　　　　　　B. 子宫破裂　　　　　　C. 羊水栓塞
    D. 胎盘剥离　　　　　　E. 产时子痫

17. 初产妇,36 岁,孕 39 周,胎儿娩出后立即出现阴道大量出血,最佳的处理方法是
    A. 立即徒手剥离胎盘　　　　　　　B. 立即应用宫缩剂
    C. 立即输血　　　　　　　　　　　D. 检查有无软产道裂伤
    E. 检查有无凝血功能障碍

18. 刘女士,34 岁,妊娠 39 周,35 分钟前娩出一健康女婴,胎盘尚未娩出,检查子宫为痉挛性收缩,下列哪项最有可能出现
    A. 胎盘粘连　　　　　　B. 胎盘植入　　　　　　C. 胎盘残留
    D. 胎盘嵌顿　　　　　　E. 存在副胎盘

19. 黄女士,25 岁,阴道分娩时因宫缩乏力使用缩宫素,感下腹疼痛难忍,大声呼叫,检查发现腹部木板样强直,首选的措施是
    A. 抗休克,静脉输液、输血　　　　　B. 立即抑制宫缩
    C. 腹部按摩　　　　　　　　　　　D. 大量抗生素预防感染
    E. 行阴道助产,尽快结束分娩

20. 赵女士,34 岁,孕 3 产 0,孕 40 周,产程进展 24 小时,宫口开大 3cm,肌注缩宫素

10U,宫缩持续不缓解,孕妇烦躁不安,呼吸急促,胎心100次/分,腹部有一环状凹陷,应考虑为

    A. 胎盘早剥　　　　　　B. 前置胎盘　　　　　　C. 羊水栓塞

    D. 先兆子宫破裂　　　　E. 先兆子痫

21. 初产妇,因子宫破裂、胎儿死亡,行子宫全切术,术后心理护理中哪项**不妥**

    A. 允许产妇诉说内心感受

    B. 鼓励产妇面对现实

    C. 鼓励家属多陪伴产妇

    D. 安排产妇多抱抱他人新生儿

    E. 选择适当时机向产妇解释胎儿死亡原因

22. 周女士,30岁,现妊娠39^{+4}周,曾行剖宫产术,本次分娩时产妇突然大喊大叫,出现血尿,腹部呈木板样强直,最有可能的疾病是

    A. 胎膜早破　　　　　　B. 产后出血　　　　　　C. 羊水栓塞

    D. 胎盘早剥　　　　　　E. 先兆子宫破裂

23. 李女士,28岁,足月分娩时孕妇出现腹部撕裂样疼痛,检查面色苍白,血压70/50mmHg,腹部压痛、反跳痛,腹肌紧张,胎心消失,目前最重要的护理诊断是

    A. 有胎儿受伤的危险　　B. 有感染的危险　　　　C. 焦虑

    D. 体液过多　　　　　　E. 组织灌注量无效

24. 方女士,26岁,于分娩过程中突然出现呛咳、呼吸困难等表现,应采用的护理措施**不妥的是**

    A. 解除肺动脉高压　　　B. 维持有效血容量　　　C. 防治凝血功能障碍

    D. 纠正酸中毒　　　　　E. 给予止咳药

25. 一初产妇急产一男活婴,分娩后5分钟,突然出现烦躁不安、胸闷、呛咳、呼吸困难、血压下降,首先应考虑为下列何种情况

    A. 子宫破裂　　　　　　B. 产后出血　　　　　　C. 羊水栓塞

    D. 急性肾功能衰竭　　　E. 产后感染

26. 刘女士,27岁,孕38周,因"胎膜早破"入院就诊,护士立即给予抬高臀部,目的是为了预防

    A. 早产　　　　　　　　B. 感染　　　　　　　　C. 脐带脱垂

    D. 胎位异常　　　　　　E. 子宫破裂

A₃/A₄型题

(27~29题共用题干)

某双胎产妇,第二个胎儿娩出后,即有大量阴道出血,检查胎盘、胎膜完整,子宫时软、时硬,轮廓不清,血为暗红色,患者面色苍白,神志淡漠,血压下降。

27. 该产妇出血的原因为

    A. 子宫收缩乏力　　　　B. 软产道损伤　　　　　C. 胎盘残留

    D. 胎盘滞留　　　　　　E. DIC

28. 目前主要的护理诊断**不包括**

    A. 组织灌注量不足　　　B. 恐惧　　　　　　　　C. 有感染的危险

    D. 活动无耐力　　　　　E. 知识缺乏

29. 对于该产妇,应立即协助医生采取的护理措施是

    A. 按摩子宫同时注射缩宫素　　B. 缝合软产道　　　　C. 给抗凝药物

    D. 人工剥离胎盘　　　　　　　E. 刮出残留胎盘

(30~31 题共用题干)

某女,30 岁,孕 39 周,孕 2 产 1,人工流产 1 次,产程进展顺利,胎儿娩出后 30 分钟,胎盘尚未娩出,亦无剥离征象,无明显阴道流血。

30. 该患者最可能的诊断是

    A. 胎盘剥离不全　　　　　B. 胎盘剥离后滞留　　　　C. 胎盘嵌顿

    D. 胎盘完全植入　　　　　E. 胎盘部分粘连

31. 下列哪项处理恰当

    A. 使用宫缩剂　　　　　　B. 按摩子宫　　　　　　　C. 徒手剥离胎盘

    D. 继续观察　　　　　　　E. 子宫切除术

(程瑞峰)

【参考答案】

1. E　　2. D　　3. C　　4. A　　5. A　　6. E　　7. B　　8. A　　9. D　　10. E

11. C　 12. B　 13. A　 14. B　 15. C　 16. A　 17. D　 18. D　 19. B　 20. D

21. D　 22. E　 23. E　 24. E　 25. C　 26. C　 27. A　 28. C　 29. A　 30. D

31. E

第九章　正常新生儿护理

【学习精要】

本章考点

1. 母乳喂养的方法指导。

2. 乳房肿胀和乳头皲裂的护理。

3. 退乳的护理。

重点与难点解析：

一、母乳喂养的方法指导

1. 时间　母乳喂养应尽早进行,首次哺乳在产后30分钟内。

2. 哺乳前准备　哺乳前用温开水洗净乳房和乳头,忌用肥皂、酒精类擦洗。每次哺乳前洗净双手。

3. 哺乳体位婴儿含接姿势　产妇和婴儿选择舒适体位,呈"C"形托起乳房,使婴儿面向乳房,鼻子对着乳头;婴儿的腹部要紧贴母亲,托住婴儿的肩背部及臀部,头和身体呈直线,颈部不要扭曲。在喂哺前先将乳头触及婴儿口唇,诱发觅食反射,当婴儿嘴张得很大、舌向下的一瞬间,迅速将乳头和乳晕一起柔和地塞入婴儿口中。

4. 哺乳结束　如果婴儿还含接着乳头,用示指轻压婴儿下颏,可避免在口腔负压情况下拉出造成乳头疼痛损伤哺乳后,挤出少许乳汁涂在乳头和乳晕上。每次喂哺后,应将新生儿直立轻拍背部1~2分钟,排出胃内空气,以防溢乳。

二、乳房胀痛护理

1. 尽早哺乳,一般产后半小时内开始哺乳,促进乳汁畅通。

2. 出现乳房胀痛时,嘱咐产妇清淡饮食,增加哺乳次数,先哺乳胀痛严重的一侧乳房,哺乳后将多余乳汁挤出。在哺乳前热敷乳房,促使乳腺管畅通。在两次哺乳间冷敷乳房以减少局部充血、肿胀。

3. 按摩乳房,从乳房边缘向乳头中心按摩。

4. 指导产妇选戴合适、具有支托性的胸罩可减轻乳房充盈时的沉重感,或使用药物。

三、乳头皲裂护理

1. 轻者可继续哺乳

(1)产妇取正确、舒适的喂哺姿势,哺前湿热敷乳房和乳头3~5分钟,同时按摩乳房,挤出少量乳汁使乳晕变软易被婴儿含吮。

(2)先在损伤轻的一侧乳房哺乳,以减轻对另一侧乳房的吸吮力。

(3)让乳头和大部分乳晕含吮在婴儿口内。

(4)增加喂哺的次数,缩短每次喂哺的时间。

(5)喂哺后,挤出少许乳汁涂在乳头和乳晕上,因乳汁具有抑菌作用且含有丰富蛋白质,能起修复表皮的作用。

2. 疼痛严重者,可用吸乳器吸出喂给新生儿或用乳头罩间接哺乳,在皲裂处涂抗生素软膏或10%复方苯甲酸酊,于下次喂奶时洗净。

四、退乳的护理

因病或其他原因不适宜哺乳的或需终止哺乳的应尽早退奶。

1. 停止哺乳,少进汤类食物,不排空乳房。

2. 其他退奶方法有

(1)生麦芽60~90g,水煎服,每日1剂,连服3~5日,配合退奶。

(2)芒硝250g分装于两个布袋内,敷于两侧乳房并包扎固定。湿硬后及时更换再敷,直至乳房不胀为止。

(3)维生素$B_6$200mg,口服,每日3次,共5~7日。

【必会技巧】

一、新生儿沐浴

(一) 主要设备及用物准备

1. 设备　新生儿电子秤、沐浴池或沐浴盆、电热水器等。

2. 器械与用物

(1)布类用物:浴垫1个、小毛巾2块、大浴巾1条、清洁衣服和尿布、包被(睡袋)1件、

(2)用物准备:水温计1个,体温计1个,指甲刀1把,液状石蜡油缸1个,防水护脐贴1个、婴儿沐浴液、洗发露各1瓶,婴儿爽身粉1瓶,75%乙醇、护臀霜(5%鞣酸软膏)1瓶,弯盘2个,眼药水1瓶,消毒棉签1包、无菌纱布缸1个、持物钳1个、持物筒1个。

(3)病历夹1个、婴儿推车1辆。

(二) 新生儿沐浴(盆浴)操作过程

1. 操作前准备

(1)环境准备:室内安静、整洁,光线充足,关闭门窗,调节室温于26~28℃,在清洁浴盆内放置一次性塑料罩,倒入温水,水温控制为38~42℃,播放轻柔音乐。

(2)用物准备:铺沐浴台;检查物品消毒时间和新生儿秤。

(3)操作者准备:修剪指甲、取下腕部及手上硬物、清洁双手、戴口罩。

(4)核对母亲姓名、床号、新生儿标牌和腕带。查阅病历及记录单,了解新生儿一般情况并对其一般情况进行评估。

(5)与产妇或家属谈话,介绍沐浴的方法、时间、可能出现的不适、对新生儿的意义,使家长能愿意接受并积极配合。

2. 操作步骤

（1）将新生儿放于沐浴准备台上,再次核对母亲姓名及新生儿性别。

（2）测量体温并记录。

（3）打开包被,脱去衣服,检查全身情况,查看尿布及臀部,解开脐带卷,观察脐带情况（脐带未脱落时贴防水护贴）,裹上浴巾。

（4）用手腕内侧再次测量水温。

（5）将新生儿身子夹在操作者左侧腋下,左手托住新生儿头背部,左手掌托稳头颈部,抱至沐浴盆上方。

（6）洗脸:小毛巾打湿后对折再对折为新生儿洗脸,擦洗顺序为:眼,由内眦到外眦擦洗眼睛,更换毛巾的部位以同法擦洗另一眼睛;然后擦洗双耳,擦耳时由内向外;最后擦洗面部,顺序是:从额部→鼻翼→面部→下颌。洗面部时禁用肥皂水或沐浴液。

（7）洗头:用左手拇指及中指将新生儿耳廓向前方盖住耳孔,防止水流入外耳道。右手取洗发露柔和地按摩头部和耳后,然后用清水冲洗干净,并用小毛巾擦干头发。

（8）洗身体:解开浴巾,以左手握住新生儿左肩及腋窝处,右手托住新生儿左腿及右臀,轻轻地将新生儿放入浴盆躺在沐浴垫上。新生儿头枕于操作者左前臂,肩部露出水面,下半身浸入水中。取另一小毛巾蘸水淋湿全身,擦浴液、冲洗,边洗边冲净。顺序依次为:颈部→腋下→上肢→前胸→腹部→下肢→腹股沟→会阴→肛门。左右手交接新生儿,使其俯卧在操作者右手前臂,右手握住新生儿的左上臂,左手同法洗新生儿的后项→背部→臀部,注意洗净皮肤皱褶处。

（9）将新生儿抱起放回沐浴准备台上,迅速用浴巾包裹并吸干水渍,称体重。

（10）脐部护理:取下防水护脐贴,暴露脐部,用无菌干棉签吸干脐部水分,用75%乙醇棉签从脐部中央向外轻轻擦拭2次,用无菌一次性护脐带包扎。

（11）皮肤和臀部护理:颈部、腋窝、腹股沟等皱褶处撒少许爽身粉,臀部涂上护臀霜。

（12）为新生儿换上尿布,穿上柔软、干净的衣服,检查手腕带字迹,不清晰者补记,核对手腕带和标记牌,包好包被,系好标记牌。

（13）眼、耳、口、鼻护理:用棉签吸净外鼻孔及外耳道可能残留的水渍,必要时双眼滴眼药水。

（14）送新生儿回母婴室,核对产妇和新生儿信息无误后将新生儿交给产妇,放入婴儿床,体位摆放合适,告知产妇新生儿沐浴情况和健康宣教。

（15）整理用物,打包消毒,沐浴室通风消毒;七步洗手;填写记录单。

（三）新生儿沐浴（淋浴）**操作过程**

1. 操作前准备

（1）环境准备:室内安静、整洁,光线充足,关闭门窗,调节室温于26~28℃,水温控制为38~42℃。

（2）用物准备:铺沐浴台,铺台垫,检查物品消毒时间和新生儿秤。

（3）操作者准备:修剪指甲、取下腕部及手上硬物、清洁双手、戴口罩。

（4）核对母亲姓名、床号、新生儿标牌和腕带。查阅病历及记录单,了解新生儿一般情况并对其一般情况进行评估。

（5）与产妇或家属谈话,介绍沐浴的方法、时间、可能出现的不适、对新生儿的意义,使家长能愿意接受并积极配合。

2. 操作步骤

（1）将新生儿放于沐浴准备台上，再次核对母亲姓名及新生儿性别。

（2）测量体温并记录。

（3）打开包被，脱去衣服，检查全身情况，核对性别，查看尿布及臀部，解开脐带卷，观察脐带情况（脐带未脱落时贴防水护贴）。

（4）用手腕内侧再次测量水温，并温热沐浴床垫。

（5）将新生儿抱至沐浴床上。

（6）擦洗面部：小毛巾打湿后对折再对折为新生儿洗脸，擦洗顺序为：眼，由内眦到外眦擦洗眼睛，更换毛巾的部位以同法擦洗另一眼睛；然后用浸湿的小方巾擦洗双耳，擦耳时由内向外；最后擦洗面部，顺序是：从额部→鼻翼→面部→下颌。洗面部时禁用肥皂水或沐浴液。

（7）清洗头部：左手托着新生儿枕部，拇指和中指分别将新生儿双耳廓向前折，堵住外耳道，防止水流入耳内。右手先用水淋湿头发，再将洗发液涂于手上，洗头、颈、耳后，然后用流水冲洗、擦干。

（8）洗全身：将新生儿颈部枕于操作者左侧肘部，操作者左手握住新生儿左上臂，淋湿全身，右手涂沐浴液依次洗颈部→腋下→上肢→手→胸→腹→下肢→脚→腹股沟→会阴→肛门；左右手交接新生儿，使新生儿俯卧在操作者右前臂，右手握住新生儿的左上臂，左手同法洗新生儿后项→背部→臀部，随洗随冲净。注意洗净皮肤皱褶处。

（9）～（15）步骤同盆浴完成操作。

（四）操作评分标准

新生儿沐浴（盆浴）

项目		技术要求	分值	得分
操作前准备 20分	环境准备	1. 室内安静、整洁，光线充足	1	
		2. 室温26~28℃，室内保暖设施安全（口述）	1	
	用物准备	1. 放一次性塑料罩，倒入温水，调节水温：38~42℃（口述）	2	
		2. 浴垫1个、小毛巾2块、大浴巾1条、清洁衣服和尿布、包被（睡袋）1件、水温计1个、体温计1个，指甲刀1把，液状石蜡油缸1个，防水护脐贴1个、婴儿沐浴液、洗发露各1瓶，婴儿爽身粉1瓶，75%乙醇、护臀霜（5%鞣酸软膏）1瓶，弯盘2个，眼药水1瓶，消毒棉签1包、无菌纱布缸1个、持物钳1个、持物筒1个。病历夹1个、婴儿推车1辆	4	
		3. 检查用品消毒时间	1	
	护士准备	1. 素质要求：衣帽整洁、态度和蔼、语言流畅、面带微笑	1	
		2. 评估新生儿状况，产妇、家属的认知态度	3	
		3. 解释新生儿沐浴的目的、意义及适合的时间（口述）	3	
		4. 修剪指甲，取下腕部及手上硬物，七步洗手，系围裙、戴口罩	1	
	新生儿	1. 将新生儿抱于准备台上，核对新生儿信息	1	
		2. 测量体温并记录（口述）	1	
		3. 松解衣服，检查全身情况，查看尿布和脐带情况，裹上浴巾	1	

续表

项目		技术要求	分值	得分
操作步骤 60分	面部擦洗	1. 再次测量水温,新生儿夹在腋下,托住新生儿头背	2	
		2. 用小毛巾按顺序擦洗:眼(由内眦→外眦)→双耳→额部→鼻翼→面部→下颌	7	
	清洗头部	清洗头部,防止沐浴水进入外耳道	2	
	洗全身	1. 解开浴巾,放新生儿于沐浴垫上	2	
		2. 顺序:颈部→腋下→上肢→前胸→腹→下肢→腹股沟→会阴→肛门→后项→背部→臀部	18	
		3. 注意皮肤皱褶处、会阴部及臀部	2	
		4. 观察新生儿的精神反应及身体状况	2	
	沐浴后护理	1. 将新生儿抱起放回沐浴准备台上,迅速用浴巾包裹并吸干水渍,称体重	2	
		2. 脐部护理:取下防水护脐贴,暴露脐部,用无菌干棉签吸干脐部水分,用75%乙醇棉签从脐部中央向外轻轻擦拭2次,用无菌一次性护脐带包扎	6	
		3. 皮肤和臀部护理:颈部、腋窝、腹股沟等皱褶处撒少许爽身粉,臀部涂上护臀霜	3	
		4. 为新生儿换上尿布,穿上柔软、干净的衣服,检查手腕带字迹,不清晰者补记,核对手腕带和标记牌,包好包被,系好标记牌	6	
		5. 眼、耳、口、鼻护理:用棉签吸净外鼻孔及外耳道可能残留的水渍,必要时双眼滴眼药水	2	
		6. 送新生儿回母婴室,核对产妇和新生儿信息无误后将新生儿交给产妇,放入婴儿床,体位摆放合适,告知产妇新生儿沐浴情况和健康宣教	6	
操作后处理 10分		1. 整理用物,打包消毒,按院感要求分类,沐浴室通风消毒	4	
		2. 七步洗手	4	
		3. 填写记录单	2	
提问 10分		新生儿盆浴的顺序是什么?	10	
总分			100	
整体评价(A、B、C、D为评价系数)		A. 沟通流畅、操作规范、新生儿安全保护措施合适	A. 1.0~0.8	
		B. 沟通欠流畅或操作欠规范、新生儿安全保护措施稍合适	B. 0.8~0.6	
		C. 沟通不流畅、操作欠规范、新生儿安全保护措施欠合适	C. 0.6~0.4	
		D. 无沟通、操作不规范、新生儿安全保护措施不合适	D. 0.4以下	

新生儿沐浴(淋浴)

项目		技术要求	分值	得分
操作前准备 20分	环境准备	1. 室内安静、整洁,光线充足	1	
		2. 室温 26~28℃,室内保暖设施安全(口述)	1	
	用物准备	1. 调节水温:38~42℃(口述)	1	
		2. 调整沐浴装置为工作状态,摆放沐浴垫及铺一次性垫单	1	
		3. 浴垫 1 个、小毛巾 2 块、大浴巾 1 条、清洁衣服和尿布、包被(睡袋)1 件、水温计 1 个、体温计 1 个、指甲刀 1 把,液状石蜡油缸 1 个,防水护脐贴 1 个、婴儿沐浴液、洗发露各 1 瓶,婴儿爽身粉 1 瓶,75%乙醇、护臀霜(5%鞣酸软膏)1 瓶,弯盘 2 个、眼药水 1 瓶,消毒棉签 1 包、无菌纱布缸 1 个,持物钳 1 个、持物筒 1 个。病历夹 1 个、婴儿推车 1 辆	4	
		4. 检查用品消毒时间	1	
	护士准备	1. 素质要求:衣帽整洁、态度和蔼、语言流畅、面带微笑	1	
		2. 评估新生儿状况,产妇、家属的认知态度	3	
		3. 解释新生儿沐浴的目的、意义及适合的时间(口述)	3	
		4. 修剪指甲,取下腕部及手上硬物,七步洗手,系围裙、戴口罩	1	
	新生儿	1. 将新生儿抱于准备台上,核对新生儿信息	1	
		2. 测量体温并记录(口述)	1	
		3. 松解衣服,检查全身情况,查看尿布和脐带情况	1	
操作步骤 60分	面部擦洗	1. 测量水温,温热沐浴床垫,新生儿抱至沐浴床上	2	
		2. 用小毛巾按顺序擦洗:眼(由内眦→外眦)→双耳→额部→鼻翼→面部→下颌	7	
	清洗头部	清洗头部,防止沐浴水进入外耳道	2	
	洗全身	1. 顺序:颈部→腋下→上肢→手→胸→腹→下肢→脚→腹股沟→会阴→肛门→后项→背部→臀部	20	
		2. 注意皮肤皱褶处、会阴部及臀部	2	
		3. 观察新生儿的精神反应及身体状况	2	
	沐浴后护理	1. 将新生儿抱起放回沐浴准备台上,迅速用浴巾包裹并吸干水渍,称体重	2	
		2. 脐部护理:取下防水护脐贴,暴露脐部,用无菌干棉签吸干脐部水分,用 75%乙醇棉签从脐部中央向外轻轻擦拭 2 次,用无菌一次性护脐带包扎	6	
		3. 皮肤和臀部护理:颈部、腋窝、腹股沟等皱褶处撒少许爽身粉,臀部涂上护臀霜	3	

续表

项目		技术要求	分值	得分
操作步骤60分	沐浴后护理	4. 为新生儿换上尿布,穿上柔软、干净的衣服,检查手腕带字迹,不清晰者补记,核对手腕带和标记牌,包好包被,系好标记牌	6	
		5. 眼、耳、口、鼻护理:用棉签吸净外鼻孔及外耳道可能残留的水渍,必要时双眼滴眼药水	2	
		6. 送新生儿回母婴室,核对产妇和新生儿信息无误后将新生儿交给产妇,放入婴儿床,体位摆放合适,告知产妇新生儿沐浴情况和健康宣教	6	
操作后处理	10分	1. 整理用物,打包消毒,按院感要求分类,沐浴室通风消毒	4	
		2. 七步洗手	4	
		3. 填写记录单	2	
提问	10分	新生儿沐浴的顺序是什么?	10	
总分			100	
整体评价(A、B、C、D为评价系数)		A. 沟通流畅、操作规范、新生儿安全保护措施合适	A. 1.0~0.8	
		B. 沟通欠流畅或操作欠规范、新生儿安全保护措施稍合适	B. 0.8~0.6	
		C. 沟通不流畅、操作欠规范、新生儿安全保护措施欠合适	C. 0.6~0.4	
		D. 无沟通、操作不规范、新生儿安全保护措施不合适	D. 0.4以下	

（五）注意事项

1. 每个新生儿沐浴前后操作者均应洗双手,避免交叉感染。

2. 动作轻快,注意保暖,减少暴露。

3. 避免将水误入眼、耳、口、鼻内;头顶部有皮脂结痂时,可涂液状石蜡浸润,次日轻轻梳掉结痂,再清洗。

4. 通过语言和非语言方式与新生儿进行情感交流。

5. 密切观察新生儿的反应及全身皮肤有无异常。

二、新生儿抚触

（一）主要设备及用物准备

1. 设备　新生儿操作台

2. 用物　新生儿润肤油、衣裤1套,大浴巾1块,尿布1块,包被(睡袋)1件。

（二）新生儿抚触操作过程

1. 操作前准备

（1）环境准备:室内安静、整洁,光线柔和,关闭门窗,调节室温至26~28℃,选择一些轻松、舒缓的音乐做背景。

（2）用物准备:婴儿润肤油、大毛巾1块、清洁衣服和尿布。

（3）操作者准备：修剪指甲、取下腕部及手上硬物、洗净并温暖双手。

（4）新生儿准备：最好选择沐浴后、午睡醒后或晚睡前，2次喂奶中间，新生儿不疲倦、不烦躁时。每日2~3次，每次10~15分钟。

（5）核对母亲姓名、床号、新生儿标牌和腕带。查阅病历及记录单，了解新生儿一般情况并对其一般情况进行评估。

（6）与产妇或家属谈话，介绍抚触的方法、时间、可能出现的不适、对新生儿的意义，使家长能愿意接受并积极配合。

2. 操作步骤

（1）铺大浴巾于抚触台上。

（2）将新生儿放于抚触台上，再次核对母亲姓名及新生儿性别。打开包被，脱去衣服和尿布，并检查身体。

（3）操作者温暖双手后，将婴儿润肤油倒于掌心，涂抹均匀。新生儿先仰卧后俯卧，操作顺序：头面部→胸部→腹部→上肢→下肢→背部→臀部。

头部：将双手拇指放在新生儿的双眉中心，其余四指放在其头两侧，两拇指指腹从前额眉心沿眉弓向两侧按摩至太阳穴。将双手拇指放在新生儿下颌中央，其余四指置于头两侧，两拇指自下颌中央向上推压，止于耳前，使新生儿嘴角呈微笑状。一手托住头，另一手的指腹从前额发际向上、后滑动至后下发际，止于耳后乳突处，轻轻按压；同法抚触另一侧。

胸部：两手分别放在新生儿的两侧肋缘，右手由新生儿左侧肋缘滑向新生儿的右肩；左手由右侧肋缘向左肩部滑行，在胸部划成一个X形的交叉。避开新生儿的乳头。

腹部：右手指腹自新生儿的左上腹滑向左下腹（形如字母"I"）；然后自右上腹→左上腹→左下腹（形如倒写的字母"L"）；最后自右下腹→右上腹→左上腹→左下腹（形如倒写的字母"U"）；避开未脱落的脐带残端。

四肢：双手交替握住新生儿一侧上肢，自上臂至腕部（由近端到远端）分段搓揉或挤捏手臂；双手夹着手臂，上下轻轻搓滚肌肉群至手腕；抚触手掌和手背，抚触新生儿每个手指；用同样方法抚触对侧及下肢。

背部：新生儿取俯卧位，头偏向一侧。以脊柱为中分线，操作者双手放在脊柱两侧滑动抚触，从肩部至骶部；用手掌从头部沿脊柱向下抚触至骶部。

臀部：双手指腹从两臀内侧向外侧环形抚触。

（4）为新生儿换好尿布，穿好衣服，包裹毛毯或睡袋。

（5）送新生儿回母婴室，核对产妇和新生儿信息无误后将新生儿交给产妇，放入婴儿床，体位摆放合适，告知产妇新生儿抚触情况和健康宣教。

（6）整理用物，打包消毒，抚触室通风消毒；七步洗手；填写记录单。

（三）操作评分标准

新生儿抚触

项目		技术要求	分值	得分
操作前准备 20分	环境准备	1. 室内安静、整洁，光线充足	1	
		2. 室温 26~28℃，室内保暖设施安全，播放音乐（口述）	2	
	用物准备	新生儿润肤油、衣裤 1 套，大浴巾 1 块，尿布 1 块，包被（睡袋）1 件。摆放有序，检查用品消毒时间	1	
	护士准备	1. 素质要求：衣帽整洁、态度和蔼、语言流畅、面带微笑	1	
		2. 评估新生儿状况，产妇、家属的认知态度	5	
		3. 解释新生儿抚触的目的、意义及适合的时间（口述）	5	
		4. 修剪指甲，取下腕部及手上硬物，七步洗手	1	
	新生儿	1. 铺消毒浴巾于抚触台上	1	
		2. 将新生儿抱于抚触台上，核对新生儿信息	1	
		3. 松解衣服，检查全身情况，查看尿布和脐带情况	2	
操作步骤 60分	体位	1. 每个部位抚触 5 次	1	
		2. 头面部至下肢抚触时，新生儿取仰卧位	1	
	头面部	1. 温暖双手后，将婴儿润肤油倒于掌心	1	
		2. 额部：从前额眉心沿眉弓向两侧按摩至太阳穴	2	
		3. 下颌：自下颌中央向上推压，止于耳前	2	
		4. 头部：从前额发际向上、后滑动至后下发际，止于耳后乳突处，轻轻按压	2	
		5. 同法抚触另一侧	2	
		6. 避开囟门	2	
	胸部	1. 两手分别放在新生儿的两侧肋缘，右手由新生儿左侧肋缘滑向新生儿的右肩。左手由右侧肋缘向左肩部滑行，在胸部划成一个 X 形的交叉	2	
		2. 避开新生儿的乳头	2	
	腹部	1. 双手交替，按顺时针方向抚触腹部	2	
		2. "I-L-U"（一次） 左上腹滑向左下腹（形如字母"I"） 右上腹→左上腹→左下腹（形如倒写的字母"L"） 右下腹→右上腹→左上腹→左下腹（形如倒写的字母"U"）	6	
		3. 避开未脱落的脐带残端	2	

续表

项目		技术要求	分值	得分
操作步骤 60 分	上肢	1. 两手交替,臂至腕部(由近端到远端)分段搓揉或挤捏手臂	2	
		2. 双手夹着手臂,上下轻轻搓滚肌肉群至手腕	2	
		3. 抚触手掌和手背,抚触新生儿每个手指	2	
		4. 同发抚触另一侧上肢	2	
	下肢	1. 两手交替,由近端到远端分段搓揉或挤捏下肢	2	
		2. 双手夹着下肢,上下轻轻搓滚肌肉群至脚踝	2	
		3. 抚触脚掌和脚背,抚触新生儿每个脚趾	2	
		4. 同法抚触另一侧下肢	2	
	体位	新生儿取俯卧位,头偏向一侧	2	
	背、臀	1. 以脊柱为中分线,操作者双手放在脊柱两侧滑动抚触,从肩部至骶部	2	
		2. 用手掌从头部沿脊柱向下抚触至骶部	2	
		3. 双手指腹从两臀内侧向外侧环形抚触	2	
	抚触后处理	1. 新生儿换好尿布,穿好衣服,包裹毛毯或睡袋	4	
		2. 送新生儿回母婴室,核对产妇和新生儿信息无误后将新生儿交给产妇,放入婴儿床,体位摆放合适,告知产妇新生儿抚触情况和健康宣教	5	
操作后处理 10 分		1. 整理用物,打包消毒,按院感要求分类,沐浴室通风消毒	4	
		2. 七步洗手	4	
		3. 填写记录单	2	
提问	10 分	新生儿抚触的顺序是什么?	10	
总分			100	
整体评价(A、B、C、D 为评价系数)		A. 沟通流畅、操作规范、新生儿安全保护措施合适	A. 1.0~0.8	
		B. 沟通欠流畅或操作欠规范、新生儿安全保护措施稍合适	B. 0.8~0.6	
		C. 沟通不流畅、操作欠规范、新生儿安全保护措施欠合适	C. 0.6~0.4	
		D. 无沟通、操作不规范、新生儿安全保护措施不合适	D. 0.4 以下	

(四) 注意事项

1. 新生儿抚触的适应证与禁忌证

(1) 适应证:对健康新生儿,每天都可以抚触 1~2 次。

(2) 禁忌证:新生儿患病或皮肤感染者忌抚触。

2. 注意新生儿的个体差异、行为反应等,抚触时如出现哭闹、肌张力增强、肤色变化应暂停,如持续 1 分钟以上应完全停止抚触。

3. 抚触时婴儿润肤油不能接触新生儿的眼睛,也不能直接倒在新生儿身上。

4. 抚触胸部时,应避开双侧乳头;抚触腹部时,应避开其腹部和膀胱;抚触四肢时,如新生儿四肢弯曲,不要强迫其伸直,避免关节拖位。

三、母乳喂养的护理

(一)操作准备

用物:乳房模型、新生儿模型,仿真病房,床单位,哺乳枕,处置车,洗手液,面盆,毛巾,热水,广口容器和吸奶器。

(二)操作步骤

1. 调节室温至 24~26℃,室内清洁,安静,屏风遮挡。助产士修剪指甲,洗手后,嘱咐产妇排尿。

2. 核对姓名、床号及一般资料,整理病案、记录单、了解产妇分娩方式及过程。评估一般情况以及产科情况。

3. 与产妇及家属谈话　了解产后哺乳的时间、要求;产妇的休息、饮食、活动指导;哺乳前母婴的准备;促进母乳喂养成功的措施。

4. 评估乳房　将产妇的床头摇高,协助产妇解开上衣纽扣,露出乳房。先视诊双侧乳房,再触诊;清洁毛巾后,再反复擦洗乳头数次;评估乳房有无乳胀;观察乳房有无炎症:乳腺炎早期可有乳房发胀、变硬、疼痛,局部潮红,腋下淋巴结压痛等。

5. 清洁乳房　一手支托乳房,另一手用温水湿毛巾由乳头开始,由中央向外擦洗整个乳房;清洁毛巾后,再反复擦洗乳头数次;再用植物油去除乳头痂皮。

6. 按摩乳房　双手拇指与四指分开,水平按摩乳房 5 次;双手拇指与四指分开成 45°按摩乳房 5 次;沿乳房周围,螺旋按摩乳房,左右各 5 次;由乳房基底沿乳腺管呈螺旋状上行推压到乳晕,再直行到乳头。

7. 母乳喂养指导

(1)向产妇解释,观察乳汁分泌情况。

(2)洗净双手,用湿毛巾擦净乳头,并协助母亲选择舒适的体位(如坐位或卧位)。婴儿的头与身体呈一直线;婴儿的鼻子对着乳头;母亲抱着婴儿贴近自己(托住婴儿的肩背部及臀部,而不只是托着头或后脑勺)。

(3)手托乳房:C 字形托起乳房,托乳房的手不要太靠近乳头处,用拇指轻压乳房上部,易于婴儿含接;母亲用乳头碰婴儿的嘴唇,刺激觅食反射,诱使婴儿张大嘴,将乳头塞入婴儿嘴里,使其含住乳头及大部分的乳晕,进行有节奏的吸吮和吞咽。

(4)评估婴儿是否喂饱:婴儿吸吮的节奏变慢,嘴巴放松,吐出乳头,身体放松,肢体伸展,饥饿征兆消失,状态满足有睡意,提示婴儿已经吃饱。

(5)哺乳完毕,用示指轻压婴儿下颏,挤出少许乳汁涂在乳头和乳晕上,防止乳头干裂。哺乳完一侧乳房后,再换另一侧。

(6)哺乳结束后,将婴儿抱起轻拍背部 1~2 分钟,直至婴儿打奶嗝。

8. 挤奶方法　洗干净双手后,舒适体位,坐或站均可,喝些热的饮料(牛奶或汤类,忌喝咖啡和浓茶),用热毛巾敷一侧乳房 3~5 分钟后,一手置于乳房下托起乳房,另一手以小鱼肌按顺时针方向螺旋式按摩乳房,将容器靠近乳房,将拇指及示指放在乳晕上方距乳头根部 2cm 处,两指相对,其他手指托住乳房。用拇指及示指向胸壁方向轻轻下压,在乳晕下方的乳窦上下压,不可压得太深,反复一压一放,然后各个方向按照相同方法按压乳晕,确保乳房内的每个乳窦的乳汁都被挤出,但不要挤压乳头,挤压乳头不会出奶。一侧乳房至少挤压3~5分钟,待乳汁少了,就可挤压另一侧乳房,如此反复数次。持续时间应以20~30分钟为宜。

9. 进行产后康复指导。

10. 填写记录单,整理用物,告知注意事项。

（三）操作评分标准

项目		技术要求	分值	得分
操作前准备 20分	环境准备	1. 室内安静、整洁,光线充足	1	
		2. 温度、湿度适宜,酌情关闭门窗或屏风遮挡	1	
	用物准备	1. 乳房模型、新生儿模型,仿真病房,床单位,哺乳枕,处置车	2	
		2. 洗手液,面盆,毛巾,热水,广口容器和吸奶器	3	
	护士准备	1. 素质要求:衣帽整洁、态度和蔼、语言流畅、面带微笑	1	
		2. 核对床号、姓名及一般资料,整理病案、记录单,了解产妇分娩方式及过程	2	
		3. 评估患者:①一般情况:T、P、R、BP、饮食、休息、排泄、活动;②产科情况:了解分娩过程及新生儿早吸吮情况,评估双侧乳房形状、充盈度、乳头情况	2	
		4. 向产妇解释母乳喂养的目的及配合方法	2	
		5. 洗手、戴口罩	1	
	新生儿准备	给新生儿更换尿片、臀部护理	5	
操作步骤 60分	评估乳房	1. 将产妇的床头摇高,协助产妇解开上衣纽扣,露出乳房	1	
		2. 视诊双侧乳房,再触诊	1	
		3. 清洁毛巾后,再反复擦洗乳头数次	1	
		4. 评估乳房有无乳胀,观察乳房有无炎症	2	
	清洁乳房	1. 一手支托乳房,另一手用温水湿毛巾由乳头开始,由中央向外擦洗整个乳房	2	
		2. 清洁毛巾后,反复擦洗乳头数次	2	
		3. 用植物油去除乳头痂皮	2	
	按摩乳房	1. 双手拇指与四指分开,水平按摩乳房5次	2	
		2. 双手拇指与四指分开成45°按摩乳房5次	2	
		3. 沿乳房周围,螺旋按摩乳房,左右各5次	3	
		4. 由乳房基底沿乳腺管呈螺旋状上行推压到乳晕,再直行到乳头	1	
	母乳喂养指导	1. 向产妇解释,观察乳汁分泌情况	2	
		2. 洗净双手,用湿毛巾擦净乳头,协助母亲选择舒适的体位	2	

项目		技术要求	分值	得分
操作 步骤 60分	母乳喂养 指导	3. 婴儿的头与身体呈一直线	2	
		4. 婴儿的鼻子对着乳头	2	
		5. 母亲抱着婴儿贴近自己	2	
		6. 手托乳房:C字形托起乳房,用拇指轻压乳房上部	2	
		7. 母亲用乳头碰婴儿的嘴唇,将乳头塞入婴儿嘴里	2	
		8. 评估婴儿是否喂饱	2	
		9. 哺乳完一侧乳房后,再换另一侧	2	
		10. 哺乳结束后,将婴儿抱起轻拍背部	2	
	挤奶方法	1. 解释挤奶的目的	1	
		2. 洗干净双手,协助产妇取舒适体位,喝些热的饮料(口述)	1	
		3. 用热毛巾敷一侧乳房3~5分钟	1	
		4. 一手置于乳房下托起乳房,另一手以小鱼肌按顺时针方向 螺旋式按摩乳房	3	
		5. 将容器靠近乳房,将拇指及示指放在乳晕上方距乳头根部 2cm处,两指相对,其他手指托住乳房	2	
		6. 拇指及示指向胸壁方向轻轻下压、挤、松,反复一压一放, 手指固定不滑动(口述:不要挤压乳头,也不可压得太深, 否则会引起乳腺管阻塞)	6	
		7. 依各个方向按照同样方法挤压乳晕(口述:使乳房内每个 乳窦乳汁都被挤出)	3	
		8. 一侧乳房至少挤压3~5分钟,待乳汁少了,就可挤压另一侧 乳房,如此反复数次(口述:持续时间应以20~30分钟为宜)	3	
操作后 处理	10分	1. 整理用物	3	
		2. 洗手,摘口罩	3	
		3. 告知注意事项	4	
提问	10分	母乳喂养的指导有哪些?	10	
总分			100	
整体评价 (A、B、C、D为 评价系数)		A. 沟通流畅、操作规范、产妇舒适	A. 1.0~0.8	
		B. 沟通欠流畅或操作欠规范、产妇欠舒适	B. 0.8~0.6	
		C. 沟通不流畅、操作欠规范、产妇欠舒适	C. 0.6~0.4	
		D. 无沟通、操作不规范、产妇不舒适	D. 0.4以下	

(四)注意事项

1. 动作轻柔,操作过程中注意观察产妇及新生儿,判断产妇母乳喂养是否有效,仔细询问产妇前次哺乳的量和时间。

2. 清洁乳房时用温水清洁,禁用肥皂或酒精。

3. 在指导产妇喂养婴儿时,母亲与婴儿需保持目光的交流,可以用授乳枕使产妇哺乳时更舒适。

【护考训练】

A₁/A₂型题

1. 每24小时喂哺次数应**不少于**
   A. 10~16次 　　　　B. 6~8次 　　　　C. 8~12次
   D. 6~10次 　　　　E. 2~4次

2. "早开奶"是指在新生儿出生后多长时间内开始母乳喂养
   A. 半小时 　　　　B. 1小时 　　　　C. 2小时
   D. 3小时 　　　　E. 15分钟

3. 下列哪种药物为哺乳禁忌
   A. 甲硝唑 　　　　B. 地塞米松 　　　　C. 抗肿瘤药
   D. 克林霉素 　　　　E. 利尿剂

4. 人工喂养容易导致
   A. 维生素A缺乏 　　　　B. 维生素C缺乏 　　　　C. 维生素D缺乏
   D. 维生素B₁₂缺乏 　　　　E. 维生素K缺乏

5. 影响乳母乳汁量,乳母方面常见因素哪项**除外**
   A. 营养状况 　　　　B. 精神状态 　　　　C. 信心不足
   D. 乳房大小 　　　　E. 睡眠不足

6. 静脉输液甲硝唑时需停药多久后才能进行母乳喂哺
   A. 1小时 　　　　B. 2小时 　　　　C. 3小时
   D. 4小时 　　　　E. 5小时

7. 每次哺乳前,产妇清洁乳房应
   A. 用湿毛巾擦净乳房 　　　　B. 用肥皂水清洗乳房 　　　　C. 用酒精消毒乳房
   D. 用碘伏消毒乳房 　　　　E. 用专用消毒剂消毒乳房

8. 母乳喂养时,避免母亲乳头皲裂最主要的措施是
   A. 喂哺前消毒乳头 　　　　　　B. 喂哺后消毒乳头
   C. 让新生儿早吸吮多吸吮母乳 　　　　D. 沐浴时用精油涂抹
   E. 保持新生儿正确吸吮母乳的姿势

9. 预防产后乳房胀痛,**不正确**的措施是
   A. 分娩后马上吸吮 　　　　B. 按需哺乳 　　　　C. 坚持按时喂哺
   D. 做到充分有效的吸吮 　　　　E. 确保正确的含接姿势

（汪　薇）

【参考答案】

1. B　　2. A　　3. C　　4. A　　5. D　　6. B　　7. A　　8. E　　9. C

第十章　异常胎儿及新生儿的护理

【学习精要】

本章考点

1. 胎儿窘迫病因、急性胎儿窘迫的临床表现、治疗原则及护理要点。

2. 新生儿窒息的定义、病因、临床表现、治疗原则、ABCDE复苏步骤及方法、护理要点。

3. 新生儿头颅血肿与头皮水肿的鉴别、头颅血肿的处理。

重点与难点解析：

一、胎儿窘迫

1. 病因

（1）母体因素：妊娠合并心肺疾病、慢性高血压、慢性肾炎、糖尿病、妊娠期高血压疾病、重度贫血、产前出血性疾病及创伤、急产、产力异常、胎膜早破、宫缩不协调、宫缩剂应用不当、麻醉药及镇静剂使用过量等。

（2）胎儿因素：胎儿心血管系统功能障碍（如严重的先天性心血管病）、母儿血型不合、胎儿宫内感染等。

（3）脐带、胎盘因素：脐带缠绕、打结、过短、扭转等，胎盘功能低下、过期妊娠、胎盘发育障碍等。

2. 急性胎儿窘迫临床表现

（1）胎心率异常，初期胎心率>160次/分，严重缺氧时，胎儿电子监护可出现胎心基线下降到<110次/分，基线变异≤5次/分，伴频繁晚期减速或重度变异减速。

（2）胎动变化。

（3）羊水胎粪污染。

（4）酸中毒：胎儿头皮血气分析 pH<7.20（正常值7.25~7.35），PO_2<10mmHg（正常值15~30mmHg），PCO_2>60mmHg（正常值35~55mmHg）。

（5）羊水胎粪污染，伴胎心监护异常。

3. 急性胎儿窘迫的治疗原则　嘱产妇左侧卧位，给予吸氧，停用缩宫素。监测并纠正水电酸碱平衡紊乱；连续胎心监护，行阴道检查。临产后，胎儿窘迫经处理无效，应尽快结束分娩。

4. 急性胎儿窘迫的护理要点

（1）应严密监测胎心率，协助医生积极处理诱发因素。

（2）治疗配合：嘱产妇取左侧卧位，予面罩吸100%纯氧，遵医嘱给药：维生素C 2g 加入葡萄糖注射液中静脉滴注,以提高胎儿对缺氧的耐受力。

(3)协助医生结束分娩,并做好新生儿窒息的抢救准备。

二、新生儿窒息

1. 定义　是指胎儿娩出后 1 分钟,仅有心跳而无呼吸或未建立规律呼吸的缺氧状态。

2. 病因　胎儿窘迫在出生前未得到纠正、呼吸中枢受到抑制或损害、呼吸道阻塞、先天发育异常。

3. 临床表现　出生后 1 分钟根据 Apgar 评分标准对新生儿测评,4~7 分为轻度窒息,0~3 分重度窒息,二者可互相转化(表 10-1)。

表 10-1　轻度窒息和重度窒息的临床表现

	轻度(青紫)窒息	重度(苍白)窒息
Apgar 评分	4~7 分	0~3 分
呼吸	浅表或不规则	无或仅有喘息样呼吸
心率	心跳规则,强而有力,心率慢,80~120 次/分	心跳不规则,心率<80 次/分且弱
喉反射	存在	消失
肌张力	好	松弛
皮肤颜色	面部和全身皮肤青紫色	皮肤苍白,口唇青紫
对刺激的反应	有	无

4. 治疗原则　复苏方案为 A、B、C、D、E 方案。

(1)最初评估:新生儿出生后复苏人员立即评估以下 4 项指标:①是否足月;②羊水是否清亮;③肌张力是否正常;④是否有呼吸或哭声。

(2)初步复苏:①保暖;②摆放体位;③清理呼吸道;④擦干全身;⑤给予刺激。以上步骤应在 30 秒之内完成。

(3)气管插管:气管插管的指征有:羊水胎粪污染且新生儿无活力时需气管插管吸引胎粪;气囊面罩正压通气无效或要延长时;需胸外按压时;经气管注入药物时;特殊情况:极度早产儿,给予肺泡表面活性物质或疑有膈疝。整个操作要求在 20 秒内完成。

(4)气囊面罩正压人工呼吸:如新生儿仍呼吸暂停或喘息;心率<100 次/分;或持续性中心性青紫,应立即进行正压通气。足月儿可以用空气开始复苏,早产儿开始给 30%~40% 的氧,如果有效通气 90 秒,心率不增加或氧饱和度增加达不到标准值,应当考虑氧浓度提高到 100%。

(5)胸外心脏按压:如无心率或经 30 秒有效的正压通气后心率持续<60 次/分,应同时进行胸外心脏按压。按压胸骨体下 1/3 处,胸外按压和人工呼吸的比例应为 3:1,按压有效者可触到动脉搏动。

(6)药物治疗:①肾上腺素:经 30 秒有效的正压人工呼吸和胸外心脏按压后,心率<60 次/分,遵医嘱用浓度 1:10 000 的肾上腺素 0.1~0.3ml/kg 经脐静脉导管内注入或气管导管内注入。②扩容剂:给药 30 秒后,如心率<100 次/分,并有血容量不足表现时,给予生理盐水,剂量为每次 10ml/kg,于 10 分钟以上静脉缓慢输注。大量失血需输入与新生儿交叉配

血阴性的同型血。③碳酸氢钠:在复苏过程中一般不鼓励使用碳酸氢钠。

5. 护理要点　①备好新生儿复苏的用物;②病情观察:严密观察新生儿的皮肤颜色、呼吸、心率、喉反射、肌张力;③治疗配合:根据需要随时进行 Apgar 评分。配合医生进行新生儿复苏:按照 A→B→C→D 步骤,遵循评估→决策→实施程序,循环往复,直至复苏完成;④复苏后的护理:初步复苏成功后,注意保暖,保持安静,延迟哺乳和沐浴,保持呼吸道通畅。

三、新生儿产伤

1. 头颅血肿与头皮水肿鉴别见表 10-2。

表 10-2　头颅血肿与头皮水肿鉴别

项目	头颅血肿	头皮水肿(产瘤)
部位	骨膜下	胎先露部皮下组织
范围	不超过骨缝	可超过骨缝
局部特点	有波动感	凹陷性水肿
出现时间	产后 2~3 日	娩出时即有
消失时间	出生后 2~3 个月	出生后 2~3 日

2. 头颅血肿的处理　保持患儿静卧,防止揉擦,切勿抽吸血肿内血液。血肿大发展快者给予冷敷及加压包扎,给予维生素 K_1 注射,必要时给予抗生素预防感染。黄疸较重时需退黄治疗。

【必会技巧】

初 步 复 苏

(一) 操作准备

1. 人员准备

(1)每次分娩时有 1 名熟练掌握新生儿复苏技术的医务人员在场,其职责是照料新生儿。

(2)复苏 1 名严重窒息儿需要儿科医师和助产士(师)各 1 人。

(3)多胎分娩的每名新生儿都应由专人负责。

(4)复苏小组每个成员需有明确的分工,均应具备熟练的复苏技能。

2. 物质准备　新生儿复苏要求设备和药品齐全,单独存放,功能良好。详述如下:①准备新生儿保暖设备,远红外辐射保温台、打开辐射台电源;②准备氧气源、吸氧设备;③复苏器械和用品包括:各种型号的一次性吸引管、吸球、负压吸引器、胎粪吸引管、吸氧设备、脐静脉导管、8 号胃管、注射器(1、5、10、20、50ml)、婴儿复苏气囊、面罩、新生儿喉镜及镜片、各种型号的气管导管、金属芯、手套、剪刀、止血钳、粗丝线、听诊器。脉搏氧饱和度仪、空氧混合仪、T-组合复苏器;④药物:1∶1000 的肾上腺素、生理盐水等。

(二) 操作步骤

1. 最初评价　新生儿出生后复苏人员立即评估以下 4 项指标:①是否足月;②羊水是否清亮;③肌张力是否正常;④是否有呼吸或哭声。如有 1 项不正常,立即进行初步复苏。

2. **保暖** 抢救前应开启远红外辐射抢救台,使辐射台的温度保持在 30~32℃,新生儿娩出后立即置于远红外辐射抢救台上,擦干体表的羊水及血迹,减少散热,维持新生儿肛温 36.5~37℃,有利于新生儿复苏。

3. **摆放体位** 置新生儿颈轻度仰伸呈鼻吸气位,使咽后壁、喉和气管成一直线。颈部伸展过度或不足,都会阻碍气体进入。为使新生儿保持正确体位,可在其肩胛下垫一折叠的毛巾。

4. **清理呼吸道** 是新生儿窒息抢救的首要措施。新生儿娩出后立即用吸球或吸管吸净口、咽及鼻腔的黏液与羊水,吸引的顺序是先口咽后鼻腔,动作轻柔以免损伤咽部黏膜。

5. **擦干** 用温热毛巾迅速擦干新生儿身上的羊水、血迹。

6. **给予刺激** 用手拍打或手指轻弹患儿的足底或摩擦背部 2 次以诱发自主呼吸。

7. 重新摆正头部,为鼻吸气位。

8. **重新评价** 评价指标:心率、呼吸、血氧饱和度。如心率>100 次/分,哭声响亮或呼吸好,血氧饱和度>95%,复苏成功。

（三）操作评分标准

项目		技术要求	分值	得分
操作前准备 20分	环境准备	室内安静、整洁,光线充足,温度、湿度适宜	2	
	用物准备	远红外辐射保温台、氧气源、吸氧设备;各种型号的一次性吸引管、吸球、负压吸引器、吸引管、吸氧设备、脐静脉导管、8 号胃管、注射器(1、5、10、20、50ml)、婴儿复苏气囊、面罩、新生儿喉镜及镜片、各种型号的气管导管、金属芯、手套、剪刀、止血钳、粗丝线、听诊器、脉搏氧饱和度仪、空氧混合仪、T-组合复苏器。药物:1∶1000 肾上腺素、生理盐水等	5	
	护士准备	1. 素质要求:衣帽整洁、态度和蔼、语言流畅、面带微笑	1	
		2. 洗手、戴口罩	1	
		3. 最初评价:①是否足月;②羊水是否清亮;③肌张力是否正常;④是否有呼吸或哭声	6	
	患儿准备	新生儿娩出后立即置于远红外辐射抢救台上	5	
操作步骤 60分	开机	抢救前应开启远红外辐射抢救台,使辐射台的温度保持在30~32℃	5	
	保暖	1. 新生儿娩出后立即置于远红外辐射抢救台上	2	
		2. 擦干体表的羊水及血迹,减少散热,维持新生儿肛温36.5~37℃,有利于新生儿复苏	3	
	摆放体位	1. 置新生儿颈轻度仰伸呈鼻吸气位,使咽后壁、喉和气管成一直线	8	
		2. 为使新生儿保持正确体位,可在其肩胛下垫一折叠的毛巾	2	

续表

项目		技术要求	分值	得分
操作步骤 60分	清理呼吸道	1. 娩出后立即用吸球或吸管吸净口、咽及鼻腔的黏液与羊水	15	
		2. 吸引的顺序是先口咽后鼻腔,动作轻柔以免损伤咽部黏膜	5	
	擦干	用温热毛巾迅速擦干新生儿身上的羊水、血迹	5	
	给予刺激	用手拍打或手指轻弹患儿的足底或摩擦背部2次以诱发自主呼吸	10	
	摆放体位	重新摆正头部,为鼻吸气位	5	
操作后处理	10分	重新评价:如心率>100次/分,哭声响亮或呼吸好,血氧饱和度>95%,复苏成功	10	
总分			100	
整体评价 (A、B、C、D 为评价系数)		A. 操作规范、复苏成功	A. 1.0~0.8	
		B. 操作不规范、复苏成功	B. 0.8~0.6	
		C. 操作不规范、复苏不成功	C. 0.6~0.4	
		D. 操作错误、复苏不成功	D. 0.4 以下	

（四）注意事项

1. 复苏前准备工作要充分。

2. 所有无法成功复苏的原因几乎都是通气问题。

3. 初步复苏应在 30 秒之内完成。

【护考训练】

A₁/A₂ 型题

1. 胎膜早破指

    A. 胎膜在第一产程破裂　　　　　　　B. 胎膜在临产前破裂

    C. 胎膜在宫缩开始破裂　　　　　　　D. 胎膜在第二产程破裂

    E. 胎膜在胎儿娩出中破裂

2. 胎膜早破预防性使用抗生素的指征是

    A. 破膜 2 小时以上　　　　B. 破膜 5 小时以上　　　　C. 破膜 8 小时以上

    D. 破膜 12 小时以上　　　　E. 破膜 24 小时以上

3. 有关胎膜早破的护理**错误**的是

    A. 抬高床尾　　　　　　　　　　　　B. 保持外阴清洁

    C. 给予抗生素预防感染　　　　　　　D. 绝对卧床休息

    E. 灌肠促进宫缩

4. 急性胎儿窘迫出现最早的表现是

    A. 羊水胎粪污染　　　　　　B. 胎动改变　　　　　　C. 胎心变快

    D. 羊水 pH 改变　　　　　　E. 胎心变慢

5. 最方便而又较准确的测定胎儿安危的方法是

　　A. 胎动计数　　　　　　　B. 定时听胎心　　　　　　C. 超声检查

　　D. 胎儿头皮血 pH 值测定　　E. 羊膜镜检查

6. 35 岁初产妇,胎膜已破 2 日,临产 10 小时,胎动明显减少 2 日。住院后查体:体温 39℃,脉搏 120 次/分,血压 90/60mmHg,枕左前位,S^{+2},胎心 100 次/分。胎心监测频繁出现晚期减速。宫体压痛,宫口开大 3cm。血象:白细胞 $18×10^9/L$,中性粒细胞 0.95,淋巴细胞 0.05。下列哪项处理原则是**错误**的

　　A. 吸氧　　　　　　　　　　B. 静脉滴注广谱抗生素

　　C. 静注缩宫素促进产程进展　　D. 行剖宫产术

　　E. 10%葡萄糖液内加维生素 C 静滴

7. 某孕妇,23 岁,G_1P_0,孕 38 周因胎膜早破入院,检查:头先露,未入盆,其余正常。**错误**的护理措施是

　　A. 绝对卧床休息,禁灌肠　　　B. 休息时取半卧位

　　C. 严密观察胎心音　　　　　　D. 严密观察羊水的性状

　　E. 指导孕妇自测胎动

8. 某初产妇新来院,孕 40 周,胎心 140 次/分,宫口开大 2cm,胎膜已破,下列哪项护理工作**不应该做**

　　A. 介绍住院环境,讲解疾病知识　　B. 测量生命体征

　　C. 收住院待产　　　　　　　　　　D. 灌肠

　　E. 平卧位,抬高臀部

9. 新生儿出生后 1 分钟,全身皮肤苍白、口唇青紫,心率<90 次/分,哭声微弱,肌张力松弛,喉反射消失。该新生儿判断为

　　A. 轻度窒息　　　　　　　B. 缺氧　　　　　　　　　C. 重度窒息

　　D. 呼吸衰竭　　　　　　　E. 死亡

10. 某孕妇,孕 40 周临产,因第二产程延长行产钳术结束分娩。新生儿出生后 1 分钟 Apgar 评分 3 分,经复苏后继续监护。对该新生儿复苏后的护理措施,错误的是

　　A. 取侧卧位　　　　　　　B. 继续给氧　　　　　　　C. 及时哺乳

　　D. 静脉输液　　　　　　　E. 重点观察呼吸、心率、面色

11. 新生儿窒息的护理措施中,首先执行的是

　　A. 氧气吸入　　　　　　　B. 人工呼吸　　　　　　　C. 保持呼吸道通畅

　　D. 心内注射肾上腺素　　　E. 脐静脉注射 5%碳酸氢钠

12. 新生儿窒息初步评估**不包括**以下哪点

　　A. 足月吗　　　　　　　　B. 羊水清吗　　　　　　　C. 肤色红润吗

　　D. 肌张力好吗　　　　　　E. 有呼吸或哭声好吗

13. 新生儿复苏成功的关键是

　　A. 使气道通畅　　　　　　B. 给氧　　　　　　　　　C. 维持有效的循环

　　D. 使用肾上腺素　　　　　E. 胸外按压

14. 关于新生儿头颅血肿的护理措施正确的是

　　A. 穿刺抽血　　　　　　　B. 热敷　　　　　　　　　C. 揉挤血肿

　　D. 切开引流　　　　　　　E. 静卧,密切观察

15. 下列哪项**不是**新生儿头颅血肿的特点

  A. 产后 2~3 天出现　　　　　B. 局部有波动感　　　　C. 血肿不超越颅缝

  D. 娩出时即存在　　　　　　E. 出血部位在颅骨骨膜下

16. 新生儿窒息复苏后护理,下列哪项**错误**

  A. 保暖、静卧　　　　　　　　　　　B. 严密观察

  C. 预防感染和颅内出血　　　　　　D. 早期哺乳

  E. 保持呼吸道通畅、继续给氧

A₃/A₄ 型题

(17~20 题共用题干)

某孕妇,宫内妊娠 36 周,诊断妊娠期高血压疾病,伴慢性胎儿窘迫入院。胎方位 LOA。自诉担心治疗会影响胎儿发育。

17. 护士向孕妇强调最佳的卧位是

  A. 平卧位　　　　　　　　　B. 左侧卧位　　　　　　　C. 右侧卧位

  D. 坐位　　　　　　　　　　E. 仰卧屈膝位

18. 此时该孕妇首要护理问题可能是

  A. 焦虑　与担心胎儿的安危有关

  B. 睡眠形态紊乱　与不熟悉病区环境有关

  C. 自理能力缺陷　与要求取最佳的卧位有关

  D. 营养失调:低于机体需要量　与孕妇食欲差有关

  E. 有感染的危险　与可能发生胎膜早破有关

19. 教会其自我监护胎儿的方法是

  A. 分析胎儿监护图形　　　　B. 家属听胎心　　　　　　C. 胎动计数

  D. 观察尿量　　　　　　　　E. 记录出入量

20. 经治疗一周,病情无改善,剖宫产终止妊娠。新生儿出生时,皮肤青紫、心率 110 次/分、呼吸浅而不规则、四肢屈曲、吸痰时稍有反应。该新生儿出生后 1 分钟 Apgar 评分为

  A. 3 分　　　　　　　　　　B. 4 分　　　　　　　　　C. 5 分

  D. 6 分　　　　　　　　　　E. 7 分

(熊立新)

【参考答案】

1. B　　2. D　　3. E　　4. C　　5. A　　6. C　　7. B　　8. D　　9. C　　10. C

11. C　　12. C　　13. A　　14. E　　15. D　　16. D　　17. B　　18. A　　19. C　　20. D

第十一章　正常产褥期妇女的护理

【学习精要】

本章考点

1. 产褥期定义、产褥期产妇子宫、乳房、血液循环系统、内分泌系统的生理变化。

2. 产褥期子宫复旧情况、恶露种类及持续时间和观察、会阴变化、排尿情况。

3. 产后 2 小时观察内容、子宫复旧及恶露、会阴护理。

重点与难点解析:

一、产褥期的临床表现

1. 产褥期定义　从胎盘娩出至产妇全身各器官(除乳房外)恢复或接近正常未孕状态所需的一段时期,称产褥期,一般为 6 周。

2. 产褥期子宫生理变化　产后第一天子宫平脐,产后 10 天,子宫降至骨盆腔内,腹部检查测不到子宫底;子宫内膜产后 3 周基本完成修复,胎盘附着处子宫内膜修复需 6 周;产后 4 周时子宫颈完全恢复正常状态,子宫颈外口呈横裂型;阴道及外阴轻度水肿,产后 2~3 天后自行消退。

3. 乳房变化　产后 7 日内分泌的乳汁称为初乳。初乳中含蛋白质及矿物质较成熟乳多,还含有多种抗体,尤其是分泌型 IgA(SIgA)。

4. 血液循环系统　循环血量于产后 2~3 周恢复至未孕状态,产后 72 小时内,产妇循环血量增加 15%~25%,心脏负荷加重,如有妊娠合并心脏病的产妇,产后应注意预防心衰的发生。

5. 内分泌系统　不哺乳产妇一般于产后 6~10 日恢复月经,哺乳产妇平均产后 4~6 个月恢复排卵,哺乳妇女在月经恢复前也有受孕的可能。

二、正常产褥期妇女的护理

1. 子宫复旧　胎盘娩出后,子宫圆而硬,宫底在脐下一指。产后第 1 日宫底稍上升至平脐,以后每日下降 1~2cm,产后 10 日子宫降入骨盆腔,此时腹部检查于耻骨联合上方扪不到宫底。

2. 恶露　产后从阴道内排出的液体称恶露。

(1)种类:血性恶露:持续 3~4 天。浆液性恶露:持续 10 天。白色恶露:持续 3 天干净。

(2)观察:每日应观察恶露的量、颜色及气味。产后 1~2 日可有小血块,若恶露量多且持续时间长时,考虑为子宫收缩不良,应检查是否有尿潴留或胎膜残留;若有应及时排空膀胱或清除残留。若表现为恶露增多,血性恶露持续时间延长并有臭味且腹部有压痛时,考虑有宫内感染。

3. 会阴变化　阴道分娩者产后会阴轻度水肿,2~3 日后消退,若会阴部有切口或撕裂缝合,应观察切口情况,如有疼痛加重、局部红肿、硬结及分泌物应考虑会阴伤口感染。

4. 排尿　产后 4~6 小时内应排尿。

三、产褥期护理

1. 产后 2 小时观察　应在产房严密观察生命体征、子宫收缩情况及阴道流血量,并注意宫底高度及膀胱是否充盈等。

2. 观察子宫复旧及恶露　产后认真评估子宫复旧和恶露性状。如发现异常,应及时排空膀胱、按摩腹部(子宫部位)、按医嘱给予宫缩剂。如恶露有异味,常提示有感染的可能,配合做好血及分泌物培养标本的收集及遵医嘱使用抗生素。产后当天禁用热水袋外敷腹部止痛,以避免子宫肌肉松弛造成出血过多。

3. 会阴护理

(1)会阴及会阴伤口的冲洗:用 0.05%聚维酮碘液或 0.2%苯扎溴铵(新洁尔灭)擦洗或冲洗外阴,每日 2~3 次。擦洗的原则为从上到下、由内向外,会阴切口单独擦洗,擦过肛门的棉球和一次性镊子应弃用。勤换会阴垫,大便后用水清洗,保持会阴部清洁。

(2)会阴伤口的观察:会阴部有缝线者,应每日观察伤口有无渗血、血肿、水肿、红肿、硬结及分泌物,嘱产妇向会阴伤口对侧侧卧。

(3)会阴伤口异常的护理:①水肿者用 50%硫酸镁湿热敷,产后 24 小时可用红外线照射外阴。②小的血肿 24 小时后可湿热敷或远红外线灯照射,大的血肿需配合医师切开处理。③有硬结者则用大黄、芒硝外敷或用 95%乙醇湿热敷。④会阴切口疼痛剧烈或有肛门坠胀感者应及时报告医师,以排除阴道壁及会阴部血肿。⑤伤口感染者应提前拆线引流,定时换药。

【必会技巧】

产后子宫复旧观察

(一)操作准备

模型及设备:产后仿真人模型,模拟病房、床单位。

(二)操作步骤

1. 调节室温至 24~26℃,室内清洁,安静,屏风遮挡。助产士修剪指甲,洗手后,嘱咐产妇排尿。

2. 核对姓名、床号及一般资料,整理病案、记录单、了解产妇分娩方式及过程。评估一般情况以及产科情况。

3. 与产妇及家属谈话,解释观察子宫复旧的目的、方法,取得积极配合。

4. 协助产妇平躺(让产妇放松腹部肌肉),一手放在产妇耻骨联合上方,另一手放在子宫底部,环形按摩,用手指宽度测量子宫底。

5. 以脐部为指标,以一横指为测量单位,分别用脐上、平脐、脐下来表示。产后子宫每日下降情况:胎盘娩出后,子宫底的位置位于脐下一横指,产后 12 小时宫底上升平脐或稍高的水平。产后宫底每日下降一横指或 1~2cm,10 日后应摸不到宫底。

6. 观察恶露　一手环形按摩子宫底并轻轻下推,观察恶露的量、性质、气味、颜色。如果 15 分钟便完全浸湿 1 块卫生巾,或者 1 小时内超过 1 块以上的卫生巾完全湿透,则属于产后出血的现象。如果恶露有异味,提示有感染的可能。

7. 撤去整理用物,告知注意事项。

（三）操作评分标准

项目		技术要求	分值	得分
操作前准备 20 分	环境准备	调节室温至 24~26℃,室内安静、整洁,光线充足,关闭门窗或屏风遮挡	5	
	用物	产后仿真人模型、模拟病房、床单位	2	
	护士准备	1. 素质要求:衣帽整洁、态度和蔼、语言流畅、面带微笑	1	
		2. 核对床号、姓名及一般资料,整理病案、记录单、了解产妇分娩方式及过程	2	
		3. 评估患者:①一般情况:T、P、R、BP、饮食、休息、排泄、活动;②产科情况:了解分娩过程,有无宫颈裂伤、会阴裂伤、阴道流血等情况	3	
		4. 向患者解释产后观察子宫复旧目的,以取得积极配合	3	
		5. 洗手、戴口罩	1	
	患者准备	排空膀胱,适当遮挡,仰卧于检查床上	5	
操作步骤	60 分	1. 操作者站在产妇的右侧	2	
		2. 协助产妇平躺(让产妇放松腹部肌肉),一手放在产妇耻骨联合上方,另一手放在子宫底部,环形按摩	8	
		3. 用手指宽度测量子宫底。以脐部为指标,以一横指为测量单位,分别用脐上、平脐、脐下来表示	8	
		4. 产后子宫每日下降情况:胎盘娩出后,子宫底的位置位于脐下一横指,产后 12 小时宫底上升平脐或稍高的水平。产后宫底每日下降一横指或 1~2cm,10 日后应摸不到宫底	10	
		5. 一手环形按摩子宫底并轻轻下推,观察恶露的量、性质、气味、颜色	8	
		6. 如果 15 分钟便完全浸湿 1 块卫生巾,或者 1 小时内超过 1 块以上的卫生巾完全湿透,则属于产后出血的现象	8	
		7. 产后 3~4 日内恶露量多、红色、血腥味,如果恶露有异味,提示有感染的可能	8	
		8. 将用过的卫生巾丢弃,并且给予更换。并将观察情况记录,如有以上异常情况,及时告知医生	8	

续表

项目		技术要求	分值	得分
操作后处理	10分	1. 整理用物	3	
		2. 洗手,摘口罩	3	
		3. 告知注意事项	4	
提问	10分	产后产妇观察内容有哪些? 如何观察?	10	
总分			100	
整体评价 (A、B、C、D 为 评价系数)		A. 沟通流畅、操作规范、患者舒适 B. 沟通欠流畅或操作欠规范、患者欠舒适 C. 沟通不流畅、操作欠规范、患者欠舒适 D. 无沟通、操作不规范、患者不舒适	A. 1.0~0.8 B. 0.8~0.6 C. 0.6~0.4 D. 0.4 以下	

（四）注意事项

1. 动作轻柔,操作过程中注意为患者遮挡和保暖。

2. 注意观察产妇的神态、面色。

3. 环形按摩子宫时,边操作边与产妇交流,减轻其紧张感,在用手按摩子宫时,可稍用力向前推压,在促进子宫收缩的同时,还可以促进恶露的排出。

【护考训练】

A₁/A₂ 型题

1. 我国采用围生期的规定是指
   A. 从妊娠满 28 周至产后 1 周　　　　B. 从妊娠满 28 周至产后 4 周
   C. 从妊娠满 20 周至产后 1 周　　　　D. 从妊娠满 20 周至产后 4 周
   E. 从胚胎形成至产后 1 周

2. 会阴擦洗常用的药液是
   A. 50%的硫酸镁或 90%的乙醇　　　　B. 1:5000 的高锰酸钾
   C. 1%的乳酸　　　　　　　　　　　　D. 0.02%的碘伏溶液
   E. 0.5%的碘伏溶液

3. 关于会阴擦洗,下列描述**不正确**的是
   A. 第一遍遵循自上而下,由外向内的原则
   B. 第二遍遵循以切口为中心,自上而下,由内向外的原则
   C. 会阴水肿者可用 50%的硫酸镁或 95%的乙醇湿热敷
   D. 留置导尿者注意将尿道口擦洗干净,必要时一个棉球可反复使用,直至干净为止
   E. 最后擦洗肛周及肛门

4. 产褥期一般约为
   A. 2 周　　　　　　　　　　B. 4 周　　　　　　　　　　C. 6 周
   D. 8 周　　　　　　　　　　E. 10 周

5. 产褥期妇女变化最大的器官是
   A. 阴道　　　　　　　　　　B. 外阴　　　　　　　　　　C. 子宫

D. 乳房　　　　　　　　　　　E. 卵巢

6. 产后第一天子宫底的位置是在

　　A. 脐上一指　　　　　　　B. 脐上两指　　　　　　　C. 平脐

　　D. 脐下一指　　　　　　　E. 脐下两指

7. 产后在腹部触不到宫底的时间为产后

　　A. 5 日　　　　　　　　　B. 6 日　　　　　　　　　C. 7 日

　　D. 8 日　　　　　　　　　E. 10 日

8. 产妇,30 岁,自然分娩一男婴,腹部检查:耻骨联合上方扪不到子宫底,此产妇大约在产后的

　　A. 第 1 天　　　　　　　　B. 第 2~3 天　　　　　　　C. 第 4~6 天

　　D. 第 8~9 天　　　　　　　E. 第 10~14 天

9. 产后胎盘附着处子宫内膜完全修复的时间为

　　A. 产后 4 周　　　　　　　B. 产后 6 周　　　　　　　C. 产后 8 周

　　D. 产后 10 周　　　　　　　E. 产后 12 周

10. 关于产褥期产妇内分泌系统变化的描述,**错误**的是

　　A. 不哺乳产妇一般于 6~10 周恢复月经

　　B. 哺乳产妇因泌乳素的分泌可抑制排卵

　　C. 哺乳产妇平均在产后 4~6 个月恢复排卵

　　D. 哺乳产妇在月经恢复前不会受孕

　　E. 哺乳产妇月经复潮延迟

11. 关于产褥期妇女生理变化的描述,**错误**的是

　　A. 胎盘附着处的子宫内膜修复需 3 周　　　B. 容易发生尿潴留

　　C. 产褥早期血液仍处于高凝状态　　　　　D. 产后 1 周尿量明显增加

　　E. 不哺乳产妇一般于 6~10 周恢复月经

12. 产后血性恶露一般持续

　　A. 11~12 天　　　　　　　B. 9~10 天　　　　　　　C. 7~9 天

　　D. 3~4 天　　　　　　　　E. 1~2 天

13. 产妇产后 4~6 小时应排尿的原因是

　　A. 利于伤口恢复　　　　　B. 利于产妇舒适　　　　　C. 利于产妇活动

　　D. 利于子宫收缩　　　　　E. 利于乳汁分泌

14. 可以进行产后锻炼的时间是

　　A. 产后第 1 天　　　　　　B. 产后第 2 天　　　　　　C. 产后第 3 天

　　D. 产后第 4 天　　　　　　E. 产后第 5 天

15. 初产妇,28 岁,顺产一健康女婴,产后一切正常。产后第 3 天准备出院,护士嘱咐第一次复诊应安排在产后

　　A. 1 周　　　　　　　　　B. 2 周　　　　　　　　　C. 4 周

　　D. 6 周　　　　　　　　　E. 10 周

16. 经产妇,产后第 1 天,诉下腹痛。查体低热,出汗,咽不充血,无恶心呕吐、腹泻,脐下二横指处触及一硬块上界,白细胞 $10×10^9$/L,中性粒细胞 0.75,最可能的诊断是

　　A. 产后子宫内膜炎　　　　B. 产后宫缩痛　　　　　　C. 子宫肌瘤红色变性

　　D. 子宫肌炎　　　　　　　　　E. 产后腹膜炎

17. 患者,女性,28 岁,初产妇,顺产,产后第 14 天,子宫复旧情况**不正常**的是

　　A. 耻骨联合上方可触及宫底　　　　　　B. 白色恶露

　　C. 宫颈内口关闭　　　　　　　　　　　D. 子宫颈外口呈"一"字形

　　E. 子宫内膜尚未充分修复

18. 经产妇,2 天前经阴道分娩一健康男婴。当产妇出现下列哪种情况时护士应及时通知医生

　　A. 体温达 37.5℃　　　　　B. 夜间睡眠时出汗多　　　C. 下腹部阵发性疼痛

　　D. 脉率为 109 次/分　　　　E. 排尿次数频繁

19. 某产妇,28 岁,顺产一女婴。产后第 2 天房间紧闭,护士为其开窗通风,护士为其解释通风的原因,**不正确**的是

　　A. 保持空气清新　　　　　B. 调节温、湿度　　　　　C. 提高氧含量

　　D. 抑制细菌生长　　　　　E. 使患者心情愉快

20. 产妇 30 岁,于 0∶30 顺利分娩一女婴,至次晨 7∶00 未排尿,主诉有尿意,**不妥**的是

　　A. 立即施行导尿术　　　　　　　　　B. 协助其坐起排尿

　　C. 用温水冲会阴　　　　　　　　　　D. 用手轻轻按摩下腹部

　　E. 让其听流水声

21. 产妇会阴伤口水肿严重者可用

　　A. 75%乙醇湿敷　　　　　　B. 85%乙醇湿敷　　　　　C. 冰袋冷敷

　　D. 50%硫酸镁湿热敷　　　　E. 热水袋热敷

22. 某产妇,分娩后 7 日,浆液性恶露,量少,发现侧切伤口局部有硬结,对于该伤口,正确的护理措施是

　　A. 每日观察恶露的性状　　　　　　　B. 每日观察宫缩情况

　　C. 分娩后 7~10 天给予温水坐浴　　　D. 勤换会阴垫

　　E. 硫酸镁湿热敷

23. 产妇,25 岁,自然分娩后 1 日,会阴水肿,准备行会阴热敷,选用的药液是

　　A. 75%酒精　　　　　　　B. 2%普鲁卡因　　　　　　C. 50%硫酸镁

　　D. 50%葡萄糖　　　　　　E. 0.02%碘伏

24. 某初产妇在会阴侧切下足月顺产,产后 2 天切口处水肿明显。下列对会阴部的护理措施中,最恰当的是

　　A. 提前拆线　　　　　　　B. 温水坐浴　　　　　　　C. 外用消炎药膏

　　D. 50%硫酸镁湿敷伤口　　E. 0.2%苯扎溴铵冲洗会阴

25. 初产妇,27 岁,孕足月分娩,会阴侧切娩出一女婴,产后第 2 天,会阴伤口有水肿,查伤口无分泌物,局部无压痛,此产妇会阴护理正确的是

　　A. 为防烫伤,会阴伤口不可使用烤灯　　B. 伤口 7 天拆线

　　C. 95%乙醇纱布湿敷会阴　　　　　　　D. 指导患者向会阴侧切方向卧位

　　E. 每隔 4 小时用苯扎氯铵棉球擦洗会阴 1 次

26. 患者女性,31 岁,阴道分娩后行热水坐浴,护士交代其坐浴的时间是

　　A. 5~10 分钟　　　　　　B. 10~15 分钟　　　　　　C. 15~20 分钟

　　D. 20~35 分钟　　　　　　E. 30~45 分钟

27. 产褥期妇女心理调适过程中,易出现压抑情绪,通常发生在
    A. 依赖期　　　　　　　B. 依赖－独立期　　　　　C. 独立期
    D. 抑郁期　　　　　　　E. 开朗期

28. 产后宫缩痛一般持续
    A. 1~2 天　　　　　　　B. 3~4 天　　　　　　　C. 5~6 天
    D. 7~10 天　　　　　　E. 10~12 天

29. 产后 4~6 小时应积极处理产妇出现的
    A. 便秘　　　　　　　　B. 恶露　　　　　　　　C. 褥汗
    D. 尿潴留　　　　　　　E. 疲乏

30. 产后可以恢复性生活的时间是
    A. 产后 4 周　　　　　　B. 产后 5 周　　　　　　C. 产后 6 周
    D. 产后 7 周　　　　　　E. 产后 8 周

31. 下述何项**不是**正常产褥的表现
    A. 产后 24 小时内,体温 37.5℃　　　B. 产后 14 天为血性恶露
    C. 脉搏略缓慢,每分钟 60~70 次　　　D. 产妇出汗较多
    E. 产妇感阵发性下腹痛

32. 下述何项与乳汁分泌量**无关**
    A. 产妇的营养　　　　　　　　　　　B. 婴儿的吮吸刺激
    C. 产后 HCG 下降的速度　　　　　　D. 产妇的情绪
    E. 乳房的发育情况

33. 产后子宫复旧不良的表现为
    A. 体温升高　　　　　　B. 下腹疼痛　　　　　　C. 食欲缺乏
    D. 红色恶露持续时间长　E. 恶露量多,有臭味

34. 产后会阴伤口拆线的时间在产后
    A. 3 天　　　　　　　　B. 3~5 天　　　　　　　C. 7 天
    D. 8 天　　　　　　　　E. 10 天

35. 产后擦洗外阴常用的溶液是
    A. 75% 酒精　　　　　　B. 0.1% 苯扎氯铵　　　　C. 碘酊
    D. 生理盐水　　　　　　E. 1∶5000 的高锰酸钾

36. 产后会阴伤口肿胀,最佳处理措施是
    A. 50% 硫酸镁湿热敷　　　　　　　　B. 0.1% 苯扎氯铵擦洗伤口
    C. 浓盐水坐浴　　　　　　　　　　　D. 1∶5000 高锰酸钾坐浴
    E. 用抗生素

37. 产后健康检查的时间在
    A. 产后 3 周　　　　　　B. 产后 4 周　　　　　　C. 产后 5 周
    D. 产后 6 周　　　　　　E. 产后 8 周

38. 有关产后哺乳下述何项**错误**
    A. 产后尽早哺乳,可促进乳汁分泌　　B. 乳腺有硬结者,应停止哺乳
    C. 按需哺乳　　　　　　　　　　　　D. 排空乳房有利于乳汁再分泌
    E. 乳头皲裂严重者应停止直接哺乳

39. 产后 3~4 天,体温 37.5℃,检查宫缩良好,恶露无臭味,会阴伤口无肿胀压痛,双侧乳房胀痛有硬结,本病例体温升高的原因是

    A. 产褥感染   B. 会阴伤口感染   C. 乳腺炎

    D. 乳汁淤积   E. 上呼吸道感染

40. 一会阴侧切患者,产后 5 天拆线,发现伤口感染,愈合不佳,用 1:5000 高锰酸钾溶液坐浴,应从何日开始为宜

    A. 拆线后当日开始   B. 产后 7~10 天   C. 拆线后 5 天

    D. 产后 2 周   E. 拆线后 1 周

41. 产后第二天,下腹阵痛,出汗较多,查体温 37.6℃,脐下 3 指处可触及一硬块,白细胞为 $12×10^9$/L,中性 0.78,可能的诊断是

    A. 产后子宫内膜炎   B. 产后尿潴留   C. 产后宫缩痛

    D. 子宫复旧不良   E. 胎盘胎膜残留

(汪 薇)

【参考答案】

1. A	2. E	3. D	4. C	5. C	6. C	7. E	8. E	9. B	10. D
11. A	12. D	13. D	14. B	15. A	16. B	17. A	18. D	19. B	20. A
21. D	22. E	23. C	24. D	25. C	26. C	27. B	28. A	29. D	30. C
31. B	32. C	33. D	34. B	35. B	36. A	37. D	38. B	39. D	40. B
41. C									

第十二章　异常产褥妇女的护理

【学习精要】

本章考点

1. 产褥感染和产褥病率的定义与异同点;产褥感染的主要临床表现和护理措施。

2. 晚期产后出血的定义、病因与临床表现。

重点与难点解析:

一、产 褥 感 染

1. **定义**　产褥感染指分娩及产褥期生殖道受病原体侵袭,引起局部或全身感染。产褥病率指分娩24小时以后的10日内,每日测量体温4次,间隔时间4小时,有2次体温达到或超过38℃。产褥感染是指仅发生在生殖道部位的,而产褥病率的主要原因是产褥感染,但也包括生殖道以外其他部位的感染,如上呼吸道感染、急性乳腺炎、泌尿系统感染等。

2. **临床表现**　发热、疼痛、异常恶露为产褥感染三大主要症状。

(1)急性外阴、阴道、宫颈炎:表现为会阴部疼痛,坐位困难,可有低热。局部伤口红肿、发硬、伤口裂开,压痛明显,脓性分泌物流出,较重时可出现低热。阴道裂伤及挫伤感染表现为黏膜充血、水肿、溃疡、脓性分泌物增多。宫颈裂伤感染向深部蔓延,可达宫旁组织引起盆腔结缔组织炎。

(2)急性子宫内膜炎、子宫肌炎:阴道内有大量脓性分泌物且有臭味,腹痛,恶露增多呈脓性,子宫压痛明显,子宫复旧不良,可伴发高热、寒战、头痛、白细胞明显增高等全身感染症状。

(3)急性盆腔结缔组织炎、急性输卵管炎:下腹痛伴肛门坠胀,可伴有寒战、高热、脉速、头痛等全身症状。体征为下腹明显压痛、反跳痛、肌紧张;宫旁一侧或两侧结缔组织增厚、压痛或触及炎性包块,严重者整个盆腔形成"冰冻骨盆"。

(4)急性盆腔腹膜炎及弥漫性腹膜炎:形成盆腔腹膜炎。如发展成弥漫性腹膜炎,全身中毒症状明显,高热、恶心、呕吐、腹胀,检查时下腹部明显压痛、反跳痛。

(5)血栓性静脉炎:产后1~2周出现寒战、高热,症状可持续数周或反复发作。下肢血栓性静脉炎多发生在股静脉、腘静脉及大隐静脉,多继发于盆腔静脉炎,表现为弛张热、下肢持续性疼痛、局部静脉压痛或触及硬索状,使血液回流受阻引起下肢水肿、皮肤发白,习称"股白肿"。

(6)脓毒血症及败血症:表现为持续高热、寒战、全身明显中毒症状,常危及生命。

3. **主要护理措施**

(1)一般护理:嘱患者卧床休息,取半卧位或将床头抬高以利恶露排出、盆腔炎症局限。

如为血栓性静脉炎应绝对卧床休息 2 周左右。加强营养,提高机体抵抗力,给予高热量、高蛋白、高维生素、易消化的食物,保证足够的液体摄入量,保持大小便的通畅,减轻盆腔充血,利于子宫复旧,必要时少量输血,纠正贫血。

(2)局部护理:保持外阴清洁、干燥,取健侧卧位,用 0.05% 碘伏溶液擦洗外阴,每日 2 次,大小便后及时擦洗。外阴伤口感染者早期行红外线照射,每日 2 次,每次 20~30 分钟;脓肿形成者应拆线引流;盆腔脓肿可行经腹或后穹隆切开引流。产妇用物及时消毒、更换。严格做好床边隔离措施,防止交叉感染。

(3)全身护理:协助患者采取合适体位。下肢血栓性静脉炎产妇应抬高患肢,局部保暖、湿热敷,以增加血液回流,减轻肿胀,以支架支撑衣被等覆盖物,防止摩擦引起的疼痛。体温高达 39℃者应采取有效的物理降温措施,鼓励产妇多饮水,遵医嘱补液,促进毒素排泄,认真记录出入量,维持机体水、电解质平衡。遵医嘱正确使用抗生素。

二、晚期产后出血

1. 定义　分娩 24 小时后,在产褥期内发生的子宫大量出血。

2. 病因与临床表现

(1)胎盘、胎膜残留:为阴道分娩最常见的原因,多发生于产后 10 日左右。

(2)蜕膜残留:蜕膜剥离不全长时间残留,影响子宫复旧,继发子宫内膜炎症引起晚期产后出血。

(3)子宫胎盘附着面复旧不全:胎盘附着面复旧不全可引起血栓脱落,血窦重新开放导致子宫出血,多发生在产后 2 周左右。

(4)感染:以子宫内膜炎症多见。感染引起胎盘附着面复旧不良和子宫收缩欠佳,血窦关闭不全导致子宫出血。

(5)剖宫产术后子宫切口裂开:剖宫产术后多发生在产后 2~3 周。

(6)其他:产后子宫滋养细胞肿瘤、子宫黏膜下肌瘤等均可致晚期产后出血。

【护考训练】

A₁/A₂ 型题

1. 产褥感染中最常见的病理表现是
   A. 急性输卵管炎　　　　　　B. 急性外阴炎　　　　　　C. 急性盆腔结缔组织炎
   D. 急性子宫内膜炎　　　　　E. 腹膜炎

2. 导致产褥病率的主要原因是
   A. 手术切口感染　　　　　　B. 乳腺炎　　　　　　　　C. 上呼吸道感染
   D. 泌尿系统感染　　　　　　E. 产褥感染

3. 引起产褥感染最常见的病原菌是
   A. 产气荚膜杆菌　　　　　　B. 大肠埃希菌　　　　　　C. 厌氧性链球菌
   D. 金黄色葡萄球菌　　　　　E. 阴道杆菌

4. 产褥感染的病因,**错误**的是
   A. 产道本身存在细菌　　　　　　　　B. 妊娠末期性交、盆浴
   C. 产程延长及手术助产　　　　　　　D. 催产素的使用
   E. 医务人员的手、呼吸道以及各种手术器械的接触

5. 某产妇,第一胎,孕 39 周,会阴侧切娩出一活女婴。产后 3 天,产妇体温 39℃,下腹疼痛,恶露有臭味,诊断为急性子宫内膜、子宫肌炎。最有效的治疗措施是

    A. 鼓励产妇多饮水   B. 加强口腔,皮肤清洁   C. 取健侧卧位

    D. 输入足量液体   E. 用敏感、足量、高效抗生素

6. 下列哪项为产后**异常**的临床表现

    A. 产后 12 小时体温 37.8℃

    B. 产后 4 天仍为血性恶露

    C. 产后 3 天下腹部阵痛,有时需要服用止痛药

    D. 经阴道分娩的产妇,产后半月宫底在耻上一横指

    E. 产后 4 天,双乳房出现肿、胀、痛

7. 关于产褥感染的正确表达是

    A. 指产前、产时、产后致病菌侵入生殖道感染引起的疾病

    B. 多为某一种细菌感染所致

    C. 感染来源多为产妇自体感染

    D. 产后 24 小时后的 4~5 天内,两次体温达到或超过 38℃

    E. 是导致孕产妇死亡的四大原因之一

8. 产褥感染是指

    A. 分娩 24 小时后的 10 天内体温连续 2 次达到或超过 38℃

    B. 分娩 24 小时后的 30 天内体温连续 2 次达到或超过 38℃

    C. 分娩后 3 天内体温超过 38.5℃,但在 24 小时内降低至正常

    D. 分娩及产褥期因生殖道感染所引起的局部或全身性疾病

    E. 分娩后至子宫内膜完全修复时发生的感染

9. 关于产褥感染的护理,下述哪一项**不妥**

    A. 产妇出院后严格消毒所用卧具和用具

    B. 进行床边隔离   C. 高热患者,可物理降温

    D. 产妇取平卧位   E. 产妇体温达 39℃时,应暂停哺乳

10. 因胎盘残留致晚期产后出血的产妇,首选的治疗是

    A. 刮宫   B. 绝对卧床   C. 开腹探查

    D. 子宫动脉结扎   E. 输血

11. 某产妇,足月产后 3 天,出现下腹痛,体温不高,恶露多,有臭味,子宫底脐上一指,子宫体软。考虑其最可能的诊断是

    A. 子宫内膜炎   B. 子宫肌炎   C. 盆腔结缔组织炎

    D. 急性输卵管炎   E. 腹膜炎

12. 产妇王女士,产后 2 周出现弛张热,下腹疼痛并且压痛明显,下肢肿胀疼痛,皮肤紧张发白。最可能的诊断是

    A. 子宫肌炎   B. 血栓性静脉炎   C. 急性盆腔结缔组织炎

    D. 急性盆腔腹膜炎   E. 产后关节炎

13. 患者女,30 岁。产后 35 天因子宫大量出血入院。查体:子宫大而软,宫口松弛,阴道口和宫口有血块堵塞。医生诊断为子宫内膜炎引起晚期产后出血,给予抗生素治疗。护士应协助该患者取

    A. 平卧位　　　　　　　　B. 中凹卧位　　　　　　　　C. 半坐卧位

    D. 头高脚低位　　　　　　E. 左侧卧位

14. 患者,女性,33 岁。剖宫产后 15 天,因晚期产后出血入院,采取保守治疗。护士采取的护理措施应**除外**

    A. 密切观察生命体征　　　B. 密切观察阴道出血情况　C. 注意营养支持

    D. 给予补液输血　　　　　E. 取半坐卧位

15. 患者女性,从分娩后第 2 天起,持续 3 天体温在 37.8℃左右,子宫收缩好,无压痛,会阴伤口红肿、疼痛,恶露淡红色,无臭味,双乳软,无硬结。发热的原因最可能是

    A. 会阴伤口感染　　　　　B. 乳腺炎　　　　　　　　C. 产褥感染

    D. 上呼吸道感染　　　　　E. 乳头皲裂

16. 产妇,29 岁。产后 10 天,血性恶露持续 1 周后,反复阴道流血,导致该患者晚期产后出血最可能的原因是

    A. 子宫复旧不全　　　　　B. 子宫胎盘附着面感染　　C. 蜕膜残留

    D. 剖宫产术后子宫伤口裂开　E. 胎盘、胎膜残留

17. 某产妇,产后第 4 天,体温 38℃,子宫体轻压痛,恶露量多且臭。最可能的诊断是

    A. 产后宫缩痛　　　　　　B. 下肢血栓性静脉炎　　　C. 子宫内膜炎

    D. 急性盆腔腹膜炎　　　　E. 急性盆腔结缔组织炎

18. 产后第三天突然出现畏寒、高热,体温 40℃,伴有恶心、呕吐,下腹剧痛,压痛、反跳痛、腹肌紧张感明显。最可能的诊断是

    A. 子宫内膜炎　　　　　　　　　　　B. 下肢血栓性静脉炎

    C. 急性盆腔结缔组织炎　　　　　　　D. 急性盆腔腹膜炎

    E. 产后宫缩

19. 某产妇,产后第 6 天发热达 40℃,恶露多而浑浊,有臭味,子宫复旧不佳,有压痛。下述哪一项护理**不妥**

    A. 半卧位　　　　　　　　B. 床边隔离　　　　　　　C. 物理降温

    D. 抗炎治疗　　　　　　　E. 坐浴 1~2 次/天

20. 关于产褥感染体温过高的护理措施,以下做法**不妥**的是

    A. 嘱患者卧床休息　　　　B. 体温超过 39℃不予降温处理

    C. 鼓励患者多饮水　　　　D. 病房要定时通风

    E. 给予易消化的半流质饮食。

21. 患者女,30 岁。剖宫产后 35 天,以晚期产后出血入院,采取保守治疗。护理措施**不正确**的是

    A. 密切观察生命体征　　　B. 协助做相关检查　　　　C. 保持外阴清洁

    D. 密切观察阴道出血情况　E. 取半坐卧位

22. 35 岁产妇,因胎儿宫内窘迫行低位产钳助产术娩出一活婴。产后 3 天诉会阴部疼痛难忍,查体:会阴部肿胀,左侧切口红肿、有触痛,以下处理**不正确**的是

    A. 红外线照射　　　　　　B. 50%硫酸镁湿敷切口　　C. 每日冲洗外阴

    D. 取健侧卧位　　　　　　E. 1:5000 高锰酸钾液坐浴

23. 关于产褥感染的防治,下述哪项**不妥**

    A. 加强孕期保健　　　　　　　　　　B. 产时尽量少做肛查

C. 掌握阴道检查适应证　　　　　　　D. 产褥期保持外阴清洁

E. 产前,产时常规用抗生素

24. 初产妇,产后 10 天仍有阴道出血,考虑为胎盘残留,首选的治疗是

A. 行刮宫术　　　　　　B. 绝对卧床　　　　　　C. 行开腹探查术

D. 行子宫动脉结扎　　　　E. 输血,补充血容量

25. 某孕妇,35 岁,孕 40 周,因早上洗漱时突然破水,急送医院,15 小时后会阴侧切顺利娩出一男婴,3500g。产后 3 天正常出院。产后第 5 天,患者出现发热、测体温 38.4℃,下腹疼痛,恶露有臭味,诊断为急性子宫内膜炎、子宫肌炎收治入院。针对患者目前的情况最有效的措施是

A. 高热量、高营养、高维生素饮食　　　B. 克服患者焦虑情绪

C. 会阴侧切伤口换药　　　　　　　　　D. 输入足量液体

E. 用敏感、足量、高效抗生素

26. 产褥感染的护理哪一项**不妥**

A. 防止交叉感染,进行床边隔离　　　　B. 产妇平卧,臀部胎高

C. 超过 38℃应停止哺乳　　　　　　　　D. 保证营养摄入

E. 保持外阴清洁

27. 28 岁产妇,行会阴侧切术娩出一活婴,重 4kg。产后第 9 天出现会阴部肿胀,左侧切口部分裂开,有压痛和脓性分泌物,下列处理措施**错误**的是

A. 红外线照射　　　　　　　　　　B. 便后 1:5000 高锰酸钾溶液冲洗切口

C. 1:5000 高锰酸钾液坐浴　　　　　D. 50% 硫酸镁湿敷切口

E. 保持局部清洁卫生,勤换内衣和卫生垫

28. 患者女,30 岁,分娩后 2 周发生阴道大量出血入院,护士对患者进行健康评估时,与病情**最不相关**的是

A. 了解患者的分娩史

B. 观察患者阴道出血量

C. 评估患者的血压、脉搏、呼吸、神志情况

D. 了解宫底的大小及有无压痛

E. 母乳喂养情况

29. 产褥期护理**错误**的是

A. 情况正常者 24 小时后下床活动　　　B. 保证充分休息和睡眠

C. 饮食应富于营养,注意多吃蔬菜　　　D. 衣着温暖适宜

E. 产后 10 小时内排尿

30. 经产妇,产后第 7 天,诉下腹痛。查体发热,出汗,咽部充血,无恶心呕吐、腹泻,脐下二横指处触及一包块上界,白细胞 $20×10^9$/L,中性粒细胞 0.90,最可能的诊断是

A. 产后子宫内膜炎　　　　B. 产后宫缩痛　　　　C. 子宫肌瘤红色变性

D. 子宫肌炎　　　　　　　E. 产后腹膜炎

31. 产褥病率是指

A. 分娩 24 小时以后的 10 天内,连续 2 次体温大于等于 38℃(口表测量,4 次/天测体温)

B. 分娩 24 小时以后的 30 天内体温大于等于 38℃,连续 2 次

C. 分娩 3 天内体温大于 38.5℃,但 24 小时内降至正常

D. 分娩后至子宫内膜完全修复期间内所发生的感染

E. 分娩后产褥期因生殖道感染所引起的全身或局部的疾患

32. 一产妇,产钳分娩,产后 48 小时,会阴切口缝线处有脓性分泌物,考虑可能为产褥感染,进一步作身心状况的护理评估,关于产褥感染身心状况的护理评估,下列哪项**不可能**出现

  A. 子宫复旧欠佳   B. 恶露有异味   C. 中等度发热

  D. 注射点出血不凝   E. 食欲下降

A₃/A₄ 型题

(33~34 题共用题干)

某产妇产后 3 天,体温 38℃,自觉腹痛,宫底脐上一指,宫体软,恶露多,味臭。

33. 首先考虑的诊断为

  A. 弥漫性腹膜炎   B. 急性盆腔结缔组织炎 C. 急性输卵管炎

  D. 子宫内膜炎、子宫肌炎 E. 血栓性静脉炎

34. 该产妇应采取的体位是

  A. 去枕平卧位   B. 半卧位   C. 左侧卧位

  D. 右侧卧位   E. 膝胸卧位

(35~37 题共用题干)

某产妇,26 岁,第一胎,产钳助产,产后第 4 天,产妇自述发热,下腹微痛。查:体温 38℃,双乳稍胀,无明显压痛,子宫脐下 2 指,轻压痛,恶露多而浑浊,有臭味,余无异常发现。

35. 首先考虑的疾病是

  A. 乳腺炎   B. 慢性盆腔炎   C. 急性胃肠炎

  D. 肾盂肾炎   E. 急性子宫内膜炎

36. 在护理中,告知产妇取哪一种卧位最为恰当

  A. 俯卧位   B. 平卧位   C. 半卧位

  D. 头低足高位   E. 侧卧位

37. 在护理中,应采取哪种隔离

  A. 保护   B. 床边   C. 呼吸道

  D. 严密   E. 消化道

(汪 薇)

【参考答案】

1. D　2. E　3. C　4. D　5. E　6. D　7. A　8. D　9. D　10. A
11. A　12. B　13. C　14. E　15. A　16. E　17. C　18. D　19. E　20. B
21. E　22. E　23. E　24. A　25. E　26. B　27. C　28. E　29. E　30. A
31. A　32. D　33. D　34. B　35. E　36. C　37. B

第十三章　妇科护理病史采集与检查配合

【学习精要】

本章考点

1. 妇科疾病常见症状和其主要原因。

2. 妇科现病史的常见症状、月经史、婚育史的采集要点。

3. 盆腔检查注意事项、护理配合要点；外阴检查、阴道窥器检查的方法和注意事项；双合诊检查、三合诊检查、肛腹诊检查的适应证和检查内容。

重点与难点解析：

一、妇科疾病常见症状和体征

1. 阴道流血　为妇产科疾病最常见的主诉。其主要原因有：卵巢内分泌功能失调、与妊娠有关的子宫出血（流产、异位妊娠、妊娠滋养细胞疾病、产后胎盘部分残留、胎盘息肉和子宫复旧不全）、生殖器官炎症、生殖器官肿瘤（子宫肌瘤是引起阴道流血的常见病因）、全身性疾病、其他因素等。

2. 白带异常

性状	常见疾病
灰黄色或黄白色泡沫状稀薄白带	滴虫阴道炎
凝乳块状或豆渣样白带	外阴阴道白色假丝酵母菌病
灰白色匀质鱼腥味白带	细菌性阴道病
脓样白带	阴道炎、急性宫颈炎及宫颈管炎，宫腔积脓、宫颈癌和阴道癌并发感染或阴道内异物残留
血性白带	宫颈癌、子宫内膜癌、宫颈息肉、宫颈柱状上皮异位合并感染或子宫黏膜下肌瘤
水样白带	晚期宫颈癌、阴道癌或黏膜下肌瘤伴感染
间断性排出清澈、黄红色或红色水样白带	输卵管癌
透明黏性白带	卵巢功能失调或宫颈高分化腺癌等疾病

3. 下腹疼痛
（1）起病急缓

性状	常见疾病
起病缓慢而逐渐加剧者	内生殖器炎症或恶性肿瘤所引起
急骤发病者	卵巢囊肿蒂扭转或破裂，或子宫浆膜下肌瘤蒂扭转
反复隐痛后突然出现撕裂样剧痛者	输卵管妊娠破裂或流产

（2）下腹痛部位

性质	常见疾病
下腹正中疼痛	子宫病变
一侧下腹痛	该侧子宫附件病变，如卵巢囊肿蒂扭转、输卵管卵巢炎症，右侧下腹痛还应除外急性阑尾炎
双侧下腹痛	子宫附件炎性病变
整个下腹疼痛甚至全腹疼痛	卵巢囊肿破裂、输卵管妊娠破裂或盆腔腹膜炎

（3）下腹痛性质

性状	常见疾病
持续性钝痛	炎症或腹腔内积液
顽固性疼痛难以忍受	晚期生殖器肿瘤
阵发性绞痛	子宫或输卵管等空腔器官收缩
撕裂性锐痛	输卵管妊娠或卵巢肿瘤破裂
下腹坠痛	宫腔内有积血或积脓不能排出

（4）下腹痛时间

性状	常见疾病
月经周期中间出现一侧下腹隐痛	排卵性疼痛
经期出现腹痛	原发性痛经或子宫内膜异位症
周期性下腹痛无月经来潮	先天性生殖道畸形或术后宫腔、宫颈管粘连
月经周期无关的慢性下腹痛	下腹部手术后组织粘连、子宫内膜异位症、慢性附件炎、盆腔静脉淤血综合征及妇科肿瘤

4. 外阴瘙痒

原因	常见疾病
局部原因	外阴阴道白色假丝酵母菌病、滴虫阴道炎、细菌性阴道病、萎缩性阴道炎、疥疮、阴虱、蛲虫病、湿疹、尖锐湿疣、疱疹、外阴鳞状上皮增生、药物过敏、化学品刺激及不良卫生习惯

续表

原因	常见疾病
全身原因	糖尿病、黄疸、维生素（A、B）缺乏、重度贫血、白血病、妊娠期肝内胆汁淤积症及不明原因的外阴瘙痒

5. 下腹包块

类别	主要临床特点
妊娠子宫	育龄妇女有停经史,应首先考虑为妊娠子宫 停经后出现不规则阴道流血且子宫增大变软超过停经周数者,可能为葡萄胎
子宫肌瘤	子宫均匀增大,或表面有单个或多个球形隆起,月经过多
子宫腺肌病	子宫均匀增大、质硬,一般不超过妊娠 12 周子宫大小,患者多伴有逐年加剧的进行性痛经、经量增多及经期延长
子宫畸形	双子宫或残角子宫可扪及子宫另一侧有与其对称或不对称的包块,两者相连,硬度也相同
宫腔阴道积血	处女膜闭锁或阴道无孔横膈,患者至青春期月经来潮,有周期性腹痛并扪及下腹部包块
子宫积脓	宫内膜癌、老年性子宫内膜炎合并子宫积脓,或在宫颈癌放射治疗后多年
子宫恶性肿瘤	年老患者子宫增大且伴有不规则阴道流血应考虑子宫内膜癌的可能 以往有生育或流产史,特别是有葡萄胎史者,若子宫增大,甚至外形不规则且伴有子宫出血时,应考虑绒毛膜癌的可能

二、妇科护理病史采集

1. **现病史**　妇科常见症状的采集要点为:①阴道出血:须注意出血日期、出血量、持续时间、颜色、性状、有无血块或组织物、出血与月经的关系、诱因及伴随症状,正常的末次月经和前次月经时间。②白带异常:白带量、颜色、性状、气味,发病时间,与月经的关系及伴随症状。③腹痛:发生时间、部位、性质、程度、起病急缓、持续时间、疼痛与月经的关系、诱因及伴随症状。④下腹包块:发现时间、部位、大小、活动度、硬度、增大情况、疼痛及伴随症状。

2. **月经史**　询问初潮年龄、月经周期及经期持续时间、经量、颜色和性状,经量多少(每日更换卫生巾次数),有无血块,有无痛经(疼痛部位、性质、程度、起始和消失时间)及其他不适等伴随症状,记录末次月经日期、经量和持续时间或绝经年龄。月经史可简写为:初潮年龄$\frac{经期}{周期}$绝经年龄/末次月经日期。月经异常者还应了解前次月经情况。已绝经的患者应询问绝经年龄以及绝经后有无阴道流血、异常阴道分泌物或其他不适。

3. **婚育史**　包括结婚年龄(初婚、再婚、婚次及每次结婚年龄),是否近亲结婚,配偶的年龄及健康状况,有无性病史及同居情况等。生育史包括初孕和初产年龄,足月产、早产及流产次数以及现存子女数(足月产-早产-流产-现存子女数,或用孕$_3$产$_2$($G_3 P_2$)表示,记录分娩方式。

三、妇科盆腔检查

1. 注意事项

（1）月经期或有阴道流血者一般不做阴道检查，必须检查时应严格消毒外阴、阴道，每检查一人都应更换置于臀部下面的垫单或纸巾（一次性使用）。

（2）对未婚女子禁行阴道检查，禁用窥阴器，必要时可用示指放入直肠内，行直肠-腹部诊。如确须检查应向患者及家属说明情况并征得本人和家属签字同意后方可用示指缓慢放入阴道内扪诊。

（3）男性医务人员进行检查时，必须有其他女性医务人员在场。

（4）检查采集的标本如阴道分泌物、宫颈刮片等应及时送检以免影响结果。

（5）对年龄大、体质虚弱者应协助其上下检查床避免摔伤；遇危重或不宜搬动的患者检查可在病床上进行。

（6）未婚患者或疑有盆腔病变者，在检查不满意时可行 B 型超声检查。

2. 护理配合

（1）检查前嘱患者排空膀胱，必要时先导尿。大便充盈者应在排便或灌肠后进行。在检查床上铺消毒臀垫，取膀胱截石位，尿瘘患者亦可取膝胸位进行妇科检查，对经期或异常阴道出血必须行阴道检查者，配合医生做好外阴、阴道严格消毒。

（2）每检查完一人及时更换臀下垫单或纸巾（一次性使用）、无菌手套和检查器械，以防交叉感染。对于检查使用过的物品及时进行消毒处理。

3. 外阴检查　必要时嘱患者用力向下屏气，观察有无阴道前后壁膨出、直肠膨出、子宫脱垂或张力性尿失禁等。

4. 阴道窥器　未婚者未经本人签字同意，禁用窥阴器检查。放置窥器时，应先将其前后两叶前端合拢，表面涂上滑润剂。如拟作宫颈刮片或阴道上 1/3 段涂片检查，则不宜用润滑剂，可改用生理盐水，以免影响检查结果。注意阴道分泌物（量、性状、色泽、有无臭味），观察宫颈。

5. 双合诊　是盆腔检查中最常用、最重要的检查项目。目的在于检查阴道、宫颈、宫体、输卵管、卵巢、宫旁结缔组织及骨盆腔内壁有无异常。

6. 三合诊　是指经直肠、阴道、腹部联合检查称为三合诊。三合诊是对子宫颈癌进行临床分期必行的检查，可估计癌肿浸润盆壁的范围，以及扪诊阴道直肠膈、骶骨前方及直肠内有无病变等。在生殖器官肿瘤、结核、子宫内膜异位症的检查时三合诊尤显重要。

7. 直肠-腹部诊　适用于未婚、阴道闭锁、经期或因其他原因不宜行双合诊的患者。

【护考训练】

A_1/A_2 型题

1. 下列哪项**不是**妇科患者常见的临床表现
   - A. 阴道流血
   - B. 白带增多
   - C. 腹痛
   - D. 发热
   - E. 腹部包块

2. 下列哪项主诉描述较恰当
   - A. 阴道出血
   - B. 阴道少量流血
   - C. 阴道大量出血
   - D. 阴道少量流血 5 天
   - E. 阴道出血 5 天

3. 妇科检查时患者应取何种体位
   - A. 膝胸卧位
   - B. 膀胱截石位
   - C. 俯卧位
   - D. 仰卧位
   - E. 半卧位

4. 妇科检查注意事项哪项**不妥**
   - A. 做好心理护理
   - B. 检查前排尿
   - C. 台垫应每人更换
   - D. 未婚者用肛-腹诊
   - E. 阴道出血照常检查

5. 关于妇科检查,下列哪项是**错误**的
   - A. 向患者做好解释工作,消除其思想顾虑
   - B. 检查前嘱患者排尿
   - C. 男医生检查时需有女护士在场
   - D. 对未婚妇女要做双合诊检查
   - E. 检查者动作要轻柔

6. 用阴道窥器能了解
   - A. 阴道壁软硬度
   - B. 阴道壁黏膜有无充血
   - C. 宫颈软硬度
   - D. 宫颈管有无充血
   - E. 子宫大小、形状

7. 有关妇科检查准备和注意事项,下述哪项**不妥**
   - A. 检查时应认真仔细
   - B. 防止交叉感染
   - C. 男医生进行妇科检查,必须有女医务人员在场
   - D. 检查前应导尿
   - E. 未婚妇女做外阴视诊和肛-腹诊

8. 有关妇科双合诊检查,哪项是**错误**的
   - A. 先排空膀胱
   - B. 取膀胱截石位
   - C. 适用于所有妇科患者
   - D. 用具消毒、防止交叉感染
   - E. 是妇科最常用检查方法

9. 观察阴道壁、子宫颈选用的检查方法是
   - A. 外阴检查
   - B. 阴道窥器检查
   - C. 双合诊检查
   - D. 三合诊检查
   - E. 肛-腹诊检查

10. 关于双合诊检查,下列**错误**的是
    - A. 双合诊是盆腔检查最常用的方法
    - B. 检查前需排空膀胱
    - C. 双合诊前应向患者做好解释工作
    - D. 方法是一手戴手套,用食、中两指伸入阴道,另一手掌面向下按下腹部,双手配合进行
    - E. 正常情况下,可触及输卵管、卵巢

11. 了解子宫后侧及直肠子宫陷凹的病变情况,应做的检查是
    - A. 外阴视诊
    - B. B 型超声
    - C. 阴道窥器检查
    - D. 双合诊
    - E. 三合诊

12. 下列哪项**不是**妇科检查室常规准备的物品
    - A. 阴道窥器
    - B. 无菌手套
    - C. 产包

D. 肥皂水　　　　　　　　　　E. 臀垫

13. 双合诊能检查到的内容**不包括**

A. 子宫大小形状　　　　　B. 子宫附件情况　　　　C. 阴道深度

D. 宫颈软硬度　　　　　　E. 外阴包块形态

14. 某女,45岁,足月产1次,早产1次,无流产,现存子女1人,其生育史简写为

A. G_2P_2　　　　　　　　　B. G_3P_1　　　　　　　　C. G_2P_1

D. G_1P_1　　　　　　　　　E. G_3P_2

15. 某女,因下腹不适住院治疗,现患者处于月经期间,下列哪项检查**不宜**

A. B超　　　　　　　　　　B. 腹部检查　　　　　　　C. 阴道窥器检查

D. 肛-腹诊　　　　　　　　E. 外阴视诊

16. 患者,28岁,主诉近一周来白带增多,外阴痒,为明确诊断,应首先做哪项妇科检查了解其白带量、颜色、性状和气味

A. 外阴部检查　　　　　　B. 阴道窥器检查　　　　　C. 双合诊

D. 三合诊　　　　　　　　E. 肛-腹诊

17. 某女,17岁,未婚,行妇科检查时,下列哪种方法适用

A. 阴道窥器检查　　　　　B. 双合诊　　　　　　　　C. 三合诊

D. 肛-腹诊　　　　　　　　E. 四部触诊

18. 某患者,56岁,以"卵巢肿瘤"收住院,采集病史询问生育史时,回答为足月产1次,流产1次,无早产,现存1个孩子。应记录为

A. 1-0-1-1　　　　　　　　B. 1-1-0-1　　　　　　　C. 2-0-1-1

D. 1-0-1-2　　　　　　　　E. 1-1-1-0

19. 某患者,42岁,自诉2周前发现下腹部包块,无痛感,来院就诊。双合诊检查子宫时下列哪项**不能**发现

A. 位置　　　　　　　　　　B. 大小　　　　　　　　　C. 活动

D. 硬度　　　　　　　　　　E. 宫颈糜烂程度

20. 李女士,52岁,绝经2年,阴道出现血性分泌物2个月,阴道检查发现宫颈外口轻度糜烂,触之易出血。门诊护士接诊该患者时,下列哪项是**不应该**的

A. 减轻患者焦虑心理　　　　　　B. 严格遵守无菌操作规程

C. 解释治疗及护理方案及目的　　D. 热情接待患者

E. 了解患者是否具有不洁性生活史,暗示得病原因

21. 患者,女,35岁。1个月来出现外阴瘙痒,检查见外阴充血、肿胀,阴道分泌物无异常。评估诱因时应重点询问

A. 饮食习惯　　　　　　　B. 卫生习惯　　　　　　　C. 睡眠习惯

D. 活动习惯　　　　　　　E. 职业情况

22. 患者,女,40岁,因患子宫肌瘤入院。护士在采集病史时,应重点追溯的内容是

A. 是否有早婚早育史　　　　　　B. 饮食习惯

C. 是否长期使用雌激素　　　　　D. 睡眠情况

E. 高血压家族史

23. 患者,女性,60岁。13岁初潮,每28~30天来一次月经,每次持续6~7天,50岁绝经。其月经史可描述为

A. $13\dfrac{6\sim7}{28\sim30}60$ 　　　　B. $13\dfrac{6\sim7}{28\sim30}50$ 　　　　C. $13\dfrac{28\sim30}{6\sim7}60$

D. $13\dfrac{28\sim30}{6\sim7}50$ 　　　　E. $60\dfrac{6\sim7}{28\sim30}13$

（程瑞峰）

【参考答案】

1. D　　2. D　　3. B　　4. E　　5. D　　6. B　　7. D　　8. C　　9. B　　10. E
11. E　　12. C　　13. E　　14. A　　15. C　　16. B　　17. D　　18. A　　19. E　　20. E
21. B　　22. C　　23. B

第十四章 妇产科常用手术配合及护理

【学习精要】

本章考点

1. 阴道后穹隆穿刺术的目的。

2. 阴道镜检查目的和主要护理要点。

3. 腹腔镜检查目的和主要术后护理要点。

4. 子宫镜检查目的和主要护理要点。

5. 输卵管通液术目的和主要护理要点。

6. 会阴切开缝合术适应证、皮肤剪开角度、缝合后常规检查、术后主要护理要点。

7. 胎头吸引术适应证、禁忌证、使用负压的量、主要护理要点。

8. 产钳助产术适应证、放置和取下产钳顺序。

9. 剖宫产术的术前准备要点和术后主要护理要点。

10. 腹部手术术前手术配合要点和术后主要护理措施。

11. 外阴、阴道手术的术前准备要点和术后主要护理措施。

重点与难点解析:

一、阴道后穹隆穿刺术目的

用于盆腔积液、积脓的检查及治疗。

二、阴道镜检查

1. 目的 ①宫颈脱落细胞学检查结果巴氏Ⅱ级或以上者;②肉眼可疑宫颈恶变者;③有接触性出血,肉眼观察宫颈无明显病变者。

2. 护理要点 ①手术前需做妇科检查,常规消毒;②检查前24小时内应避免阴道冲洗、检查、性交等,月经期禁止检查;③若取活体组织,应填好申请单,标本瓶上注明标记后及时送检。

三、腹腔镜检查

1. 目的 ①诊断不明的盆腔包块,如肿瘤、炎症、异位妊娠、子宫内膜异位症等;②生殖道发育异常;③不明原因的腹痛,痛经;④人流放环术后可疑子宫穿孔;⑤不孕、不育症及某些内分泌疾病的检查;⑥恶性肿瘤手术或化疗后的效果评价。

2. 主要术后护理要点 ①术后卧床休息半小时；②两周内禁止性交；如有发热、出血、腹痛等应及时到医院就诊；③观察脐部伤口情况，鼓励患者每天下床活动，尽快排除腹腔气体，使患者舒适。

四、子宫镜检查

1. 目的 ①探查异常子宫出血、原发或继发不孕子宫内病因的诊断；②用于宫内异物取出，节育器的定位与取出，输卵管粘连的治疗等。

2. 主要护理要点 ①一般于月经干净后 5 天内进行检查；②术后卧床观察 1 小时，按医嘱使用抗生素 3~5 天；告知患者经子宫镜检查后 2~7 天阴道可能有少量血性分泌物，需保持会阴部清洁；术后 2 周内禁止性交、盆浴。

五、输卵管通液术

1. 目的 ①原发或继发不孕，怀疑输卵管阻塞，检查输卵管是否通畅；②松解输卵管轻度粘连；③评价输卵管再通等手术的效果。

2. 主要护理要点 ①通液应在月经干净后 4~7 天实施，术后酌情应用抗生素；②术前 3 天及术后 1 周禁止性生活。

六、会阴切开缝合术

1. 适应证 ①初产妇需产钳助产、胎头吸引或臀位助产者；②需缩短第二产程者，如妊娠期高血压疾病、妊娠合并心脏病、胎儿宫内窘迫等；③第二产程延长者，如宫缩乏力、会阴坚韧等；④预防早产儿因会阴阻力引起的颅内出血。

2. 操作要点 ①切开：自会阴后联合处向左下方与正中线成 45°~60° 剪开皮肤和黏膜；②缝合后检查：取出阴道内纱条，进行肛门检查，了解有无缝穿直肠黏膜和有无阴道血肿。

3. 主要术后护理要点 ①术后保持外阴部清洁、干燥，及时更换会阴垫，每天进行外阴冲洗 2 次，并大便后及时清洗会阴；②嘱患者取对侧卧位（会阴切开一般取左侧切口，故产妇以右侧卧位为佳），以免污染伤口，影响愈合；③观察外阴伤口有无渗血、红肿等，如有异常及时通知医生；④外阴伤口肿胀疼痛明显者，可用 50% 硫酸镁或 95% 的乙醇湿热敷，然后配合烤灯、理疗；⑤会阴伤口一般术后 5 天拆线。

七、胎头吸引术

1. 适应证 ①需缩短第二产程者，如产妇有心脏病、妊娠期高血压疾病、宫缩乏力或胎儿宫内窘迫；②第二产程延长者或相对性头盆不称，需要协助助产者；③有剖宫产史或子宫有瘢痕者。

2. 禁忌证 ①胎儿不能或不宜从阴道分娩者，如头盆不称、骨盆异常、产道阻塞、尿漏修补术后；②胎位异常，如面先露、额先露等；③宫口未开全或胎膜未破者；④胎头先露位置高，未达阴道口者。

3. 操作步骤 负压在 200~300mmHg，或用空注射器抽出吸引器内空气 150~180ml。

4. 主要护理要点 ①牵引时间一般以 20 分钟内结束分娩为宜；②吸引器滑脱，可重新再放置，一般不宜超过 2 次；③观察新生儿头皮产瘤位置、大小及有无头皮血肿、颅内出血、头皮损伤的发生，观察新生儿有无异常，作好新生儿抢救的准备工作，24 小时内避免搬动，3

天以内禁止洗头。

八、产钳助产术

1. 适应证　①同胎头吸引；②胎头吸引术失败时；③臀位后出胎头娩出困难者；④剖宫产出头困难者。

2. 操作步骤　先放左叶再放右叶产钳；当胎头娩出后,先取下右叶,再取下左叶。

九、剖 宫 产 术

1. 术前准备要点　①备皮:同一般腹部手术;②药物过敏试验:遵医嘱做好青霉素、普鲁卡因等药物过敏试验。术前禁用呼吸抑制剂,以防新生儿窒息;③留置导尿管,排空膀胱;④核实交叉配血情况,做好输血准备;⑤做好新生儿保暖和抢救准备,备好气管插管、氧气及急救药品;⑥观察产妇的生命体征,监测胎心,并做好记录;⑦遵医嘱注射术前药物。

2. 术后护理要点　①病房值班护士与麻醉师及手术室护士床边交接班,了解术中情况,测量生命体征,检查输液管、尿管、腹部切口、阴道流血等情况,做好记录;②术后24小时产妇取半卧位,利于恶露排出;③鼓励产妇术后作深呼吸、勤翻身、尽早下床活动以防肺部感染及脏器粘连;④促进舒适,减轻切口疼痛,必要时给止痛药物;⑤观察产妇体温、切口、恶露,注意子宫收缩及阴道流血情况,如有异常及时通知医生;⑥酌情补液2~3天,有感染者按医嘱加用抗生素;⑦术后留置导尿管24小时,观察尿液颜色、量。拔尿管后注意产妇排尿情况;⑧健康指导:保持外阴部清洁;注意乳房护理,按需哺乳;进食营养丰富、全面的食物;坚持做产后保健操以帮助身体的恢复;产后6周禁止性生活,产后6周到门诊复查,术后避孕2年。

十、腹 部 手 术

1. 术前手术准备要点

(1)皮肤准备:术前1日备皮,范围为上自剑突下,两侧至腋中线,下至大腿上1/3及外阴部皮肤,特别注意清洁脐部。

(2)肠道准备:一般妇科腹部手术(如全子宫切除术、附件切除术等)术前1日灌肠1~2次或口服缓泻剂。灌肠后排便至少3次以上或排出的灌肠液中无粪便残渣即可。术前禁食8小时、禁饮4小时;可能涉及肠道的手术(如卵巢癌细胞减灭术)术前3日进食少渣半流质饮食,口服肠道抗生素;术前2日进流质饮食,术前1日晚及手术当天清洁灌肠,直至排出的灌肠液中无粪便残渣。

(3)阴道准备:经腹子宫切除术的患者,术前3天阴道冲洗,每天1次,手术当天用消毒液行阴道冲洗(尤其注意宫颈和穹隆部),于宫颈和穹隆部涂1%甲紫作为标记。

(4)膀胱准备:预防尿潴留,术前指导患者练习床上大小便,以免术后排尿困难;术前安置无菌导尿管。

2. 术后主要护理措施

(1)病情观察:①体位:硬膜外麻醉术后应去枕平卧6~8小时;蛛网膜下腔麻醉去枕平卧12小时;全身麻醉去枕平卧。②病情监测:一般术后每0.5~1小时监测血压、脉搏、呼吸1次并记录,直到病情稳定后改每4小时监测1次。术后至少每天监测基本生命体征4次,直至正常后3天。③注意观察患者的意识、面色、末梢循环及切口情况、阴道有无出血等,发现异常应及时通知医生。

(2)留置管的护理:①引流管的护理:应观察引流管位置、固定情况,引流管是否通畅及引流液的量、颜色、性状并做好记录。一般负压引流液 24 小时不超过 200ml。②导尿管的护理:注意保持外阴清洁、干燥,每天擦洗会阴 2 次。术后一般留置导尿管 24~48 小时,注意保持尿管引流通畅,观察并记录尿量及性状。若为子宫切除加盆腔淋巴结清扫术术后留置导尿管时间为 7~14 天,在拔尿管前 3 天开始试行夹管,每 3~4 小时放尿 1 次。

(3)饮食护理:手术当天禁食,术后 24 小时可进流质饮食,应避免牛奶、豆浆等产气食物。待肛门排气后予半流质饮食,再逐渐过渡到普食。涉及肠道手术者,术后禁食至肛门排气后进流质饮食,逐渐过渡到半流质、普食。

(4)预防感染:手术后 1~3 天体温可稍有升高,一般不超过 38℃。

十一、外阴、阴道手术

1. 术前准备

(1)皮肤准备:若皮肤有破溃、炎症者应治愈后再行手术。术前 1 日备皮,范围为上自耻骨联合上 10cm,下至会阴部、肛门周围、腹股沟和大腿上 1/3 处。剃去阴毛并洗净皮肤。

(2)肠道准备:术前 3 天开始进食无渣饮食,并按医嘱口服抗生素。手术前日晚或手术当天清洁灌肠,术前禁食 8 小时,禁饮 4 小时。

(3)阴道准备:术前 3 天开始阴道准备,一般行阴道冲洗或坐浴,每天 2 次。常用 1:5000 高锰酸钾、0.2‰的碘伏液或 1:1000 苯扎溴铵溶液。手术当天用消毒液行阴道消毒,特别注意消毒阴道穹隆部。

(4)膀胱准备:患者术前一般不留置尿管,嘱其术前排空膀胱。带无菌导尿管备用。

2. 术后护理措施

(1)术后体位:处女膜闭锁及有子宫的先天性无阴道患者,术后应采取半卧位;而外阴癌根治术的患者术后采取平卧位,双腿外展屈膝,膝下垫软枕,减少腹股沟及外阴部的张力,有利于伤口愈合;尿瘘修补术的患者采取健侧卧位,使瘘孔居于高位,以减少尿液对伤口的浸泡。

(2)防止感染:每天擦洗外阴 2 次,便后清洁外阴。手术时阴道内填塞止血纱条或纱布应在术后 12~24 小时内取出,核对纱布数目,并观察有无出血。

(3)伤口的护理:尿瘘及会阴Ⅲ度裂伤修补术后,5 日内进少渣半流质饮食,一般控制 5~7 天内不排大便。患者肛门排气后遵医嘱口服复方樟脑酊。术后第 5 天可给予液状石蜡油,软化大便。

(4)健康指导:3 个月内禁止性生活。出院后 1 个月回院复查了解术后康复情况及伤口愈合情况后。避免重体力劳动,预防便秘、久蹲等增加腹压的因素。

【护考训练】

A₁/A₂ 型题

1. 下列**不属于**产钳术适应证的是

　　A. 第二产程达 1 小时仍未分娩者　　　　B. 胎儿宫内窘迫

　　C. 有难产史者　　　　　　　　　　　　D. 妊娠合并高血压疾病

　　E. 持续性枕后位协助旋转胎头后,牵引助产者

2. 下列**不属于**人工胎盘剥离术适应证的是

    A. 胎盘滞留

    B. 植入性胎盘

    C. 胎儿娩出已达 30 分钟胎盘仍未娩出者

    D. 胎儿娩出短时间内,胎盘尚未自然娩出,但阴道流血已达 200ml 以上者

    E. 胎儿娩出后经按压宫底及给予缩宫素,胎盘没有完全剥离排出者

3. 下列哪项**不是**妇科腹部手术术后并发症

    A. 伤口裂开　　　　　　　　B. 腹胀　　　　　　　　C. 泌尿系统感染

    D. 发热　　　　　　　　　　E. 呕吐

4. 于某,需行会阴切开手术,下列描述中**不正确**的是

    A. 会阴切开时机不宜过早,一般在预计胎儿娩出前 15~20 分钟

    B. 会阴侧切剪应与会阴皮肤垂直

    C. 待宫缩会阴体紧绷时一次全层切开会阴皮肤及黏膜

    D. 如为手术助产应在导尿等术前准备就绪后再行切开

    E. 切开后立即用纱布压迫止血

5. 廖某,行全子宫切除手术,下列术后护理措施中正确的是

    A. 一般手术后 24 小时内可拔除尿管

    B. 一般术后第 2 天采取去枕仰卧位

    C. 术后 1~3 天体温升高,可达到 39℃,属于正常术后反应

    D. 术后若阴道内放置纱布块需 48 小时后取出

    E. 术后第 2 天可进流质,但应避免牛奶、豆浆等产气食物

6. 王某,行宫颈癌根治术盆腔淋巴结清扫,术后应留置尿管

    A. 1~3 天　　　　　　　　　B. 3~5 日　　　　　　　　C. 5~7 日

    D. 7~10 日　　　　　　　　E. 7~14 日

7. 吴某,需行经腹全子宫切除术,术前准备备皮范围应为

    A. 上自剑突下,两侧至腋中线,下至大腿上 2/3 及外阴部皮肤

    B. 上自剑突下,两侧至腋前线,下至大腿上 1/3 及外阴部皮肤

    C. 上自剑突下,两侧至腋中线,下至大腿上 1/3 及外阴部皮肤

    D. 上自脐部,两侧至腋前线,下至大腿上 1/3 处及外阴部皮肤

    E. 上自脐部,两侧至腋中线,下至大腿上 2/3 处及外阴部皮肤

8. 余某,初产妇,孕 39 周,诊断为妊娠高血压疾病。宫口开全 1 小时,枕左前位,胎心 115 次/分,羊水轻度污染,S^{+4},此时应采取的措施是

    A. 引产　　　　　　　　　　B. 人工破膜　　　　　　　C. 会阴侧切

    D. 剖宫产　　　　　　　　　E. 低位产钳术

9. 姜某,初产妇,孕 40 周,临产宫口开全 1 小时,枕左前位,胎心 110 次/分,胎膜已破,羊水混浊Ⅱ度,S^{+3},此时应采取的措施是

    A. 产钳术助产　　　　　　　B. 胎头吸引术助产　　　　C. 行剖宫产术

    D. 等待自然分娩　　　　　　E. 静脉滴注缩宫素,促进分娩

10. 刘某,分娩时行会阴侧切术,请问下列会阴侧切术的适应证**不正确**的是

    A. 初产妇需行产钳术或胎头吸引术时

    B. 初产妇会阴有严重撕裂可能,如会阴水肿者

C. 第二产程超过 1 小时,胎儿宫内缺氧

　　D. 妊娠期高血压疾病或合并心脏病等需要缩短产程者

　　E. 巨大儿

11. 齐某,行外阴癌根治术,其术前护理措施正确的是

　　A. 上自剑突下,两侧至腋前线,下至大腿上 1/3 及外阴部皮肤消毒

　　B. 手术前日晚或手术当日清洁灌肠,术前禁食 10 小时,禁饮 6 小时

　　C. 术前 1 日开始阴道准备,每日 2 次,手术当日用消毒液行阴道消毒

　　D. 术前 3 日开始阴道准备,每日 2 次,手术当日用消毒液行阴道消毒

　　E. 术前必须导尿

A₃/A₄ 型题

(12~14 题共用题干)

　　魏某,初产妇,孕 37 周。临产 10 小时,宫口开全 30 分钟,胎膜已破,见拨露,羊水略混浊Ⅱ度,胎心 102 次/分,行产钳术助产,娩出一活男婴,体重 3000g。10 分钟后胎盘自行娩出,子宫间歇性出血 320ml。检查:胎盘、胎膜完整,宫体软。按摩子宫后好转,出血量减少,宫颈及阴道伤口出血量少。

12. 该产妇采用产钳术助产的原因是

　　A. 早产　　　　　　　　　B. 第一产程延长　　　　　　C. 第二产程延长

　　D. 胎儿宫内窘迫　　　　　E. 孕妇生命受到威胁

13. 该产妇应采取的首要护理措施是

　　A. 立即给予静脉输血　　　B. 立即使用抗生素　　　　　C. 加强宫缩

　　D. 缝合宫颈及阴道伤口　　E. 采取头高足低位

14. 正常分娩出血量应不多于

　　A. 50~100ml　　　　　　　B. 100~200ml　　　　　　　C. 200ml

　　D. 200~300ml　　　　　　　E. 300ml

(代　鸣)

【参考答案】

1. A　　 2. B　　 3. D　　 4. A　　 5. E　　 6. E　　 7. C　　 8. C　　 9. B　　 10. C

11. D　　 12. D　　 13. C　　 14. E

第十五章 妇科炎症患者的护理

【学习精要】

本章考点

1. 阴道的自净作用、妇科炎症的感染途径和引起妇科炎症的细菌种类。
2. 前庭大腺炎好发年龄、临床表现及处理原则。
3. 各种阴道炎发病的病因、临床表现、白带的性状、坐浴液的选择、治疗及治愈的标准。
4. 子宫颈炎的病因、慢性宫颈炎的病理类型、身体状况、辅助检查、治疗原则。
5. 盆腔炎性疾病的病理类型、临床表现、后遗症、治疗原则及护理要点。
6. 性传播疾病的病因、传播途径、临床表现、辅助检查及治疗原则、护理要点。

重点与难点解析：

一、概　　述

1. **阴道的自净作用**　阴道上皮细胞在卵巢分泌的雌激素影响下增生变厚,细胞内含有丰富的糖原,糖原在阴道乳杆菌作用下分解为乳酸,维持阴道正常的酸性环境(pH 在 3.8～4.4),抑制多数适应于弱碱性环境的病原体生长繁殖。

2. **妇科炎症感染途径**　经淋巴系统蔓延是产褥感染、流产后感染及放置宫内节育器后感染的主要途径。

3. **引起妇科炎症的细菌种类**　多见于链球菌、大肠埃希菌、厌氧菌等感染。结核菌感染的主要途径是血液循环传播。

二、前庭大腺炎患者的护理

1. **好发年龄**　育龄妇女多见。
2. **临床表现**　局部肿胀、疼痛、灼烧感,行走不便,有时致大小便困难。
3. **处理原则**　急性期根据病原体选用抗生素治疗,脓肿形成后切开引流并作造口术,以保持前庭大腺的功能。

三、阴道炎患者的护理

1. 滴虫性阴道炎

(1)病因:由阴道毛滴虫感染而引起性传播疾病。滴虫为厌氧的寄生菌,生长在 pH 值为 5.0～6.6 环境中,月经前后炎症易发作,好发于性活跃期,生育年龄妇女居多。

(2)临床表现:潜伏期 4～28 天,典型症状为稀薄的泡沫状白带增多,伴有外阴瘙痒或灼热、疼痛感。阴道黏膜充血,严重者有散在出血点。

(3)治疗原则:治疗应以全身用药为主。首选甲硝唑(服药期间应忌酒),妊娠期及哺乳期禁用。可选择酸性液坐浴,夫妻同治。治疗期间禁性生活。经期暂停坐浴、阴道冲洗及给药。

(4)治疗痊愈的标准:临床症状消失,月经干净后 3~7 天内取白带化验阴性,连续 3 个月经周期检查均阴性,为临床治愈。

2. 外阴阴道白色假丝酵母菌病

(1)病因:由白色假丝酵母菌感染引起。酸性环境适宜白色假丝酵母菌的生长,有白色假丝酵母菌感染的阴道 pH 值多为 4.0~4.7,通常<4.5。

(2)诱因:全身及阴道局部细胞免疫能力下降时,孕妇、长期使用抗生素、糖尿病、接受大剂量雌激素治疗者、服用皮质类固醇激素或免疫缺陷综合征者、穿紧身化纤内裤、肥胖者。

(3)临床表现:外阴、阴道奇痒,阴道分泌物增多,典型的白带呈白色凝乳状或豆渣样。小阴唇内侧及阴道黏膜覆盖一层白色的膜状物,不易擦去,擦去后露出红肿黏膜面。

(4)治疗原则:消除诱因,局部用 2%~4%碳酸氢钠液冲洗阴道或坐浴,局部放置抗真菌的药如咪康唑栓或口服咪康唑等。妊娠期选择局部给药方式,有肝炎病史者禁用,孕妇禁用。

3. 细菌性阴道病

(1)病因:细菌性阴道病是指阴道正常菌群失调而引起的细菌混合感染,但临床及病理特征无炎症改变,以厌氧菌居多。

(2)临床表现:阴道排液增多,呈灰白色,有恶臭(鱼腥臭)味,阴道黏膜无充血,无红肿。

(3)治疗原则:杀灭及抑制有关细菌、改善阴道内环境。可全身及局部用药。选用抗厌氧菌药物,主要有甲硝唑、克林霉素。

4. 老年性阴道炎

(1)病因:卵巢功能衰退雌激素水平降低,阴道壁萎缩,黏膜变薄,上皮细胞内糖原含量减少,阴道内 pH 上升,接近中性,局部抵抗力减弱,致病菌容易入侵繁殖引起炎症。老年性阴道炎多见于绝经后老年妇女。手术切除双侧卵巢、卵巢功能早衰、盆腔放疗后,长期闭经、长期哺乳等可引起本病发生。

(2)临床表现:白带增多,典型白带呈黄水样、脓性,甚至血性,常有臭味。可有外阴瘙痒或灼痛、阴道灼热感。阴道呈老年性改变,黏膜充血、萎缩,上皮皱襞消失,阴道壁及宫颈黏膜可见点状、片状出血灶,甚至浅表小溃疡。

(3)治疗原则:增加阴道抵抗力,抑制细菌生长。局部使用雌激素(乳腺癌和子宫内膜癌患者慎用雌激素制剂)。

四、子宫颈炎患者的护理

1. 病因 急性子宫颈炎常见原因有流产、分娩、宫腔操作的损伤,阴道过多分泌物刺激等。慢性子宫颈炎可由急性子宫颈炎症迁延而来,也可因病原体持续感染所致。

2. 慢性宫颈炎的病理类型 慢性宫颈管黏膜炎、子宫颈息肉、子宫颈肥大。

3. 身体状况

(1)急性子宫颈炎:大部分患者无症状,有症状者主要表现为白带增多,呈黏液脓性,伴有外阴瘙痒及灼热感。

(2)慢性子宫颈炎:主要症状为白带增多,重者有血性白带、性交后出血,经间期出血,偶有外阴瘙痒或不适、不孕,轻者多无不适感。

4. 辅助检查　慢性子宫颈炎需行宫颈刮片或宫颈 TCT 检查,排除子宫颈内瘤样变或宫颈恶性肿瘤的可能,必要时作阴道镜检查及活组织检查。子宫颈息肉需作病理学检查。

5. 治疗原则及主要措施

(1)急性子宫颈炎:以抗生素治疗为主。

(2)慢性子宫颈炎:不同病变采用不同的治疗方法,物理治疗作为首选,物理治疗时间选在月经干净后 3~7 天内进行。

五、盆腔炎性疾病患者的护理

1. 常见病理类型　①急性子宫内膜炎、子宫肌炎;②急性输卵管炎、输卵管积脓、输卵管卵巢脓肿;③急性盆腔腹膜炎;④急性盆腔结缔组织炎;⑤败血症、脓毒血症;⑥肝周围炎。

2. 临床表现　轻症者可无症状或症状轻微。主要表现为急性下腹疼痛、阴道分泌物增多。腹痛为持续性,活动或性生活后加重。重症时有畏寒、发热甚至高热、头痛、食欲缺乏。月经期发病可有经量增多、经期延长。妇科检查:轻症时无明显异常发现,重症时见阴道分泌物呈脓性,宫颈有举痛或宫体有压痛或附件区压痛,或一侧或双侧附件增厚,压痛明显,可触及附件区或盆腔后方肿块且有波动感。

3. 后遗症　①输卵管堵塞、输卵管增粗;②输卵管卵巢粘连形成输卵管卵巢囊肿;③输卵管积水或输卵管积脓;④盆腔主、骶骨韧带增生、变厚,若蔓延范围广,可使子宫固定。

4. 治疗原则　主要为抗生素药物治疗,必要时手术治疗。对于药物治疗无效输卵管脓肿或盆腔脓肿患者可切开引流或病灶切除术。若盆腔脓肿突然破裂,需在抗生素治疗的同时行剖腹探查术。

5. 护理要点　嘱患者卧床休息,取半卧位,指导患者多饮水,加强营养,劳逸结合,科学锻炼身体,提高机体抵抗力。

六、性传播疾病患者的护理

性传播疾病是指以性行为接触为主要传播途径的一组传染性疾病。其传播方式有直接性接触传染、间接接触传染、胎盘产道感染、医源性传播、日常生活接触传播。

1. 淋病

(1)病因与结局:是由淋病奈瑟菌(简称淋菌)感染引起,居我国性传播疾病首位,可导致感染性流产、胎膜早破、胎儿窘迫、胎儿生长受限,甚至导致死胎、死产。

(2)临床表现:潜伏期 3~7 天。主要症状为排尿困难、尿频、尿急、尿痛。白带增多,呈黄色脓性,双侧外阴肿痛。妇科检查见外阴、阴道外口及尿道口充血;子宫颈及穹隆充血,脓性或黏液脓性分泌物自宫颈口流出。

(3)辅助检查:取宫颈管分泌涂片检查发现革兰阴性双球菌可初步诊断;淋菌培养是诊断淋病的金标准;淋菌核酸检测,PCR 检测淋病奈瑟菌 DNA 具有较高的敏感及特异性。

(4)治疗原则:治疗应尽早、彻底,遵循及时、足量、规范用药原则,首选药物头孢曲松钠。

(5)护理要点:①一般护理:嘱患者卧床休息,禁止性生活;②指导患者及时、足量、规范用药;③指导孕妇应于产前常规筛查淋菌;④临床症状消失,并于治疗后 7 天复查分泌物,以后每月复查一次,连续 3 次阴性为治愈;⑤性伴侣做淋病相关检查,并同时治疗。

2. 尖锐湿疣

(1)病因:是由人乳头瘤病毒(HPV)感染引起的鳞状上皮疣状增生病变的性传播疾病。

（2）临床表现：潜伏期1~6个月，平均3个月。临床症状常不明显，无明显不适感，部分患者表现为外阴瘙痒、烧灼痛或性交后疼痛。外阴或阴道病灶见乳头状或鸡冠状或菜花状赘生物。

（3）辅助检查：病理学检查为鳞状上皮增生，呈乳头状生长，有挖空细胞、角化不良细胞或角化不全细胞及湿疣外基底层细胞。

（4）治疗原则及主要措施：药物或手术切除疣体。合并妊娠，若病灶广泛，应行剖宫产术结束分娩。

3. 梅毒

（1）病因：是由苍白密螺旋体引起的慢性全身性的性传播疾病。

（2）病程及传播途径：①根据病程分为早期梅毒和晚期梅毒。早期梅毒指病程在2年以内，包括：一期梅毒（硬下疳）、二期梅毒（全身皮疹）、早期潜伏梅毒（感染1年内）。晚期梅毒指病程在2年以上，包括：皮肤、黏膜、骨、眼等梅毒；心血管梅毒；神经梅毒；内脏梅毒；晚期梅毒。②最主要的传播途径是性接触。根据传播途径不同分为后天梅毒和先天梅毒。梅毒孕妇即使病程超过4年，苍白密螺旋体仍可通过胎盘感染胎儿，引起先天梅毒。先天梅毒儿病死率及致残率明显升高。

（3）临床表现：潜伏期2~4周。早期主要表现为：硬下疳、硬化性淋巴结炎、全身皮肤黏膜损害。晚期表现为永久性皮肤黏膜损害，并侵犯心血管、神经系统等重要器官。

（4）辅助检查：梅毒血清学检查，快速血浆反应素环状卡片试验RPR阳性。新生儿血中RPR或VDEL滴度高于母血的4倍，可确诊为先天梅毒。

（5）治疗原则及主要措施：首选青霉素治疗，需及时、足量、规范用药。

4. 获得性免疫缺陷综合征

（1）病因：是由人类免疫缺陷病毒（HIV）引起的一种性传播疾病。

（2）传播途径：①性接触直接传播；②血液传播；③垂直传播。

（3）临床表现：潜伏期不等，6个月至5年或更长。无症状HIV感染者无任何临床表现；患病时表现为发热、体重下降、全身淋巴结肿大，颈、腋窝最明显。发病后表现为各种机会性感染和恶性肿瘤。

（4）辅助检查：抗HIV抗体阳性；CD_4淋巴细胞总数$<200/mm^3$，或$200~500/mm^3$；CD4/CD8比值<1；血清p24抗原阳性。

（5）治疗原则：无特效治疗药物，主要是抗病毒药物治疗和一般支持对症治疗。抗病毒治疗，及支持对症处理。

【护考训练】

A$_1$/A$_2$型题

1. 患者，女性，主诉外阴部瘙痒，入院后诊断为滴虫外阴炎，建议坐浴液应选择

    A. 温水　　　　　　　　　B. 盐水　　　　　　　　　C. 2%碳酸氢钠溶液

    D. 0.02%呋喃西林溶液　　E. 用1：5000高锰酸钾溶液

2. 适用于阴道毛滴虫生殖繁殖的阴道pH是

    A. 4.0~5.0　　　　　　　B. 5.0~6.6　　　　　　　C. 6.0~6.5

    D. 6.5~7.5　　　　　　　E. 7.5~8.0

3. 滴虫性阴道炎最主要的直接传播途径是

    A. 血液　　　　　　　　　B. 性交　　　　　　　　　C. 污染的器械

  D. 游泳池   E. 衣服、浴巾

4. 滴虫性阴道炎的治愈标准是

  A. 白带涂片检查阴性   B. 月经干净后白带复查连续 2 次阴性

  C. 月经干净后白带复查连续 3 次阴性 D. 分泌物恢复正常

  E. 外阴瘙痒消失

5. 需要夫妇同时治疗的生殖系统炎症是

  A. 淋病   B. 慢性宫颈炎   C. 滴虫性阴道炎

  D. 念珠菌性阴道炎   E. 前庭大腺炎

6. 关于滴虫性阴道炎患者的护理措施,**错误**的是

  A. 患者内裤应煮沸消毒 5~10 分钟 B. 治疗期间禁止性生活

  C. 哺乳期使用甲硝唑妇女坚持哺乳 D. 保持外阴清洁、干燥

  E. 月经干净后白带复查连续 3 次阴性

7. 外阴阴道白色假丝酵母菌病主要的传染方式是

  A. 内源性传染   B. 性交传播   C. 血液传染

  D. 污染器械传染   E. 游泳池间接传染

8. 为滴虫性阴道炎患者做阴道灌洗,灌洗液应选择

  A. 生理盐水   B. 1∶5000 高锰酸钾   C. 0.5%醋酸

  D. 0.02%碘伏   E. 2%~4%碳酸氢钠

9. 患者,女性,25 岁,因不洁性交后出现白带增多及外阴瘙痒。入院后诊断为滴虫性阴道炎。该疾病白带的典型特点是

  A. 稀薄泡沫状   B. 干酪样白带   C. 豆渣样白带

  D. 稀薄,呈淡黄色   E. 白带呈脓性,有臭味

10. 患者,女性,45 岁,既往有糖尿病史,最近阴道分泌物呈豆渣样白带,最有可能患的疾病是

  A. 滴虫性阴道炎   B. 老年性阴道炎

  C. 外阴阴道白色假丝酵母菌病   D. 慢性宫颈炎

  E. 前庭大腺炎

11. 患者,女性,45 岁,近日发现外阴瘙痒,白带多。查体:阴道壁充血,宫颈光滑,白带呈豆渣样,应考虑为

  A. 滴虫性阴道炎   B. 老年性阴道炎

  C. 外阴阴道白色假丝酵母菌病   D. 慢性宫颈炎

  E. 前庭大腺炎

12. 患者,女性,28 岁,门诊诊断为外阴阴道白色假丝酵母菌病。护士指导患者应选择下列哪种阴道灌洗液

  A. 0.5%醋酸   B. 1%乳酸

  C. 2%~4%碳酸氢钠溶液   D. 0.02%呋喃西林溶液

  E. 用 1∶5000 高锰酸钾溶液

13. 关于外阴阴道白色假丝酵母菌患者的护理措施,**错误**的是

  A. 患者内裤应煮沸消毒   B. 嘱患者每日清洗外阴

  C. 孕妇要积极治疗   D. 治疗后在月经前复查白带

E. 性伴侣应同时坚持治疗

14. 患者,女性,25 岁,因外阴瘙痒烧灼感入院。入院后氨试验:有烂鱼样腥臭味。该患者可能患

    A. 外阴阴道念珠菌病　　　　　B. 细菌性阴道病　　　　　C. 外阴瘙痒症

    D. 非特异性阴道炎　　　　　　E. 滴虫性阴道炎

15. 患者,女性,29 岁,已婚,主诉白带增多并有难闻的腥味。入院后诊断为细菌性阴道病,护士对其指导,正确的是

    A. 性伴侣需治疗　　　　　　　　B. 性伴侣不需治疗

    C. 孕 20 周前可用甲硝唑治疗　　D. 勤换内裤

    E. 性生活时不需戴避孕套

16. 患者,女性,56 岁,卵巢癌术后,近几天出现外阴瘙痒,灼痛感,白带增多伴血性,呈淡黄色,最有可能的诊断是

    A. 卵巢癌复发　　　　　　　　　B. 外阴炎

    C. 外阴阴道白色假丝酵母菌病　　D. 老年性阴道炎

    E. 滴虫性阴道炎

17. 关于老年性阴道炎的治疗原则,**错误**的是

    A. 用 0.5% 醋酸行阴道灌洗　　　B. 灌洗后局部应用抗生素

    C. 可口服小剂量雌激素　　　　　D. 阴道可涂抹雌激素软膏

    E. 乳腺癌患者可使用雌激素制剂

18. 患者,女性,65 岁,因稀薄淡黄色白带,外阴瘙痒就诊。入院后诊断为老年性阴道炎,护士指导其选择阴道灌洗液,正确的是

    A. 冷水　　　　　　　　　B. 碱性溶液　　　　　　　C. 温水

    D. 酸性溶液　　　　　　　E. 盐水

19. 慢性子宫颈炎主要的症状是

    A. 外阴瘙痒　　　　　　　B. 阴道分泌物增多　　　　C. 外阴疼痛

    D. 外阴灼热感　　　　　　E. 外阴湿疹

20. 关于慢性子宫颈炎临床表现的描述,**错误**的是

    A. 分泌物呈稀薄泡沫状　　　　　B. 患者可有腰骶部疼痛、下坠感

    C. 阴道分泌物增多　　　　　　　D. 不孕

    E. 宫颈有不同程度的糜烂、囊肿、息肉

21. 盆腔炎性疾病的病因**不包括**

    A. 经期卫生不良　　　　　B. 产后感染　　　　　　　C. 慢性盆腔炎急性发作

    D. 急性肠炎　　　　　　　E. 子宫腔内手术操作后感染

22. 急性盆腔炎性疾病主要的治疗手段是

    A. 支持疗法　　　　　　　B. 抗生素治疗　　　　　　C. 手术疗法

    D. 中药治疗　　　　　　　E. 腹腔灌洗

23. 盆腔炎性疾病急性期患者宜取

    A. 平卧位　　　　　　　　B. 半坐卧　　　　　　　　C. 俯卧位

    D. 头低脚高位　　　　　　E. 侧卧位

24. 患者,女性,42 岁,因宫颈重度糜烂行局部物理治疗,术后患者禁止性生活和盆浴的

时间为

A. 2 周   B. 4 周   C. 6 周

D. 8 周   E. 10 周

25. 患者,女性,1 年前患急性子宫内膜炎,未接受正规治疗。本次体检发现子宫一侧可触及条索状肿物。应考虑为

A. 慢性子宫内膜炎   B. 慢性输卵管炎

C. 慢性盆腔结缔组织炎   D. 慢性腹膜炎

E. 输卵管卵巢囊肿

26. 患者,女性,45 岁,因急性下腹痛伴发热就诊。妇科检查:宫颈充血有抬举痛。医生初步考虑为盆腔炎性疾病:急性盆腔结缔组织炎合并盆腔脓肿,为确诊盆腔脓肿是否存在,需进一步检查的项目是

A. 宫颈分泌物培养   B. 后穹隆穿刺抽出脓液   C. 尿培养

D. 血培养   E. B 超

27. 艾滋病是由下列哪种病毒引起的

A. HPV   B. HSV   C. HIV

D. 柯萨奇 A16 病毒   E. 水痘-带状疱疹病毒

28. 治疗急性淋病应首选

A. 头孢曲松钠   B. 庆大霉素   C. 链霉素

D. 氯霉素   E. 红霉素

29. 引起尖锐湿疣的病原体是

A. 杜克雷嗜血杆菌   B. 人类乳头瘤病毒   C. 肉芽肿荚膜杆菌

D. 沙眼衣原体   E. 人巨细胞病毒

30. 发病率居我国性传播疾病之首的是

A. 尖锐湿疣   B. 淋病

C. 获得性免疫缺陷综合征   D. 梅毒

E. 慢性盆腔炎

31. 林女士,30 岁,近几天感到外阴瘙痒,白带增多,呈稀薄泡沫状且有腥臭味。应建议她到医院做什么检查

A. 阴道分泌物悬滴检查   B. 子宫颈刮片   C. 子宫颈管涂片

D. 阴道侧壁涂片   E. 阴道窥器检查

32. 李某,女,想了解获得性免疫缺陷综合征的传播途径,以下**不包括**

A. 性接触   B. 妊娠   C. 输血

D. 握手   E. 分娩

A₃/A₄ 型题

(33~35 题共同题干)

李女士,25 岁,4 天前发现会阴部肿块,发热 3 天而就诊。妇科检查:右侧小阴唇下方有一个约 3cm×3cm×4cm 大小的肿块,有波动感,压痛明显,局部皮肤充血。

33. 该患者最可能的诊断是

A. 前庭大腺囊肿   B. 前庭大腺脓肿   C. 细菌性外阴炎

D. 外阴白斑   E. 外阴癌

34. 针对该患者最关键的处理是
    A. 妇科门诊观察　　　　　　　　　B. 按摩外阴部,以利炎症吸收
    C. 中药局部热敷　　　　　　　　　D. 给予镇痛剂
    E. 脓肿切开引流并造口

35. 对此患者进行健康指导不正确的
    A. 注意经期、孕期、分娩期、产褥期的卫生
    B. 保持外阴清洁
    C. 外阴瘙痒时避免到游泳池、浴池等公共场所,防止交叉感染。
    D. 患病后不用及时就医,慢慢会自行治愈
    E. 不穿紧身化纤内裤

(36~38 题共同题干)

患者 30 岁,4 天前行人工流产手术,现低热,体温 37.8℃,伴下腹坠痛,腰酸难忍,体温上升达 39℃。妇检:下腹部压痛、反跳痛,宫颈抬举痛。

36. 该患者首先要考虑的诊断是
    A. 人流术后组织反应　　　　　　　B. 急性阑尾炎
    C. 人流术后引起急性子宫内膜炎　　D. 人流术后发热待查
    E. 人流术后合并上呼吸道感染

37. 若该患者不积极治疗,日后迁延,很可能产生
    A. 阴道炎　　　　　B. 异位妊娠　　　　　C. 盆腔肿瘤
    D. 慢性宫颈炎　　　E. 性病

38. 该患者因经济困难,未能及时到医院就诊,病情反复,慢性腹痛持续 1 年多,盆腔检查未及包块,此时适宜的治疗手段是
    A. 中西医结合治疗　　B. 应用大量抗生素　　C. 盆腔肿瘤
    D. 使用激素　　　　　E. 手术切除子宫

(39~40 题共用题干)

患者,女性,38 岁,已婚已育,且无生育要求,因白带增多,腰骶部疼痛,性交后出血就诊。妇科检查宫颈重度糜烂。

39. 上述疾病最好的治疗方法是
    A. 物理治疗　　　　　B. 药物治疗　　　　　C. 手术疗法
    D. 化学疗法　　　　　E. 阴道灌洗

40. 治疗最佳时间是
    A. 月经来潮 3~7 天　　B. 月经来潮前 1~2 天　　C. 月经期
    D. 月经干净后 1~2 天　　E. 月经干净后 3~7 天

(熊立新)

【参考答案】

1. E	2. B	3. B	4. C	5. C	6. C	7. B	8. B	9. A	10. C
11. C	12. C	13. D	14. B	15. B	16. D	17. E	18. D	19. B	20. A
21. D	22. B	23. B	24. B	25. D	26. B	27. C	28. A	29. B	30. B
31. A	32. D	33. B	34. E	35. D	36. C	37. B	38. A	39. A	40. E

第十六章　妇科肿瘤患者的护理

【学习精要】

本章考点

1. 子宫肌瘤的分类、临床表现、治疗原则、护理要点。

2. 宫颈癌最常见病因、好发部位、常见的病理类型、主要转移途径、早期症状、筛查及确诊的方法、宫颈癌经腹手术前后患者的护理要点。

3. 子宫内膜癌的常见病理类型、主要转移途径、临床表现、确诊的方法及治疗原则。

4. 常见卵巢肿瘤的组织学分类、恶性卵巢肿瘤的转移途径、良恶性卵巢肿瘤的鉴别、常见并发症和主要的处理原则;卵巢囊肿蒂扭转的临床表现、诊断与处理原则。

重点与难点解析:

一、子宫肌瘤

女性生殖器最常见的良性肿瘤,多见于 30~50 岁妇女,其发病与体内雌激素过高或长期刺激有关。

1. **分类**　①肌壁间肌瘤(最常见);②浆膜下肌瘤;③黏膜下肌瘤。

2. **临床表现**　多与肌瘤的生长部位及肌瘤变性等相关。浆膜下肌瘤过大可产生压迫症状(如压迫膀胱产生尿频尿急,压迫直肠产生便秘等),蒂长且活动性好可发生蒂扭转导致急腹症;肌壁间肌瘤及黏膜下肌瘤常引起月经量过多,经期延长及痛经,继发导致贫血;黏膜下肌瘤突出阴道内引起感染可致白带异常。肌壁间肌瘤及黏膜下肌瘤患者可出现不孕症或流产。妊娠期或产褥期可发生红色样变,患者出现急性腹痛,伴恶心、呕吐、发热、白细胞升高。

3. **辅助检查**　B 型超声是诊断子宫肌瘤主要手段之一。

4. **治疗原则**　①随访观察:肌瘤小、症状不明显或无症状,或近绝经期妇女,月经正常,无压迫症状者可暂时观察。每 3~6 个月检查 1 次。②药物治疗:适用于症状较轻,近绝经年龄或全身情况不能胜任手术,在排除子宫内膜癌的情况下可采用药物治疗。③手术治疗:是治疗子宫肌瘤的主要方法。④其他治疗:子宫动脉栓塞术、超声刀、射频消融术等治疗技术。

5. **护理要点**:①一般护理:术后注意保持外阴清洁干燥,每日用 0.5% 碘伏液擦洗外阴 2次,指导患者用消毒会阴垫;②阴道大出血:评估出血量的同时,立即置患者平卧位,吸氧、保暖,迅速建立静脉通道,做好输血前准备。

二、宫　颈　癌

1. **最常见病因**　与人乳头状瘤病毒感染(特别是 16 型、18 型)有关。

2. 好发部位　在宫颈外口鳞-柱上皮交界处。

3. 常见病理类型　鳞状细胞癌为主。

4. 转移途径　主要以直接蔓延和淋巴转移为主,晚期可发生血行转移。

5. 早期症状　接触性出血。

6. 筛查方法　宫颈细胞学检查。

7. 确诊方法　宫颈和宫颈管活检,取材时应多在宫颈鳞-柱上皮交界3、6、9、12点处作四点活检。

8. 处理原则　Ⅰa期至Ⅱa期可手术治疗,Ⅱb、Ⅲ、Ⅳ期:放射治疗同时加化疗。

9. 宫颈癌经腹手术前后患者的护理要点

(1)手术前护理:①皮肤准备:术前一日备皮,剃除自剑突下至大腿上1/3处及会阴部、两侧至腋中线范围内的所有汗毛及阴毛,并彻底清洁脐部。②配血:宫颈癌根治术常规配备血量要达到800~1000ml,以备术中使用。③阴道准备:一般术前3日起每日用0.5%碘伏溶液行阴道冲洗2次,手术日晨行阴道常规冲洗后,消毒宫颈、阴道,并用大棉球拭干。麻醉成功后在阴道内塞无菌纱条。④肠道准备:术前3日改无渣饮食,按医嘱给予肠道抑菌药物。术前一日晚22时后禁食,零点后禁水。手术前夜及手术当日晨行清洁灌肠,保证肠道呈清洁、空虚状态。⑤留置尿管:术日晨插尿管。⑥外生型癌患者有活动性出血可能者需用消毒纱条填塞压迫止血,并认真交班按时取出或更换。⑦告知手术前可能采取的麻醉方式,术后可能出现的不适和应对措施。⑧手术前对消瘦患者可使用减压贴膜预防压疮。

(2)术后护理:①术后24小时护理:密切观察血压、心率、呼吸、脉搏、血氧饱和度等生命体征。麻醉过后由平卧位改为半坐位利于盆腔引流。腹部加压沙袋6小时,保持尿管、引流管通畅,每2小时协助翻身1次,准确记录24小时出入量。②术后饮食:术后第一天进流质饮食,肛门排气后进高蛋白、高维生素的半流质饮食,鼓励患者早期活动,促进伤口愈合及机体恢复。③术后镇痛:护理操作动作轻柔准确,采用沟通、抚触、安慰等方式分散患者注意力,疼痛剧烈时及时遵医嘱给予止痛剂。④促进膀胱功能恢复:宫颈癌根治术易损伤支配膀胱的副交感神经,术后易引起尿潴留。术后常规留置导尿管7~14天。拔尿管前协助患者行盆底功能锻炼,促进自主排尿,拔管后,若测膀胱残余尿量>100ml或患者不能自主排尿需遵医嘱重新留置尿管。⑤引流管护理:保持各个引流管通畅,并观察记录引流液的颜色、性状和量。⑥观察双侧腹股沟有无包块(淋巴囊肿),如有应及时热敷,并报告医生给予抗感染治疗。

三、子宫内膜癌

1. 常见的病理类型　以腺癌为主。

2. 转移途径　主要是直接蔓延和淋巴转移,晚期有血行转移。

3. 临床表现　阴道流血是最重要和最早出现的症状。未绝经者表现为经量增多、经期延长或经间期出血。绝经后患者表现为不规则阴道流血。

4. 辅助检查　分段诊断性刮宫是确诊子宫内膜癌最常用最可靠的方法。

5. 治疗原则　手术治疗是首选的治疗方法。对晚期或复发癌患者、不能手术切除或年轻、早期、要求保留生育功能者,均可考虑孕激素治疗。

四、卵巢肿瘤

1. 组织学分类　常见的卵巢肿瘤有浆液性囊腺瘤、黏液性囊腺瘤、畸胎瘤;最常见的恶性肿瘤是浆液性囊腺癌。

2. 恶性肿瘤转移途径 主要是直接蔓延及腹腔种植。淋巴道转移也是重要的转移途径。血行转移少见,终末期时转移到肝和肺。

3. 良恶性卵巢肿瘤的鉴别见表 16-1。

表 16-1 卵巢良、恶性肿瘤的鉴别

鉴别内容	良性肿瘤	恶性肿瘤
病史	病程长,逐渐长大	病程短,迅速长大
体征	单侧多,活动,囊性,表面光滑,一般无腹水	双侧多,固定,实性或半实性,表面结节状不平,常伴腹水,多为血性,可能查到癌细胞
一般情况	良好	逐渐出现恶病质
B 超	为液性暗区,可有间隔光带,边缘清晰	液性暗区内有杂乱光团、光点,肿块周界不清

4. 常见并发症

(1)蒂扭转:为妇科急腹症之一,常见于囊性成熟畸胎瘤,患者突然发生下腹剧烈疼痛,严重时可伴恶心、呕吐,甚至休克。妇科检查可扪及压痛的肿块,以蒂部最明显。患侧腹壁肌紧张,压痛显著,肿块张力较大。一经确诊后,应立即手术切除肿瘤。

(2)破裂:引起剧烈腹痛、恶心、呕吐,甚至休克。确诊后应立即剖腹探查,切除囊肿,彻底清洗盆、腹腔。

(3)感染:主要症状有发热、腹痛及不同程度腹膜炎,白细胞数增高。应积极控制感染后择期手术探查。

(4)恶性变:应尽早手术。

【护考训练】

A₁/A₂ 型题

1. 女性生殖器良性肿瘤中最常见的为
   A. 子宫肌瘤　　　　　　　B. 卵巢皮样囊肿　　　　C. 卵巢浆液性囊腺瘤
   D. 卵巢黏液性囊腺瘤　　　E. 卵巢冠肿瘤

2. 关于子宫肌瘤,正确的是
   A. 单个发生居多
   B. 与雌,孕激素降低有关
   C. 多见于青年女性
   D. 子宫肌瘤无完整的包膜
   E. 由子宫平滑肌组织增生形成,含有少量纤维结缔组织

3. 最常见的子宫肌瘤是
   A. 黏膜下肌瘤　　　　　　B. 浆膜下肌瘤　　　　　C. 肌壁间肌瘤
   D. 子宫颈肌瘤　　　　　　E. 阔韧带肌瘤

4. 诊断子宫肌瘤最常用的方法是
   A. 诊断性刮宫　　　　　　B. 阴道脱落细胞学检查　　C. B 超

D. 宫颈活体组织检查　　　　　　　E. 宫腔镜检查

5. 黏膜下肌瘤的主要症状是

　　A. 月经过多　　　　　　　　　　B. 刺激子宫收缩引起剧烈腹痛

　　C. 易合并蒂扭转　　　　　　　　D. 易发生红色变性

　　E. 压迫直肠或膀胱引起尿频、便秘

6. 关于子宫肌瘤,正确的是

　　A. 浆膜下肌瘤常致不孕　　　　　B. 子宫肌瘤肉瘤变性发生率很高

　　C. 红色变性常见于妊娠期和分娩后　　D. 子宫肌瘤生长、发生和雄激素有关

　　E. 根据肌瘤与子宫黏膜层的关系,分为黏膜下、浆膜下和肌壁间子宫肌瘤

7. 患者,女性,50 岁,体检时发现子宫肌壁间肌瘤。患者询问护士该疾病最常见的临床表现是

　　A. 腹部肿块　　　　　　B. 不孕　　　　　　C. 月经量多,经期延长

　　D. 白带增多　　　　　　E. 腰酸、下腹坠胀

8. 39 岁孕 2 产 2,诊断为子宫黏膜下肌瘤继发贫血 1 年,Hb 60g/L,肌瘤未突出宫口,恰当的处理应为

　　A. 观察随访　　　　　　B. 大剂量雌激素　　　　　C. 大剂量雄激素

　　D. 子宫全切术　　　　　E. 放射治疗

9. 某女,48 岁,近半年月经周期不规律,(6~7)天/(20~60)天,经量增多为以往的 2 倍。妇科检查:宫颈光滑,子宫增大如孕 40 天,质硬,凹凸不平,无压痛,双附件未及异常。查血红蛋白 120g/L,应用何种方法治疗

　　A. 激素治疗　　　　　　B. 刮宫术　　　　　　C. 经阴道肌瘤摘除术

　　D. 肌瘤剔除术　　　　　E. 子宫全切术

10. 患者,女性,50 岁,阴道不规则流血,阴道分泌物脓性、有臭味 4 个月。妇科检查:阴道内触及鸡蛋大实质肿物,其周围均有宫颈包绕,子宫正常大。最有可能的诊断是

　　A. 宫颈巨大息肉　　　　　B. 宫颈腺囊肿　　　　　C. 宫颈癌

　　D. 子宫内膜癌　　　　　　E. 子宫黏膜下肌瘤

11. 一子宫肌瘤患者行子宫全切术,护士为其进行健康指导,告知患者术后阴道残端肠线吸收可致阴道少量出血,上述现象大约在术后几天出现

　　A. 1~2 天　　　　　　B. 3~4 天　　　　　　C. 5~7 天

　　D. 7~8 天　　　　　　E. 10~15 天

12. 子宫颈癌的好发部位是

　　A. 宫颈阴道部的鳞状上皮　　　　B. 宫颈管柱状上皮

　　C. 宫颈外口鳞-柱上皮交界处　　　D. 宫颈内口与宫颈管交界处

　　E. 宫颈刮片与宫颈外口交界处

13. 宫颈癌早期筛查常用

　　A. 阴道镜检查　　　　　　　　　B. 碘试验

　　C. 宫颈刮片细胞学检查　　　　　D. 宫颈和宫颈管活组织检查

　　E. B 超检查

14. 确诊宫颈癌最可靠的方法是

　　A. 阴道镜检查　　　　　　　　　B. 碘试验

  C. 宫颈刮片细胞学检查   D. 宫颈和宫颈管活组织检查

  E. B 超检查

15. 女性生殖器官恶性肿瘤发生率最高的是

  A. 外阴癌   B. 阴道癌   C. 子宫颈癌

  D. 子宫内膜癌   E. 卵巢癌

16. 宫颈癌最主要的转移途径是

  A. 血行转移   B. 淋巴转移和血行转移

  C. 直接蔓延和淋巴转移   D. 播种转移

  E. 淋巴、血行、直接浸润

17. 王女士,59 岁,绝经 5 年,不规则阴道出血,伴下腹胀痛及脓性臭白带 2 个月。妇科检查:阴道无异常,宫颈光滑,子宫体饱满,质软,双侧附件正常。该患者最可能的诊断是

  A. 宫颈癌   B. 更年期功能失调性子宫出血

  C. 子宫内膜癌   D. 子宫肉瘤   E. 输卵管癌

18. 患者,女,52 岁,因月经不规则 2 年就诊,当地医院诊断为"功能性子宫出血",给予人工周期治疗,效果欠佳。妇科检查:外阴阴道(-),宫颈光滑,子宫稍大,略软,双侧附件未触及异常。下述诊疗措施哪项最恰当

  A. 口服避孕 1 号   B. 应用甲睾酮   C. 应用黄体酮

  D. 分段刮宫术   E. 阴道镜检查

19. 女性生殖器恶性肿瘤死亡率最高的是

  A. 宫颈癌   B. 绒毛癌   C. 子宫内膜癌

  D. 外阴癌   E. 卵巢癌

20. 卵巢恶性肿瘤的治疗原则是

  A. 随访观察   B. 化学治疗   C. 手术治疗

  D. 放射治疗   E. 手术为主,化疗、放疗为辅

21. 患者女性,54 岁,患卵巢癌,拟行手术治疗,术前护士应为患者配血

  A. 200～400ml   B. 400～600ml   C. 600～800ml

  D. 800～1000ml   E. 1500～2000ml

22. 患者,女性,45 岁,患卵巢癌,术后留置导尿,下列护理正确的

  A. 2 天擦洗尿道口及尿管 1 次   B. 每天擦洗尿道口及尿管 1 次

  C. 每天擦洗尿道口及尿管 2 次   D. 每天擦洗尿道口及尿管 3 次

  E. 隔天擦洗尿道口及尿管 4 次

23. 卵巢肿瘤最常见的并发症是

  A. 囊肿破裂   B. 感染   C. 蒂扭转

  D. 恶性变   E. 肿瘤远处转移

A₃/A₄ 型题

(24～26 题共用题干)

患者,女性,40 岁,月经过多 3 年,近 1 个月持续阴道出血入院。查血红蛋白 60g/L,妇科检查:阴道内见一 6cm×4cm 肉样实性肿物,自宫口突出,自宫稍大,双附件未及异常。

24. 最可能的诊断是

  A. 功能失调性子宫出血   B. 子宫内膜癌   C. 子宫颈癌

D. 子宫肌瘤　　　　　　　　E. 围绝经期

25. 应用哪种治疗方法
　　A. 子宫全切术　　　　　　　B. 诊断性刮宫术　　　　　C. 肌瘤剔除术
　　D. 宫腔镜下肌瘤切除术　　　E. 经阴道肌瘤摘除术

26. 护士告诉患者该病可能与下列哪种因素有关
　　A. 性生活紊乱　　　　　　　B. 绝经延迟　　　　　　　C. 体内雌激素水平过高
　　D. 未婚少育　　　　　　　　E. 单纯疱疹病毒感染

(27~30 题共用题干)
　　患者,女,42 岁,近日因宫颈癌,需做广泛性子宫切除和盆腔淋巴结清扫术。

27. 术前 1 日应重点准备的是
　　A. 阴道准备　　　　　　　　B. 皮肤准备　　　　　　　C. 灌肠
　　D. 导尿　　　　　　　　　　E. 镇静

28. 肠道准备时,无渣饮食的时间为
　　A. 术前 1 日　　　　　　　　B. 术前 2 日　　　　　　　C. 术前 3 日
　　D. 术前 5 日　　　　　　　　E. 术前 7 日

29. 该患者术后保留尿管时间为
　　A. 1~2 天　　　　　　　　　B. 3~5 天　　　　　　　　C. 6~9 天
　　D. 7~14 天　　　　　　　　　E. 2~3 周

30. 术后,护士为其做出院指导时告知患者术后按时随访,首次随访时间是
　　A. 术后 2 个月　　　　　　　B. 术后 1 个月　　　　　　C. 术后 6 个月
　　D. 术后 1 年　　　　　　　　E. 术后 3 个月

(31~33 题共用题干)
　　患者,女性,44 岁,1 年来阴道不规则出血,分泌物有味,宫颈呈菜花样,右侧宫旁组织增厚,但未达盆壁,阴道累及达下 1/3。

31. 为确定诊断应行
　　A. 阴道脱落细胞检查　　　　B. 宫颈碘试验　　　　　　C. 阴道镜检查
　　D. 宫颈活体组织检查　　　　E. 宫腔镜检查

32. 临床分期正确的是
　　A. Ⅰa　　　　　　　　　　　B. Ⅱa　　　　　　　　　　C. Ⅱb
　　D. Ⅲa　　　　　　　　　　　E. Ⅲb

33. 应采取的治疗是
　　A. 全子宫切除术　　　　　　B. 扩大全子宫切除术　　　C. 放疗
　　D. 广泛性子宫切除术　　　　E. 广泛性全子宫切除术+盆腔淋巴结清除术

(熊立新)

【参考答案】

1. A　　2. E　　3. C　　4. C　　5. A　　6. C　　7. C　　8. D　　9. E　　10. D
11. D　　12. C　　13. C　　14. D　　15. C　　16. C　　17. C　　18. D　　19. E　　20. E
21. B　　22. C　　23. C　　24. D　　25. E　　26. C　　27. C　　28. C　　29. D　　30. D
31. D　　32. D　　33. C

第十七章　妊娠滋养细胞疾病患者的护理

【学习精要】

本章考点

1. 葡萄胎的病理学特点、临床表现、辅助检查、治疗原则、健康指导要点。

2. 侵蚀性葡萄胎和绒癌的病理区别、转移症状、辅助检查、治疗原则、转移症状的主要护理要点。

3. 化疗用药护理；化疗常见毒副反应的护理要点。

重点与难点解析：

葡萄胎、侵蚀性葡萄胎、绒毛膜癌（简称绒癌），是一组来源于胎盘绒毛滋养细胞的疾病；化疗是目前治疗恶性肿瘤的主要手段之一，滋养细胞疾病是所有肿瘤中对化疗最为敏感的一种。

一、葡　萄　胎

1. 病理特点　葡萄胎病变局限于子宫腔内，不侵入肌层。镜下：滋养细胞增生，间质水肿，间质内胎源性血管消失。

2. 临床表现　典型症状为停经 12 周左右发生不规则的阴道出血、子宫异常增大、变软、妊娠呕吐、妊娠期高血压疾病征象，卵巢发生黄素化囊肿（不需处理）、腹痛（黄素化囊肿蒂扭转）及甲状腺功能亢进症状等。

3. 辅助检查　血、尿 HCG 测定和 B 超检查（落雪状）。

4. 治疗原则　立即清宫处理，清宫中应注意防止大出血，备血、建立静脉通路和使用缩宫素；刮出物送病理检查；术后禁止性生活 1 个月。

5. 健康指导

（1）有恶变倾向患者可选择性进行预防性化疗。

（2）随访时间和内容：包括：①HCG 定量测定，葡萄胎清宫后每周 1 次，直至连续 3 次正常，随后每个月 1 次持续至少半年。此后每半年 1 次，共随访 2 年。②在随访血、尿 HCG 的同时应注意月经是否规则，有无异常阴道流血，有无咳嗽、咯血及其他转移灶症状，定期作妇科检查、B 超及 X 线胸片检查。

（3）避孕指导：葡萄胎患者应严格避孕 1 年，避孕方法常使用避孕套或口服避孕药，不选用宫内节育器。

二、滋养细胞肿瘤

1. 病理　侵蚀性葡萄胎常继发于葡萄胎排空后6个月内,镜下可见子宫肌层内有水疱状组织、绒毛结构和显著增生的滋养细胞。绒癌多发生在葡萄胎排空后的1年以上,也可继发于葡萄胎妊娠、流产、早产、异位妊娠、足月妊娠甚至侵蚀性葡萄胎后,镜下表现为滋养细胞极度不规则增生,分化不良,明显异型,无绒毛结构或水疱状结构。

2. 转移症状　最常见的转移部位依次是肺(有咳嗽、咯血)、阴道(紫蓝色结节)、脑(出血、死亡)。

3. 辅助检查　血清HCG测定(主要诊断依据)、超声检查、影像学检查(胸部X线片见棉球状或团块状阴影)。

4. 治疗原则　以化疗为主,手术和放疗为辅。

5. 转移灶护理

(1)阴道转移患者的护理:①尽量卧床休息,减少走动;禁性生活,避免不必要的阴道检查,严禁阴道冲洗。②每次操作时注意观察阴道转移灶有无缩小、化疗药物是否有效。③如发生溃破大出血,应立即通知医生并配合抢救。用长纱条填塞阴道压迫止血。填塞的纱条必须于24~48小时内取出,若出血未止可使用无菌纱条重新填塞。

(2)肺转移患者的护理:①呼吸困难时予半卧位、间断吸氧。②大量咯血时有窒息、休克甚至死亡的危险,应立即予头低侧卧位以保持呼吸道通畅,并轻击背部帮助排出积血。

(3)脑转移患者的护理:①观察颅内压增高症状;②预防意外发生,须专人监护。

三、化疗患者的护理

1. 化疗用药护理

(1)准确测量体重,确定用药的剂量及调整剂量:测量体重一般在一个疗程用药前、中分别测量一次,测量体重的时间应在清晨、空腹时,并排空大小便,减去衣服,以保证体重的准确。

(2)用药前仔细核对药品及用药者信息:给药前收集患者的病情、化疗方案、药物种类和剂量、使用方法、配伍禁忌、药物贮存要求和有效期等信息。根据医嘱严格做到三查七对,保证用药者、时间、剂量等准确无误。

(3)现配现用药物:正确溶解和稀释药物,一般常温下不超过1小时。如果联合用药应根据药物的性质排出先后顺序。要求避光的化疗药物如放线菌素D(更生霉素)、顺铂等,取出后应使用避光罩或用黑布包好。

(4)正确的使用化疗药物:根据补液量和时间设定滴速、匀速滴入,以确保疗效并减少毒副反应。环磷酰胺等药物需快速进入,应选择静脉推注。氟尿嘧啶、阿霉素等药物需慢速进入,应使用静脉注射泵或输液泵给药。

(5)合理使用及保护静脉血管:操作者应熟练掌握静脉穿刺技术,提高一次穿刺成功率。因化疗药物对血管的刺激性大,最好选用深静脉置管的方法进行化疗。注意保护患者静脉,若选用外周静脉应遵循从远心端向近心端有计划的穿刺,并在使用化疗药物前,先输入少量0.9%NaCl溶液,待点滴通畅后再输入化疗药物,预防局部静脉炎和坏死。选择合适血管进行输入药物,如刺激性大、需要快速进入的药物应选用大血管,而刺激性小、输注速度慢的药物可用小血管,最好使用泵入的输注方式。

（6）药物外渗处理：密切巡视，发现药物外渗应立即停止滴入、拔出针头，给予局部冷、热疗，用生理盐水或普鲁卡因局部封闭，最后用硫酸镁湿敷或喜辽妥涂抹，以减轻疼痛和肿胀，预防局部组织坏死。补液完毕拔出针头后用棉球按压进针处 3 分钟。

2. 常见化疗毒副反应的护理要点

（1）造血功能障碍的护理：①白细胞降低的护理：$WBC<4.0×10^9/L$ 不能用药，$WBC<3.0×10^9/L$ 应通知医生考虑停药。②血小板降低的护理：指导患者避免磕、碰、划伤，对有颅内出血和阴道出血倾向的患者要绝对卧床休息。

（2）口腔护理：如有黏膜溃疡则做溃疡面分泌物培养，根据药敏试验结果选用抗生素和维生素 B_{12} 液混合涂于溃疡面促进愈合，可于进食前 15 分钟用丁卡因（地卡因）溶液敷溃疡面以减少疼痛。

（3）动脉化疗并发症的护理：用沙袋压迫穿刺部位 6 小时，穿刺肢体制动 8 小时，卧床休息 24 小时。

【护考训练】

A₁/A₂ 型题

1. 与葡萄胎诊断**不符**的临床表现是

　　A. 阴道不规则出血　　　　B. 轻微阵发性腹痛　　　　C. 胸痛及咯血

　　D. 高血压、蛋白尿　　　　E. 闭经

2. 确诊葡萄胎最简便、可靠的辅助检查是

　　A. 尿妊娠试验　　　　　　B. X 线　　　　　　　　　C. B 超

　　D. 尿稀释妊娠试验　　　　E. 妇科检查

3. 葡萄胎术后随访指导的时间一般需要

　　A. 1 年　　　　　　　　　B. 2 年　　　　　　　　　C. 3 年

　　D. 4 年　　　　　　　　　E. 5 年

4. 侵蚀性葡萄胎最常见的转移部位是

　　A. 肺　　　　　　　　　　B. 阴道　　　　　　　　　C. 脑

　　D. 肝　　　　　　　　　　E. 肾

5. 下述葡萄胎排出后随访时**不正确**的是

　　A. 定期做妇科检查　　　　　　　　B. 至少避孕 2 年

　　C. 定期做 HCG 定量测定　　　　　D. 定期做阴道细胞学检查

　　E. 定期做胸部 X 线摄片

6. 葡萄胎行清宫术时，下列处理**不正确**的是

　　A. 确诊后择期清宫　　　　　　　　B. 一般采用吸宫术

　　C. 首先应选择大号吸管　　　　　　D. 子宫缩小后可慎重刮宫

　　E. 刮出物送组织学检查

7. 葡萄胎患者术后避孕的最佳方法是

　　A. 宫内节育器避孕　　　　B. 口服避孕药避孕　　　　C. 针剂避孕药避孕

　　D. 男用避孕套避孕　　　　E. 皮下埋植法避孕

8. 侵蚀性葡萄胎与绒毛膜癌最主要的区别点是

　　A. 活组织检查镜下有无绒毛结构　　　　B. 距葡萄胎排空后的时间长短

C. 尿中 HCG 值的高低   D. 子宫大小程度的不同

    E. 是否出现转移灶

9. 在手术切除标本的病理检查中,发现子宫肌层及输卵管中有滋养细胞,并呈团块状增生;细胞大小,形态均不一致;有出血及坏死;但绒毛结构完整。最可能的诊断为

    A. 葡萄胎   B. 侵蚀性葡萄胎   C. 绒毛膜癌

    D. 输卵管癌   E. 子宫内膜癌

10. 有关妊娠滋养细胞疾病,描述**错误**的是

    A. 葡萄胎时 HCG 水平较相应月份正常妊娠的 HCG 水平高

    B. 绒癌 HCG 水平比侵蚀性葡萄胎高

    C. 葡萄胎确诊后应及早行清宫术

    D. 肺部是绒毛膜癌最常见的转移部位

    E. 侵蚀性葡萄胎病变在子宫,化疗无效时可切除子宫

11. 于女士,24 岁,已婚,停经 40 余天,出现早孕反应,由于早孕反应加重,在当地诊所输液数次,现妊娠 14 周,患者感到腹部胀痛,尤其感到下腹两侧牵拉痛,经检查宫底脐下一横指,子宫壁软,无胎体感,首先考虑可能的问题是

    A. 多胎妊娠   B. 羊水过多   C. 难免流产

    D. 葡萄胎   E. 卵巢肿瘤

12. 李女士,33 岁,葡萄胎术后 5 个月,近 1 周来咳嗽、咳痰、痰中带血,下列检查有助于诊断的是

    A. 尿妊娠试验   B. X 线胸片   C. B 超

    D. CT   E. 妇科检查

13. 赵女士,38 岁,停经 3 个月,突然剧烈下腹痛 3 小时,腹腔内出血伴休克,即开腹探查,见子宫左角破口有水疱状物,镜下见子宫肌壁深层及浆膜下有增生活跃的滋养层细胞,并见绒毛结构,可能的诊断是

    A. 宫角妊娠   B. 葡萄胎   C. 侵蚀性葡萄胎

    D. 绒毛膜癌   E. 子宫内膜炎

14. 钱女士,24 岁,孕 1 产 0,因患葡萄胎住院治疗 45 天,经清宫后行各项必要化验,均在正常范围出院,出院后下一步最重要的处理措施应是

    A. 出现异常情况再随诊   B. 定期做阴道细胞涂片检查

    C. 定期复查血 HCG   D. 定期做胸部 X 线检查

    E. 出院后休息半年可再继续妊娠

15. 孙女士 42 岁,孕 2 产 2,末产 5 年前,近半年出现阴道不规则出血,伴轻微咳嗽 2 个月。妇科检查:子宫正常大小,质较软,右侧附件可及拳头大小囊性肿物,活动度好,无压痛,尿 HCG 阳性,胸片可见棉球状阴影,最可能的诊断是

    A. 肺结核及子宫内膜结核   B. 不全流产   C. 侵蚀性葡萄胎

    D. 绒毛膜癌   E. 右侧卵巢颗粒细胞瘤

16. 张女士,28 岁,人工流产术后不规则阴道出血 3 个月,经 2 次刮宫术均未见明显妊娠残留组织,亦未送病理检查。B 超:子宫增大如孕 2 个月,宫底部可见 3cm×4cm 结节,内部回声杂乱,伴部分强回声,首先应考虑的诊断是

    A. 宫外孕   B. 侵蚀性葡萄胎   C. 绒毛膜癌

　　D. 人工流产不全　　　　　　E. 人工流产后宫腔感染

17. 杨女士,32 岁,主诉不规则阴道出血 4 个月。妇科检查:子宫如孕 4 个月大小,左侧附件区可及儿头大小囊性肿物。为尽快明确诊断,首先应做的检查

　　A. 盆腔 CT 检查　　　　　　B. 血 HCG　　　　　　　C. 尿 HCG

　　D. B 超检查　　　　　　　　E. 多普勒超声检查

A₃/A₄ 型题

(18~20 题共用题干)

万女士,31 岁,停经 56 天,阴道不规则流血 4 天,诊断为葡萄胎。

18. 对该疾病诊断价值最大的依据是

　　A. 停经史　　　　　　　　　B. 阴道流血,水疱状物排出

　　C. 尿妊娠试验阳性　　　　　D. 子宫体增大　　　　　E. 胸片有絮状阴影

19. 对该患者的处理正确是

　　A. 住院观察　　　　　　　　B. 立即行清宫术　　　　C. 输血输液

　　D. 切除子宫　　　　　　　　E. 常规化学疗法

20. 对该患者的随访措施**错误**的是

　　A. 至少持续 2 年　　　　　　　　　B. 随访期怀孕应加强孕期保健

　　C. 进行妇科检查　　　　　　　　　D. 进行胸部摄片

　　E. 按时复查血 HCG

(21~22 题共用题干)

患者女,26 岁,已婚,葡萄胎清宫术后 4 个月,不规则阴道出血 2 个月,伴咳嗽咯血 1 周。

21. 当 HCG 阳性时,你初步考虑是哪种疾病

　　A. 功血　　　　　　　　　　B. 侵蚀性葡萄胎　　　　C. 宫外孕

　　D. 流产　　　　　　　　　　E. 肺结核

22. 该患者迫切要求保留生育功能,采取何种治疗方法

　　A. 清宫术　　　　　　　　　B. 子宫切除术　　　　　C. 单纯化疗

　　D. 单纯放疗　　　　　　　　E. 化疗+手术

(汪 薇)

【参考答案】

1. C　　2. C　　3. B　　4. A　　5. B　　6. A　　7. D　　8. A　　9. B　　10. B

11. D　　12. B　　13. C　　14. C　　15. D　　16. C　　17. D　　18. B　　19. B　　20. B

21. B　　22. C

第十八章　女性生殖内分泌疾病患者的护理

【学习精要】

本章考点

1. 功血的定义、分类、临床特点、辅助检查；无排卵性功血的治疗原则、首选止血方法、人工周期疗法的定义及护理要点。

2. 闭经的定义、分类、药物撤退试验及护理要点。

3. 原发性痛经的临床表现、辅助检查、治疗原则及护理要点。

4. 绝经期综合征的定义、主要临床表现、使用激素替代疗法的原则和禁忌证及护理要点。

重点与难点解析：

一、功能失调性子宫出血

1. **定义**　简称功血，是由于生殖内分泌轴功能紊乱引起的非器质性异常子宫出血。可分为无排卵性功能失调性子宫出血和排卵性月经失调两类。无排卵性功血好发于青春期和绝经过渡期妇女，排卵性月经失调好发于育龄期妇女。排卵性月经失调分为月经过多和月经周期间出血两类，月经周期间出血又分为黄体功能异常和围排卵期出血两类。黄体功能不足和子宫内膜不规则脱落是黄体功能异常的主要类型。

2. **无排卵性功血**

(1) 症状：最常见的症状为子宫不规则出血，特点是月经周期紊乱，经期长短不一，经量不定或增多，出血期患者一般无下腹痛或其他不适。出血多或持续时间长者可继发贫血，大量出血易导致休克。

(2) 辅助检查：基础体温呈单相型。诊断性刮宫时子宫内膜出现增生期改变，无分泌期改变。

(3) 治疗原则：①青春期和生育期功血患者以止血、调整周期、促进排卵为原则；绝经过渡期功血患者以止血、减少经量、防止子宫内膜病变为原则。②治疗时首选药物止血，大出血的患者给予性激素治疗8小时明显见效，24~48小时内血基本停止。③青春期及生育期无排卵患者，在止血后采取人工周期疗法，即模拟自然月经周期中卵巢的内分泌变化，序贯应用雌、孕激素，使子宫内膜发生周期性变化。绝经过渡期患者可采取手术治疗。

3. **排卵性月经失调**　分为黄体功能不足和子宫内膜不规则脱落两类。

(1) 黄体功能不足：临床表现为月经周期缩短，月经频发。育龄妇女可因黄体期缩短，有不孕或妊娠早期流产史。基础体温呈双相型,高温相≤11 日。患者应在月经来潮前 1~2 天或月经来潮 6 小时内刮宫,内膜显示分泌反应至少落后 2 天。治疗时可促进卵泡发育及排卵。

(2)子宫内膜不规则脱落:临床表现为月经周期正常,经期延长。基础体温呈双相型,高温期体温下降缓慢伴经前出血。患者在月经期第 5~6 天进行诊刮,病理检查可见到混合型内膜(分泌期、出血坏死期、增生期内膜并存)。治疗时可使用孕激素,调节下丘脑－垂体－卵巢轴的反馈功能,促使黄体及时萎缩,内膜按期完整脱落。

4. 护理要点　是维持正常血容量;遵医嘱使用性激素,药物减量必须在血止后才能开始,每 3 天减一次,每次减量不得超过原剂量的 1/3,直至维持量;预防感染;补充含铁、维生素 C 和蛋白质丰富的食物;健康指导。

二、闭　　经

1. 定义　表现为无月经或月经停止,是妇科的常见症状。分为原发性闭经和继发性闭经两类。原发性闭经是凡年龄超过 15 岁、第二性征已发育或年龄超过 13 岁,第二性征尚未发育,月经还未来潮者。继发性闭经是正常月经建立后月经停止 6 个月,或按自身原来月经周期计算,停止 3 个周期以上。

2. 原发性闭经　多由遗传因素或先天性发育缺陷引起。继发性闭经按病变部位分为下丘脑性闭经(最常见)、垂体性闭经、卵巢性闭经、子宫性闭经等。

3. 辅助检查　生育期妇女闭经应先排除妊娠。功能试验包括药物撤退性试验和垂体兴奋试验。如药物撤退性试验中孕激素有撤退性出血,属 I 度闭经,可排除子宫性闭经;如雌、孕激素序贯试验无撤退性出血,可确诊为子宫性闭经。激素测定应测定血甾体激素;肥胖、多毛患者测定胰岛素、雄激素;测定血 T_3、T_4、FSH 以排除有甲状腺功能亢进。治疗时注重全身治疗;根据病因及病理生理,应给予相应激素补充机体激素不足或拮抗其过多;针对闭经器质性病因进行手术治疗。

4. 护理要点　指导合理用药、增强体质、心理护理和健康指导。

三、痛　　经

1. 定义　在月经前后或月经期出现下腹疼痛、坠胀,伴腰酸或其他不适,严重影响工作、学习及生活。痛经分为原发性和继发性两类,原发性痛经是指生殖器官无器质性病变的痛经;继发性痛经是指因盆腔器质性疾病而致的痛经。原发性痛经主要病因是前列腺素增多,多发生于青春期女性初潮后 1~2 年。

2. 临床表现　月经期阵发性、痉挛性下腹疼痛。疼痛最早出现在经前 12 小时,月经来潮后第 1 天最剧烈,持续 2~3 天后随着月经血排出通畅,疼痛即可缓解。妇科检查无明显器质性病变。

3. 辅助检查　常用 B 超检查和腹腔镜检查排除继发性痛经。

4. 治疗原则　重视精神心理治疗,避免精神过度紧张。疼痛不能忍受时采用药物辅助治疗,使用前列腺素合成酶抑制剂、口服避孕药和中医中药。

5. 护理要点　减轻疼痛、心理护理、健康指导、注意月经期卫生和养成月经期良好生活习惯。

四、绝经综合征

1. 定义 是指妇女在绝经前后性激素水平波动或减少,出现的以自主神经系统功能紊乱为主,伴有躯体、精神心理症状的一组综合征。多发生在45~55岁,一般持续至绝经后2~3年。

2. 主要临床表现 卵巢功能衰退是绝经前后最明显的变化。临床特点是月经紊乱、精神神经症状、血管舒缩症状、心血管症状、乳房和泌尿生殖道症状、骨质疏松、皮肤和毛发的变化。

3. 治疗原则 绝经综合征患者应采用心理和药物综合治疗。激素替代治疗(HRT)使用的原则是生理性补充、个体化处理,以最小剂量达到最好效果。已知或可疑妊娠、乳腺癌、性激素依赖性恶性肿瘤、近6个月内活动性静脉或动脉血栓栓塞病、重症肝脏疾病和肾功能障碍、血卟啉症、耳硬化症、不明原因的阴道流血、脑膜瘤(孕激素禁用)者禁止使用。使用激素的副作用有:雌激素剂量过大可引起乳房胀痛、白带多、头痛、水肿、色素沉着等;孕激素过多可出现抑郁、易怒、乳房痛和水肿;同时还可出现子宫出血、子宫内膜癌、乳腺癌、卵巢癌、心血管疾病及血栓性疾病和糖尿病。

4. 护理要点 用药指导,督促长期使用性激素治疗者定期随访,鼓励患者坚持体育锻炼,适当摄取钙质和维生素D,防治绝经过渡期妇女常见全身性疾病。

【护考训练】

A₁/A₂ 型题

1. 关于功能失调性子宫出血,描述正确的是

    A. 生育年龄的子宫出血

    B. 青春期的子宫出血

    C. 绝经过渡期的子宫出血

    D. 生殖器官无器质性病变的子宫出血

    E. 伴轻度内膜非特异性炎症的子宫出血

2. 有关无排卵性功血,下列描述正确的是

    A. 内膜为混合性内膜 B. 多发生在青春期和绝经过渡期

    C. 出血主要取决于孕激素撤退 D. 基础体温呈双相型

    E. 产后哺乳期为最常见的发生时间

3. 下列**不是**无排卵性功血特点的是

    A. 基础体温呈双相型 B. 子宫内膜为增生期改变

    C. FSH降低,无LH高峰 D. 阴道涂片示中、高度雌激素影响

    E. 绝经过渡期和青春期妇女多见

4. 可以确诊无排卵性功血的辅助检查是

    A. 经前宫颈黏液见椭圆形细胞

    B. 基础体温呈双相型

    C. B超检查可见子宫内膜增厚

    D. 经前期妇科检查,子宫增大、变软

    E. 经前期诊断性刮宫,病理检查显示增生期子宫内膜

5. 青春期与绝经过渡期功血患者,护理措施**不同**的是

    A. 止血　　　　　　　　　　B. 预防感染　　　　　　　C. 减少出血量

    D. 改善全身状况　　　　　　E. 恢复排卵功能

6. 子宫内膜不规则脱落患者的子宫内膜病理改变是

    A. 腺性增生　　　　　　　　　　　　　　B. 囊性增生

    C. 子宫内膜增生过长　　　　　　　　　　D. 间质增生

    E. 子宫内膜增生与分泌并存

7. 下列**不属于**黄体功能不足患者的临床表现是

    A. 月经周期短　　　　　　　　　　　　　B. 卵泡期正常

    C. 不易妊娠而易发生流产　　　　　　　　D. 基础体温呈双相,高温大于 11 天

    E. 子宫内膜有分泌期改变

8. 子宫内膜不规则脱落患者的诊刮时间应选于

    A. 月经来潮前 1~2 天　　　　　　　　　B. 月经来潮当天

    C. 月经来潮第 5 天　　　　　　　　　　　D. 月经前 5 天

    E. 月经净后 5 天

9. 孕激素及雌、孕激素序贯试验均为阴性的闭经者,病变部位在

    A. 子宫　　　　　　　　　　B. 卵巢　　　　　　　　　C. 脑垂体

    D. 下丘脑　　　　　　　　　E. 大脑

10. 最常见的闭经类型是

    A. 子宫性闭经　　　　　　　B. 卵巢性闭经　　　　　　C. 垂体性闭经

    D. 下丘脑性闭经　　　　　　E. 性染色体异常闭经

11. 关于继发性闭经,下列描述正确的是

    A. 18 岁末初潮

    B. 月经周期建立后,连续停经 1 个月

    C. 月经周期建立后,连续停经 1.5 个月

    D. 月经周期建立后,连续停经 2 个月

    E. 月经周期建立后,连续停经 6 个月或按自身原来月经周期计算,停止 3 个周期
      以上

12. 与原发性痛经直接相关的激素是

    A. P　　　　　　　　　　　　B. E_2　　　　　　　　　C. PRL

    D. PG　　　　　　　　　　　E. LH

13. 有关原发性痛经,**错误**的说法是

    A. 多见于未婚或未孕妇女　　　　　　　　B. 月经来潮前数小时即出现

    C. 常发生在月经初潮后 6~12 个月　　　　D. 伴面色苍白、出冷汗

    E. 生殖器官多有器质性病变

14. 绝经期综合征的主要原因是

    A. 性激素水平波动或减少　　B. 性激素增高　　　　　　C. 精神紧张

    D. 环境改变　　　　　　　　E. 卵巢肿瘤

15. 黄女士,35 岁,月经 $\dfrac{4\sim5}{21\sim23}$,复发性流产 4 次,基础体温为双相不典型曲线,上升缓

慢,幅度偏低,升高时间仅维持 9~10 天即下降。应考虑为

    A. 正常　　　　　　　　B. 无排卵性功血　　　　　C. 黄体功能不足

    D. 子宫内膜不规则脱落　　E. 子宫内膜炎

16. 魏女士,36 岁,婚后 3 年两次自然流产,近 1 年来月经不调,表现为经期延长,出血量多,基础体温呈双相型,但上升相经常持续到下次月经来潮不降。月经期诊断性刮宫,内膜病理检查为增生期内膜和分泌期内膜并存。应诊断为

    A. 无排卵性功血　　　　　　　　　B. 子宫内膜炎

    C. 子宫内膜不规则脱落　　　　　　D. 黄体功能不足

    E. 子宫黏膜下肌瘤

17. 汪女士,50 岁,不规则阴道流血半年,妇科检查子宫、附件均未见异常,多考虑为

    A. 排卵性月经失调　　　　B. 无排卵性功血　　　　　C. 子宫内膜炎

    D. 血液疾病　　　　　　　E. 子宫黏膜下肌瘤

18. 小王,14 岁,12 岁初潮,现停经 2 个月,阴道流血 22 天,无腹痛,尿 HCG 阴性,可能的诊断是

    A. 先兆流产　　　　　　　B. 难免流产　　　　　　　C. 不完全流产

    D. 功血　　　　　　　　　E. 宫外孕

19. 肖女士,48 岁,既往体健,自诉停经 2 个半月,阴道大量流血 5 天,无腹痛,查体:中度贫血貌,子宫略大,稍软,无压痛,双附件(-),首选的辅助检查是

    A. B 超检查　　　　　　　B. 诊断性刮宫　　　　　　C. 宫腔镜检查

    D. 阴道镜检查　　　　　　E. 尿 HCG

20. 杨女士,25 岁,原发性不孕,月经周期不规律,妇科检查无异常发现,基础体温呈单相型,可诊断为

    A. 黄体功能不足　　　　　　　　　B. 无排卵性功血

    C. 排卵性月经失调　　　　　　　　D. 子宫内膜不规则脱落

    E. 排卵性月经失调,月经过多

21. 吴女士,32 岁,月经不调,经期延长,淋漓不尽,基础体温呈双相型,为确定诊断,进行诊断性刮宫的恰当时间是

    A. 月经前 1 周　　　　　　　　　　B. 月经来潮 12 小时内

    C. 月经来潮第 5 天　　　　　　　　D. 随时均可进行

    E. 月经干净后 3~7 天

22. 晓梅,14 岁,月经周期 25~45 天,经期 7~15 天,本次月经来潮 20 天,量多。患者贫血貌,基础体温呈单相型,无内外生殖器官器质性疾病。首选的治疗方法是

    A. 诊断性刮宫　　　　　　　　　　B. 子宫切除

    C. 静脉用止血药　　　　　　　　　D. 大剂量孕激素先止血

    E. 雌孕激素序贯疗法

23. 黄女士,28 岁,月经一直正常,去年人工流产后至今无月经来潮,连续 5 个月基础体温呈双相型,诊断性刮宫刮不出组织。该患者的闭经属于

    A. 子宫性闭经　　　　　　B. 丘脑性闭经　　　　　　C. 垂体性闭经

    D. 卵巢性闭经　　　　　　E. 中枢性闭经

24. 王女士,30 岁,继发性闭经 3 年,孕激素试验呈阴性,雌、孕激素序贯试验呈阴性,基

础体温呈双相型。该患者的闭经属于

  A. 下丘脑性闭经   B. 卵巢性闭经   C. 垂体性闭经

  D. 子宫性闭经   E. 大脑皮质功能失调

25. 罗女士,25 岁,未婚,闭经,以下检查卵巢功能简便易行的方法是

  A. 阴道脱落细胞检查   B. 基础体温测定   C. 宫颈黏液检查

  D. 子宫内膜活检   E. 血雌、孕激素测定

26. 饶女士,34 岁,产后 8 年,月经量进行性减少,现闭经半年,泌乳 3 个月,首选的检查是

  A. 孕激素试验   B. HCG   C. PRL

  D. 蝶鞍 CT   E. 诊断性刮宫

27. 陈女士,28 岁,未婚,闭经 2 年,肛-腹诊子宫正常大小,硬度正常,黄体酮试验为阴性,下一步最佳检查方法是

  A. 垂体兴奋试验   B. 子宫输卵管碘油造影

  C. 盆腔充气试验   D. 诊断性刮宫

  E. 雌、孕激素序贯试验

28. 李女士,30 岁,第一胎产后出血达 800ml,产后无乳汁分泌。现产后 11 个月尚未见月经来潮,自觉畏寒、全身无力,毛发脱落明显。该患者的闭经种类是

  A. 子宫性闭经   B. 卵巢性闭经   C. 垂体性闭经

  D. 下丘脑性闭经   E. 原发性闭经

29. 李女士,49 岁,自诉近年来月经周期不定,行经 2~3 天干净,量极少,自感阵发性潮热、心悸、出汗,时有眩晕。妇科检查:子宫稍小,余无特殊,该患者最可能的诊断是

  A. 无排卵性功血   B. 绝经期综合征   C. 黄体萎缩延迟

  D. 黄体发育不全   E. 神经衰弱

30. 章女士,48 岁。因午后潮热、心悸等症状就诊,诊断为绝经期综合征。为预防骨质疏松,医嘱用激素替代疗法,同时需要补充

  A. 钙剂   B. 铁剂   C. 叶酸

  D. 维生素 E   E. 蛋白质

  A_3/A_4 型题

(31~33 题共用题干)

小婷,18 岁,未婚,15 岁月经来潮,经期 5~10 天,周期 20 天至 2 个月不等,本次月经来潮 20 天未净,伴头晕、乏力,妇科检查未发现器质性病变。

31. 该患者最可能的诊断是

  A. 排卵性月经失调   B. 无排卵性功血   C. 黄体功能不足

  D. 血液系统疾病   E. 异位妊娠

32. 有关该患者的护理措施,**不妥**的是

  A. 按医嘱给予性激素止血   B. 纠正贫血   C. 注意阴道流血量

  D. 耐心解释病情及病因   E. 做好刮宫止血准备

33. 如用雌激素止血,血止后雌激素可以

  A. 立即停用   B. 每天减量 1 次,每次减量 1/3

  C. 每 3 日减量 1 次,每次减量 1/2   D. 不减量一直连用 20 天

E. 每 3 日减量 1 次,每次减量 1/3

(34~36 题共用题干)

王女士,50 岁,应用 HRT 治疗 5 年,现阴道不规则流血 20 余天,时多时少,淋漓不尽。

34. 该患者的首要诊断是

    A. 子宫内膜癌　　　　　　　B. 输卵管癌　　　　　　　C. 子宫内膜炎

    D. 子宫颈癌　　　　　　　　E. 功血

35. 最佳辅助检查是

    A. 诊断性刮宫　　　　　　　B. 阴道镜检查　　　　　　C. 腹腔镜检查

    D. 宫腔镜检查　　　　　　　E. B 超检查

36. 适合的治疗方法是

    A. 刮宫术　　　　　　　　　　　　B. 止血、调整周期、减少经量

    C. 子宫切除术　　　　　　　　　　D. 止血、调整周期、促排卵

    E. 调整周期

(37~38 题共用题干)

露露,13 岁,12 岁月经初潮,月经周期 15~45 天,经期 5~17 天。本次月经已来潮 20 天量多,贫血貌,基础体温呈单相型,无内外生殖器官器质性疾病。

37. 该患者目前最好的止血措施是

    A. 子宫切除　　　　　　　　B. 诊断性刮宫　　　　　　C. 雌、孕激素序贯疗法

    D. 静脉用止血药　　　　　　E. 大剂量孕激素

38. 护理人员进行健康指导时,不正确的说法是

    A. 勤换内裤,保持外阴清洁干燥

    B. 多卧床休息

    C. 进食高蛋白、高维生素、富含铁剂的食物

    D. 严格遵医嘱服药,不得擅自停药

    E. 用药期间出现阴道流血是正常现象,无须处理

(陈　敏)

【参考答案】

1. D	2. B	3. A	4. E	5. E	6. E	7. D	8. C	9. A	10. D
11. E	12. D	13. E	14. A	15. C	16. C	17. B	18. D	19. B	20. B
21. C	22. D	23. A	24. D	25. B	26. C	27. E	28. C	29. B	30. A
31. B	32. E	33. E	34. E	35. A	36. B	37. E	38. E		

第十九章　妇科其他疾病患者的护理

【学习精要】

本章考点

1. 子宫内膜异位症定义、临床表现、辅助检查、预防要点。

2. 不孕症定义、女性不孕症的常见原因、女方常见辅助检查、常用诱发排卵的药物。

3. 子宫脱垂定义、病因、临床分度、临床表现、预防、治疗配合要点。

重点与难点解析：

一、子宫内膜异位症

1. **定义**　是指具有生长功能的子宫内膜组织出现在子宫腔被覆黏膜以外身体的其他部位。

2. **临床表现**　典型症状为继发性、进行性加重的痛经；月经失调、不孕、性交痛；妇科检查在盆腔检查时子宫多后倾固定，直肠子宫陷凹、子宫骶骨韧带或子宫后壁下段等处扪及触痛性结节。

3. **辅助检查**　B超检查，腹腔镜检查（盆腔检查和B超检查均无阳性发现的不孕或腹痛患者适用）为确诊检查。

4. **预防**

（1）积极治疗经血滞留和流出不畅疾病，如处女膜闭锁、宫颈管粘连或狭窄、子宫极度后屈等。

（2）月经期避免妇科检查，必须检查时，动作一定要轻柔。

（3）严格掌握某些妇科手术的时间，均应于月经干净后3~7天内进行。

（4）诊断性刮宫时不用负压，选用小号刮匙取出子宫内膜。人流手术负压吸宫时，负压不得骤停或突然降低负压，以防止宫腔内含有子宫内膜碎片的血液倒流而引起种植。

（5）凡进入宫腔的腹部手术，均应注意保护腹壁切口，缝合子宫切口时缝线勿穿透子宫内膜，尽量避免中期妊娠剖宫取胎术。

二、不　孕　症

1. **定义**　凡婚后有正常性生活无避孕至少12个月而未孕者。既往从未有过妊娠史，无避孕而未妊娠者为原发性不孕；既往有过妊娠史，而后无避孕连续12个月未孕者，称为继发性不孕。

2. **病因**　女性不孕因素有：盆腔因素（输卵管异常及慢性输卵管炎，盆腔粘连及盆腔炎症,子宫内膜异位症,子宫内膜病变,子宫肌瘤,生殖器肿瘤,生殖器发育畸形等)、排卵障碍(持续性无排卵,多囊卵巢综合征,卵巢早衰和卵巢功能减退,先天性性腺发育不良,低促性腺激素性性腺功能不良,高催乳素血症,黄素化卵泡不破裂综合征等)。

3. 辅助检查　女性常用辅助检查有:常规行盆腔 B 超、胸片及血沉检查、卵巢功能检查、输卵管通畅试验、性交后精子穿透力试验、宫颈黏液、精子相合试验、腹腔镜、宫腔镜检查。

4. 治疗　诱发排卵的常用药物有氯米芬、绒促性素、尿促性素。

三、子 宫 脱 垂

1. 定义　子宫从正常位置沿阴道下降,宫颈外口达坐骨棘水平以下,甚至子宫全部脱出于阴道口以外。

2. 病因　分娩损伤(最主要的病因)、长期腹压增加、盆底组织松弛。

3. 临床分度　Ⅰ度:轻型为宫颈外口距离处女膜缘<4cm,但未达处女膜缘;重型为宫颈外口已达处女膜缘,阴道口见到宫颈。Ⅱ度:轻型为宫颈已脱出阴道口,宫体仍在阴道内;重型为宫颈及部分宫体已脱出阴道口外。Ⅲ度:宫颈和宫体全部脱出至阴道口外。

4. 临床表现　外阴部块状物脱出;下坠感及腰骶部酸痛,久站、行走、蹲位、重体力劳动后加重,卧床休息后症状减轻;排尿排便异常。患者增加腹压时可见子宫脱出,合并有膀胱、直肠膨出。

5. 预防　积极开展计划生育,防止生育过多;分娩期严密观察产程及提高接生技术,避免滞产及第二产程延长,必要时会阴切开及行剖宫产术,确保会阴伤口愈合良好。普及产褥期保健及有关预防子宫脱垂的知识,积极治疗慢性气管炎、便秘等。认真执行妇女劳动保护条例,加强营养,增强体质。

6. 治疗配合　用 1∶5000 高锰酸钾溶液坐浴,2 次/日,每次 15~20 分钟。勤换内裤,保持外阴清洁。如脱出组织已糜烂或溃疡,每次坐浴后用己烯雌酚鱼肝油软膏涂于患处,并嘱其卧床休息以减少疼痛及局部摩擦。使用子宫托时托柄弯度向上,托盘抵达子宫颈,白天放入睡前取出,置托后每 3~6 个月随访 1 次。

【护考训练】

A₁/A₂ 型题

1. 关于盆腔子宫内膜异位症错误的是

　　A. 痛经呈渐进性加剧

　　B. 痛经程度与病灶大小成正比

　　C. 40%患者不孕

　　D. 周期性痛不一定与月经同步

　　E. 病变累及直肠陷凹及骶骨韧带时有性交痛

2. 子宫内膜异位症最常侵犯的部位是

　　A. 子宫骶韧带　　　　　　　B. 输卵管　　　　　　　C. 子宫直肠陷凹

　　D. 子宫膀胱陷凹　　　　　　E. 卵巢

3. 王女士,患有子宫内膜异位症,其最主要的典型症状是

　　A. 高达 40%的不孕　　　　　B. 月经失调　　　　　　C. 性交痛

    D. 15%的自然流产率   E. 继发性渐进性痛经

4. 卵巢巧克力囊肿是

    A. 因其囊内液体状似巧克力而得名   B. 卵巢子宫内膜异位囊肿

    C. 卵巢黄素囊肿   D. 卵巢宫外孕

    E. 出血性卵巢囊肿

5. 确诊子宫内膜异位症的方法是

    A. 病史及妇科检查   B. B 型超声检查   C. 血 CA_{125} 测定

    D. 抗子宫内膜抗体检测   E. 腹腔镜检查

6. 为预防子宫内膜异位症的发生,下列哪项是**不正确**的

    A. 经期尽量不做妇科检查

    B. 输卵管通畅试验应于经前 3~7 天进行

    C. 经期避免性交

    D. 宫颈管粘连引起经血潴留,及时手术治疗

    E. 行子宫肌壁间肌瘤剥除术时,缝针避免穿过内层

7. 预防子宫内膜异位症的发生,**错误**的是

    A. 经期可做妇科检查   B. 人流吸宫时,防止负压突然降低

    C. 剖宫产时注意保护腹壁切口   D. 及时处理宫颈粘连

    E. 口服避孕药避孕

8. 随访监测子宫内膜异位症病变活动及治疗效果的有效方法是

    A. B 型超声   B. CA_{125} 测定

    C. 腹腔镜检查   D. 盆腔检查

    E. 抗子宫内膜抗体检测

9. 张女士,患子宫内膜异位症。行手术治疗,为了减轻伤口疼痛,术后卧位应为

    A. 半卧位   B. 去枕平卧位   C. 头低足高位

    D. 侧卧位   E. 头高足低位

10. 陆女士,33 岁,孕 1 产 0,12 岁来月经,28~30 天一次,每次 5 天,量中等,无痛经。但自人工流产后出现痛经,且逐渐加重。妇科检查:子宫后倾固定,阴道后穹隆处可见紫褐色结节,触痛明显,该患者最可能的诊断为

    A. 阴道炎   B. 盆腔炎   C. 原发性痛经

    D. 功能失调性子宫出血   E. 子宫内膜异位症

11. 钟女士,29 岁,结婚不孕伴痛经 2 年,月经周期规律,需服用止痛药。妇科检查子宫后位活动欠佳,双侧卵巢增大约 6cm×5cm×4cm 大小,右侧骶韧带处有触痛硬结。病史最重要的应详细询问

    A. 丈夫精液检查情况   B. 月经初潮年龄   C. 服用何种止痛药

    D. 避孕方法   E. 痛经情况

12. 张女士,50 岁,诉阴道一物脱出 4 年,查宫颈已脱出至阴道口外,子宫在阴道内,双侧附件无异常,诊断该患者属几度子宫脱垂

    A. Ⅰ度轻   B. Ⅰ度重   C. Ⅱ度轻

    D. Ⅱ度重   E. Ⅲ度

13. 预防子宫脱垂的主要措施是

A. 提倡晚婚晚育　　　　　　　　B. 推行科学接生和产褥保健

C. 防治老慢支　　　　　　　　　D. 积极治疗便秘

E. 对老人进行雌激素替代治疗

14. 下列哪项与子宫脱垂患者的护理评估**不符**

A. 自觉外阴有块状物脱出　　　　B. 尿潴留、常伴张力性尿失禁

C. 腰骶部酸痛和下坠感　　　　　D. 闭经

E. 分泌物增多

15. 子宫脱垂的护理诊断慢性疼痛与下列哪项因素**无关**

A. 脱垂的子宫牵拉韧带、腹膜　　B. 盆腔淤血

C. 子宫脱垂　　　　　　　　　　D. 阴道前后壁膨出

E. 张力性尿失禁

16. 关于子宫脱垂,下列哪项正确

A. 发生原因为盆底组织松弛　　　B. 初产妇比经产妇多见

C. 宫颈外口达处女膜为Ⅰ度轻　　D. 宫颈已脱出至阴道口外为Ⅱ度重

E. 宫颈脱出至阴道口外为Ⅲ度

17. 子宫脱垂Ⅱ度重型是指

A. 子宫颈外口下降至处女膜缘内不足 4cm

B. 子宫颈外口脱出阴道口外

C. 子宫颈及部分子宫体脱出阴道口外

D. 子宫颈及全部子宫体脱出阴道口外

E. 子宫颈部分脱出阴道口外

18. 关于子宫脱垂的病因,以下说法**错误**的是

A. 与长期咳嗽、便秘有关

B. 中年妇女一定不发生子宫脱垂

C. 产后过早从事重体力劳动可引起子宫脱垂

D. 产妇分娩损伤未能及时修补可致子宫脱垂

E. 第二产程延长可致子宫脱垂

19. 张某,25 岁产妇,孕 1 产 1,护士在指导预防其子宫脱垂的措施中**错误**的是

A. 执行妇女劳保条例　　　　　　B. 加强营养,增强体质

C. 产褥期增加腹压活动　　　　　D. 提高接生技术

E. 积极开展计划生育

20. 子宫脱垂患者手术后应采取的体位是

A. 头高脚低位　　　　B. 平卧位　　　　C. 半卧位

D. 侧卧位　　　　　　E. 自由体位

21. 患者李女士,49 岁,孕 3 产 1,主诉腰骶部酸痛,有下坠感。妇科检查:患者平卧向下屏气用力,发现宫颈外口在处女膜缘,可回纳,诊断其子宫脱垂为

A. Ⅰ度轻型　　　　　B. Ⅰ度重型　　　　C. Ⅱ度轻型

D. Ⅱ度重型　　　　　E. Ⅲ度

22. 王某,女,56 岁,孕 4 产 4,主诉阴道内有肿物脱出,休息后可回纳,妇检:嘱患者排空膀胱后平卧位向下屏气用力,可见宫颈脱出阴道口,可回纳,诊断其子宫脱垂为

　　　A. Ⅰ度轻型　　　　　　　B. Ⅰ度重型　　　　　　　C. Ⅱ度轻型
　　　D. Ⅱ度重型　　　　　　　E. Ⅲ度

23. 万某,女,72 岁,子宫Ⅱ度脱垂合并阴道前后壁膨出,行阴道子宫全切术加阴道前后壁修补术,术后护理措施正确的是
　　　A. 术前 3 天可盆浴　　　　　　　B. 术后少渣半流饮食 7 天
　　　C. 留置尿管 10~14 天　　　　　　D. 应卧床休息 2~3 天
　　　E. 术后每日测生命体征 2 次直至正常

24. 关于子宫脱垂患者使用子宫托时,取出的时间是
　　　A. 清晨　　　　　　　　　B. 睡前　　　　　　　　C. 每周六
　　　D. 每周一　　　　　　　　E. 连续使用 3 个月后

25. 子宫脱垂手术患者术前几天开始进行阴道准备
　　　A. 1 天　　　　　　　　　B. 2 天　　　　　　　　C. 3 天
　　　D. 4 天　　　　　　　　　E. 5 天

26. 子宫脱垂Ⅲ度是指
　　　A. 宫颈外口距处女膜缘<4cm,未达处女膜缘
　　　B. 宫颈已达处女膜缘,阴道口可见子宫颈
　　　C. 宫颈脱出阴道口,宫体仍在阴道内
　　　D. 部分宫体脱出阴道口
　　　E. 宫颈及宫体全部脱出阴道口

27. 陈奶奶患有子宫脱垂,医生向其解释疾病的发生原因。目前导致子宫脱垂的首要致病因素是
　　　A. 盆底组织松弛　　　　　　B. 长期重体力劳动　　　　C. 长期便秘
　　　D. 慢性咳嗽　　　　　　　　E. 分娩损伤

28. 章女士,68 岁,子宫Ⅱ度脱垂合并阴道前后壁膨出。行阴道子宫全切术加阴道前后壁修补术,术后护理措施正确的是
　　　A. 术后 3 天行盆浴　　　　　　B. 术后进少渣半流食 8 天
　　　C. 留置尿管 3~5 天　　　　　　D. 术后卧床休息 7~10 天
　　　E. 术后每日测生命体征 2 次至正常

29. 李女士,42 岁,体检时发现子宫脱垂,膀胱及直肠膨出。患者询问护士,护士告知与发生子宫脱垂无关的是
　　　A. 多产　　　　　　　　　　　B. 产伤
　　　C. 产后过早参加体力劳动　　　D. 习惯性便秘
　　　E. 手取胎盘

30. 有关女性原发性不孕症,下列描述正确的是
　　　A. 有一次异位妊娠史　　　　　B. 反复流产 2 次
　　　C. 和前夫生育过一个孩子　　　D. 从未妊娠过
　　　E. 人工流产史 3 次

31. 对于不孕症妇女,了解有无排卵最简单的方法是
　　　A. 诊断性刮宫　　　　　　B. 阴道侧壁涂片　　　　　C. 子宫颈黏液检查
　　　D. 激素水平测定　　　　　E. 基础体温测定

32. 表示卵巢有排卵功能的检查结果为
    A. 基础体温呈单相型
    B. 阴道脱落细胞反应为轻度雌激素影响
    C. 宫颈黏液有羊齿状结晶
    D. 子宫内膜呈增殖期变化
    E. 子宫内膜呈分泌期变化

33. 引起女性不孕症的最常见病因是
    A. 子宫黏膜下肌瘤　　　　B. 输卵管因素　　　　C. 阴道炎
    D. 宫颈管狭窄　　　　　　E. 子宫内膜异位症

34. 曾有过妊娠而后来未避孕连续 1 年不孕者称
    A. 原发不孕　　　　　　　B. 暂时不孕　　　　　C. 继发不孕
    D. 绝对不孕　　　　　　　E. 相对不孕

35. 不孕的原因**不包括**
    A. 子宫发育不良　　　　　B. 子宫肌瘤　　　　　C. 子宫内膜异位症
    D. 子宫内膜结核　　　　　E. 子宫颈内口松弛

A_3/A_4 型题

(36~38 题共用题干)

患者女,46 岁,孕 2 产 1,2 年前产钳分娩,长时间站立、下蹲后腰背酸痛有下坠感,清洗外阴可触及一肿物。妇科检查:可见宫颈已脱出阴道口,宫体仍在阴道内。

36. 诊断为子宫脱垂几度
    A. 子宫脱垂Ⅰ度轻型　　　B. 子宫脱垂Ⅰ度重型　　C. 子宫脱垂Ⅱ度轻型
    D. 子宫脱垂Ⅱ度重型　　　E. 子宫脱垂Ⅲ度

37. 术后患者适宜的卧位为
    A. 半坐位　　　　　　　　B. 截石位　　　　　　　C. 平卧位
    D. 侧卧位　　　　　　　　E. 俯卧位

38. 护士指导患者盆底肌肉组织锻炼的方法为
    A. 下肢运动　　　　　　　B. 收缩肛门的运动　　　C. 仰卧起坐
    D. 俯卧撑　　　　　　　　E. 上肢运动

(39~40 题共用题干)

患者女,28 岁,痛经 3 年且逐渐加重。查子宫后壁有 2 个触痛性硬韧结节,右侧附件区扪及鸭卵大小、活动不良之囊性肿物,压痛不明显。

39. 其右侧附件区囊性肿物最可能是
    A. 卵巢滤泡囊肿　　　　　B. 卵巢黄体囊肿　　　　C. 卵巢内膜异位囊肿
    D. 输卵管卵巢囊肿　　　　E. 多囊卵巢综合征

40. 为进一步确诊,最有价值的辅助检查方法是
    A. 腹部 X 线摄片　　　　　　　　　　B. 盆腔 B 型超声检查
    C. 腹腔镜检查　　　　　　　　　　　D. 子宫输卵管碘油造影
    E. 诊断性刮宫活组织检查

(41~42 题共用题干)

患者女,40 岁,继发性痛经,进行性加重 2 年入院。生育史:1-0-1-1,既往月经正常。妇

科检查子宫后位,活动度差,直肠子宫陷凹触痛明显,左侧附件增厚、有压痛。

41. 该患者可能患有何种疾病
    A. 功能失调性子宫出血　　　B. 慢性盆腔炎　　　C. 子宫内膜异位症
    D. 慢性宫颈炎　　　　　　　E. 不孕症

42. 确诊的辅助检查方法是
    A. 阴道分泌物检查　　　　　B. 宫颈刮片检查　　　C. B 超检查
    D. 腹腔镜检查　　　　　　　E. CA_{125}测定

(43~44 题共用题干)

李女士,33 岁,婚后 4 年未孕。15 岁初潮,月经周期 1~3 个月,经期 8~10 天,量中等,经期无不适。男方检查精液常规正常。女方阴道通畅,子宫后位,正常大小,活动,附件未见异常。基础体温呈单相型。

43. 该患者不孕的最可能原因是
    A. 子宫后位　　　　　　　　B. 慢性宫颈炎　　　　C. 无排卵
    D. 黄体萎缩不全　　　　　　E. 黄体功能不足

44. 一实习生向该患者解释诊断性检查可能引起的不适,下列说法**错误**的是
    A. 子宫输卵管碘油造影可能引起持续 1~2 天的腹部痉挛
    B. 子宫输卵管碘油造影引起的腹部痉挛会留下后遗症
    C. 腹腔镜检查手术可能引起一侧或双侧的肩部疼痛
    D. 子宫内膜活检术可能引起下腹部痉挛感
    E. 子宫内膜活检术可能引起阴道流血

(代 鸣)

【参考答案】

1. B	2. E	3. E	4. B	5. E	6. B	7. A	8. B	9. B	10. E
11. E	12. C	13. B	14. D	15. E	16. A	17. C	18. B	19. C	20. B
21. B	22. C	23. C	24. B	25. E	26. E	27. E	28. D	29. E	30. D
31. E	32. E	33. B	34. C	35. E	36. C	37. C	38. B	39. C	40. C
41. C	42. D	43. C	44. B						

第二十章 计划生育妇女的护理

【学习精要】

本章考点

1. 宫内节育器的避孕原理、禁忌证、副作用、常见并发症；放置术的时间和术后护理；取出术的适应证、时间和术后护理。

2. 药物避孕的原理、禁忌证、口服避孕药的服用方法、副作用、健康指导。

3. 安全期避孕法的方法。

4. 药物流产的适应证、禁忌证、常用药物的名称、用药注意事项和用药后护理。

5. 人工流产的适应时间、禁忌证、常见并发症、人工流产综合反应的原因、表现及处理、术后护理。

6. 新婚期、哺乳期、生育后期、绝经过渡期如何选择避孕方法。

重点与难点解析：

一、常用避孕方法

1. 宫内节育器

（1）宫内节育器的避孕原理：①对精子和胚胎毒性作用；②干扰着床；③含孕激素的 IUD 可缓慢释放黄体酮；④含吲哚美辛 IUD 可抑制合成前列腺素。

（2）禁忌证：①妊娠或妊娠可疑；②生殖器官急性炎症；③生殖器官肿瘤；④近 3 个月内月经过多、过频或不规则阴道流血；⑤其他：如重度陈旧性宫颈裂伤、宫颈口过松、子宫脱垂、子宫畸形等；⑥宫腔<5.5cm 或>9.0cm（除足月分娩后、大月份引产后或放置含铜无支架节育器外）；⑦严重全身性疾病；⑧有铜过敏史。

（3）放置宫内节育器的副作用：①不规则阴道出血：主要表现为经量增多、经期延长或不规则子宫出血。②腰腹坠痛、白带增多。

（4）放置宫内节育器的并发症：①感染；②节育器异位；③带器妊娠；④节育器嵌顿或断裂；⑤节育器脱落。

（5）放置术的放置时间：①月经干净后 3~7 日无性交；②人工流产术后立即放置；③正常分娩后 42 日且生殖系统复旧正常、恶露干净；④剖宫产术后半年；⑤哺乳期闭经排除妊娠者；⑥自然流产于转经后，药物流产于 2 次月经正常后放置；⑦含孕激素节育器在月经第 3 日放置；⑧性交后 5 日内放置可作为紧急避孕方法之一。

（6）放置术的术后护理：①术后可能有少量阴道出血及腹部轻微坠胀不适，2~3 日后症状可消失。如有发热、明显腹痛、阴道出血较多或异常分泌物等应随时就诊。②保持外阴清洁、干燥,每天清洗外阴,使用消毒会阴垫。③术后休息 3 日,1 周内避免重体力劳动,2 周内禁性生活和盆浴,3 个月内月经期、排便时注意有无节育器脱出。④术后 1 个月、3 个月、6 个月、12 个月于月经干净后 3~7 日随访透环 1 次,以后每年 1 次。⑤根据 IUD 避孕年限不同,告知受术者到时更换以免影响避孕效果。

(7)节育器取出术适应证:①计划再生育者;②放置期限已满需更换者;③绝经 1 年者;④改用其他避孕措施或绝育者;⑤出现副作用和并发症经治疗无效者;⑥带器妊娠者。

(8)节育器取器时间:①月经干净后 3~7 日;②子宫不规则出血者随时可取,但需行诊断性刮宫,排除子宫内膜病变。

(9)术后护理:①术后可能有少量阴道出血,2~3 天后症状可消失。如有异常随时就诊;②保持外阴清洁、干燥,每天清洗外阴,使用消毒会阴垫;③术后注意休息,1 周内避免重体力劳动,2 周内禁性生活和盆浴;④指导落实其他避孕或绝育措施。

2. 药物避孕

(1)药物避孕原理:①抑制排卵;②改变宫颈黏液性状;③改变子宫内膜的形态与功能;④改变输卵管的功能。

(2)禁忌证:①严重心血管疾病、血液病、血栓性疾病者,雌激素有促凝血功能,可增加心肌梗死或静脉栓塞的几率;②急、慢性肝炎、肾炎或内分泌疾病,如糖尿病、甲亢等;③癌前病变、恶性肿瘤、子宫或乳房肿块;④哺乳期妇女,雌激素可抑制乳汁分泌;⑤年龄>35 岁的吸烟妇女服用避孕药,可增加心血管疾病发病率,不宜长期服用避孕药;⑥精神病患者;⑦有严重偏头痛,反复发作者。

(3)复方短效口服避孕药服用方法:①单相片:月经周期第 5 日开始服用第 1 片,连服 22 日不间断,若漏服,应在 12 小时内补服 1 片,以免发生突破性出血或避孕失败。一般停药后 2~3 日发生撤药性出血,相当于月经来潮。如停药 7 日尚无月经来潮,则当晚开始服第 2 周期药。②三相片:每一相雌孕激素含量是根据妇女生理周期而制定不同剂量,每一相药物颜色不同。服用方法也是每日 1 片,连服 21 日不间断。

(4)复方长效口服避孕药服用方法:在月经来潮第 5 日服第 1 片,第 10 日服第 2 片,以后按第 1 次服用日期每月服 1 片,服用 1 次可避孕 1 个月。

(5)避孕药的副作用:①类早孕反应;②阴道不规则出血;③闭经;④体重增加及色素沉着;⑤其他:头痛、复视、乳房胀痛等。

(6)健康指导:①妥善保管口服避孕药;②向服药妇女强调按时服药的重要性;③停用长效避孕药者,停药后应改用短效口服避孕药 3 个月,防止月经紊乱;④服药期间禁同时服用巴比妥、利福平等可使肝酶活性增强的药物;⑤要求生育者应在停药 6 个月后再计划怀孕;⑥长期服用避孕药者应每年随访一次并做好记录,有异常者及时就诊。

3. 安全期避孕　月经周期规律的妇女,排卵通常发生在下次月经前 14 日左右,排卵期前后 4~5 日内为易孕期,其余时间不易受孕,被视为安全期,于安全期内进行性生活而达到避孕目的。妇女可根据日历表记载、基础体温测定、宫颈黏液观察来判定排卵期。

二、人工终止妊娠方法和护理

1. 药物流产

(1)适应证:①妊娠 49 日以内已确诊宫内妊娠,本人自愿,年龄<40 岁的健康妇女;②流产的高危对象,如剖宫产术后半年内、近期有人工流产手术史、哺乳期、畸形子宫、瘢痕子宫、

宫颈发育不良等;③对手术流产有顾虑和恐惧心理者。

(2)禁忌证:①有使用米非司酮禁忌证,如肝、肾、肾上腺及其他内分泌疾病等病史;②有使用前列腺素禁忌证,如心血管疾病、癫痫、青光眼、高血压、哮喘、胃肠功能紊乱等;③过敏体质、长期服用抗结核药、抗癫痫药等;④疑为宫外孕者、带器妊娠者。

(3)常用药物:米非司酮(RU486)配伍米索前列醇。

(4)用药注意事项:①米非司酮在空腹或进食前后2小时用温水吞服。②服药过程中,少数孕妇会出现恶心、呕吐、头晕、乏力等类早孕反应,大多会自行消失,无须特殊处理,严重者及时到医院就诊。③服药后会出现少量阴道流血,注意观察阴道流血量及阴道排出物,如见组织物应及时送医院检查。④药物流产必须在有正规抢救条件的医疗机构进行。

(5)用药后护理:①使用米索前列醇后出现腹痛、腹泻或发冷、寒战、起皮疹等现象,留院观察6小时。观察生命体征、腹痛、腹泻、阴道流血等情况。仔细检查阴道排出物是否完整,有无绒毛及胚胎组织,必要时送病理检查;②备齐缩宫素、止血药等急救物品,做好输液、输血准备;③流产后阴道出血多或时间过长或发生腹痛、发热等异常情况,及时到医院就诊;④药物流产失败者,或不全流产发生阴道多量流血者,需行清宫术清理宫腔;⑤两周内禁性生活和盆浴,5周后随访,了解月经恢复情况。

2. 人工流产

(1)适应证:①因避孕失败要求终止妊娠而无禁忌证者;②因各种疾病不宜继续妊娠者;③负压吸宫术适用于妊娠10周以内者;④钳刮术适用于妊娠11~14周者。

(2)禁忌证:①生殖器官急性炎症;②各种疾病的急性期;③全身情况不良,不能耐受手术者;④术前2次体温≥37.5℃。

(3)并发症:①子宫穿孔;②人工流产综合反应:多因受术者精神过度紧张、子宫和子宫颈受机械性刺激引起迷走神经兴奋所致。表现为术中或术后头晕、心慌、胸闷、心律不齐、心动过缓、面色苍白、出冷汗、脉搏减慢、血压下降,甚至发生晕厥或抽搐。一旦出现人工流产综合反应的表现,应立即停止手术操作,同时遵医嘱给予氧气吸入,静脉注射阿托品0.5~1mg;③吸宫不全;④感染;⑤其他:漏吸、术中出血、羊水栓塞;⑥远期并发症:有宫颈粘连、宫腔粘连、月经失调、慢性盆腔炎、继发不孕等。

(4)术后护理:①护送受术者到观察室休息1~2小时,注意阴道流血及腹痛情况,无异常方可回家休息。②术后如有发热、腹痛、阴道流血量多或持续流血超过10日以上时,应及时到医院就诊。术后休息半个月,1个月后随访。③保持外阴清洁,每日清洗,使用消毒会阴垫。1个月内禁忌性生活和盆浴。

三、避孕节育措施的选择

1. 新婚期　可选用阴茎套、复方短效口服避孕药、外用避孕栓和膜。

2. 哺乳期　可选用阴茎套、单孕激素制剂长效避孕针或皮下埋植剂、宫内节育器。

3. 生育后期　可根据个人身体状况,在排除禁忌证的前提下选择各种长效、安全、可靠的避孕方法。

4. 绝经过渡期　以外用避孕药为主的避孕方法。可用阴茎套、避孕栓、避孕凝胶,如原用宫内节育器无不良反应可继续使用至绝经后半年取出。

【护考训练】

A₁/A₂ 型题

1. 下列**不属于**避孕措施的是
   A. 宫内放置节育器
   B. 口服探亲避孕药
   C. 人工流产
   D. 皮下埋植药物
   E. 安全期避孕

2. 王女士,30岁,来医院咨询有关多种避孕方法的作用机制,**错误**的是
   A. 抑制排卵
   B. 阻塞输卵管
   C. 阻止精子与卵子结合
   D. 改变宫腔内环境
   E. 阻止受精卵植入

3. 李女士向护士咨询有关宫内节育器避孕原理,正确的是
   A. 抑制卵巢排卵
   B. 阻止精子进入宫腔及输卵管
   C. 杀精毒胚,干扰受精卵着床
   D. 干扰下丘脑-垂体-卵巢轴
   E. 改变宫颈黏液性状

4. 有关宫内节育器避孕原理正确的是
   A. 主要是子宫内膜长期受异物刺激引起的一种无菌性炎症反应
   B. 宫内节育器抑制白细胞和巨噬细胞功能
   C. 抑制子宫内膜产生前列腺素
   D. 带铜宫内节育器属于第二代,在宫内所致异物反应轻
   E. 使精子更容易获能

5. 急性病毒性肝炎妇女,最好选择下列哪种避孕方法
   A. 安全期避孕
   B. 使用避孕套
   C. 放置宫内节育器
   D. 口服短效避孕药
   E. 长效避孕针

6. 以下哪项**不是**宫内节育器取器适应证
   A. 计划再生育者
   B. 放置期限已满需更换者
   C. 围绝经期妇女
   D. 绝经两年以上者
   E. 改用其他避孕措施或绝育者

7. 放置宫内节育器的禁忌证是
   A. 经产妇
   B. 经量过多者
   C. 糖尿病使用胰岛素治疗者
   D. 复发性流产者
   E. 心脏病患者

8. 我国妇女最常用的节育方法是
   A. 口服避孕药
   B. 宫内节育器
   C. 男性阴茎套
   D. 阴道隔膜
   E. 使用避孕贴

9. 已有1周岁孩子的健康育龄妇女,最常用的避孕方法是
   A. 口服避孕药
   B. 使用阴茎套
   C. 阴道隔膜
   D. 上节育环
   E. 安全期避孕

10. 下列哪种情形可放置宫内节育器

A. 月经过多、过频   B. 生殖道急性炎症

C. 子宫颈裂伤   D. 严重的子宫脱垂

E. 哺乳期月经未来潮,可排除妊娠者

11. 下列适应证中首选取出宫内节育器的是

     A. 绝经半年者   B. 带器妊娠   C. 节育器无移位者

     D. 阴道炎   E. 轻微下腹坠胀

12. 放置宫内节育器时间正确的是

     A. 月经干净后 3~7 天   B. 月经第 1 天

     C. 哺乳期月经未来潮前   D. 经阴道分娩后 42 天,剖宫产后 3 月

     E. 人工流产后宫腔深度<12cm

13. 宫内节育器放置的正确时间是

     A. 月经干净后 7~14 天   B. 人工流产后

     C. 足月产后 3 个月   D. 剖宫产后半年

     E. 哺乳期闭经者随时可以放

14. 放置宫内节育器术中及术后的处理哪项是错误的

     A. 术中随时观察受术者的情况

     B. 1 周内禁止性生活

     C. 嘱术后如有出血多、腹痛、发热等情况时就诊

     D. 术后休息 3 天

     E. 术后于 1、3、6 个月及 1 年,分别复查一次

15. 下列哪项是宫内节育器的严重并发症

     A. 子宫穿孔   B. 闭经   C. 宫颈粘连

     D. 漏吸   E. 脱落

16. 下列哪项与放置宫内节育器无关

     A. 经量增多   B. 体重增加   C. 腰酸腹坠

     D. 子宫穿孔   E. 感染

17. 采用阴茎套避孕的原理是

     A. 阻止精子进入阴道   B. 改变宫腔内环境   C. 抑制排卵

     D. 杀死精子   E. 抑制精子活动

18. 新婚夫妇欲半年后怀孕,可采用的避孕方式是

     A. 安全期避孕   B. 阴茎套   C. 口服避孕药

     D. 宫内节育器   E. 皮下埋植避孕

19. 避孕及防止性传播疾病最好的措施是

     A. 皮下埋植药物   B. 宫内节育器   C. 阴道隔膜加杀精药

     D. 安全期避孕法   E. 避孕套

20. 在所有的避孕方法中能抑制排卵的避孕方法为

     A. 药物避孕   B. 安全期避孕   C. 使用避孕套

     D. 放置宫内节育器   E. 使用阴道隔膜

21. 关于避孕药的避孕原理正确的是

     A. 短效口服避孕药可加速孕卵在输卵管内运行速度,阻碍孕卵着床

　　B. 雌激素使宫颈黏液量多,黏稠度增加,不利于精子穿透

　　C. 子宫内膜受药物中孕激素作用,增殖被抑制,腺体发育不良

　　D. 孕激素量少,使子宫内膜腺体发育不良

　　E. 抑制下丘脑释放 LHRH,垂体分泌 FSH,LH 增加,抑制排卵

22. 用口服避孕药避孕的妇女,应该停药的指征是

　　A. 阴道出现点滴样流血　　　B. 体重增加　　　C. 出现闭经

　　D. 经量减少　　　E. 恶心、呕吐

23. 关于避孕药的禁忌证正确的是

　　A. 血液及内分泌疾病可选用

　　B. 精神病,生活不能自理者也可服药

　　C. 恶性肿瘤,癌前病变,子宫及乳房肿瘤时不影响用药

　　D. 月经稀少,年龄超过 45 岁者不可用

　　E. 哺乳期,产后未满半年月经已来潮可用

24. 有关使用避孕药的注意事项,下述哪项是**错误**的

　　A. 乳房有肿块者禁服　　　　　　B. 针剂应深部肌内注射

　　C. 肾炎患者禁服　　　　　　　　D. 防止避孕药片潮解,影响效果

　　E. 哺乳期妇女适宜服避孕药

25. 下列哪种情况**不是**服用短效口服避孕药的禁忌证

　　A. 冠心病　　　　　　　　　　　B. 慢性乙型肝炎

　　C. 患有再生障碍性贫血　　　　　D. 慢性支气管炎

　　E. 月经稀少或年龄超过 45 岁者

26. 服用短效避孕药期间如漏服,补服的时间应在

　　A. 4 小时内　　　B. 12 小时内　　　C. 8 小时内

　　D. 24 小时内　　　E. 36 小时内

27. 口服第 1 片短效口服避孕药片的时间是

　　A. 月经来潮前第 5 天　　　B. 月经来潮第 3~4 天　　　C. 月经来潮第 5 天

　　D. 月经来潮第 5~7 天　　　E. 月经干净后第 5 天

28. 下列哪项**不是**避孕药物的副作用

　　A. 类早孕反应　　　B. 痛经　　　C. 月经量减少

　　D. 服药期出血　　　E. 色素沉着

29. 避孕失败后最常用的补救措施是

　　A. 服用避孕药　　　B. 放置宫内节育器　　　C. 人工流产

　　D. 引产　　　E. 绝育术

30. 下列关于人工流产负压吸宫适应时间中,正确的是

　　A. 妊娠 9 周　　　B. 妊娠 11 周　　　C. 妊娠 14 周

　　D. 妊娠 15 周　　　E. 妊娠 24 周

31. 关于人工流产术,正确的做法是

　　A. 妊娠 10 周以内行钳刮术

　　B. 妊娠 14 周以内行吸宫术

　　C. 子宫过软者,术前应肌注麦角新碱

D. 术后应检查吸出物中有无妊娠物,并注意数量是否与妊娠用相符

E. 吸宫过程出血多时,应及时增大负压迅速吸刮

32. 关于人工流产的并发症,**错误**的陈述是

A. 术后阴道流血延续 10 天以上,经用抗生素及宫缩剂治疗无效,应考虑吸宫不全

B. 子宫穿孔多发生于哺乳期妇女

C. 术中出血停止操作

D. 术中出现人工流产综合征时,可用阿托品治疗

E. 流产后感染多为子宫内膜炎

33. 受术者发生人工流产综合反应的症状时,首选的护理措施为

A. 帮助患者改变体位　　　　　　　　B. 肌内注射 0.5mg 阿托品

C. 安慰受术者　　　　　　　　　　　D. 注意保温

E. 配合医生尽快结束手术

34. 人工流产综合征的发生原因主要是

A. 精神过度紧张　　　　B. 迷走神经反射　　　　C. 疼痛刺激

D. 吸宫时负压过大　　　E. 出血多

35. 人工流产术后 12 天仍有较多量阴道流血,应首先考虑是

A. 子宫穿孔　　　　　　B. 子宫复旧不良　　　　C. 吸宫不全

D. 子宫内膜炎　　　　　E. 感染

36. 人工流产术后告知患者禁止盆浴及性交时间为

A. 1 周内　　　　　　　B. 半月内　　　　　　　C. 1 个月内

D. 6 周内　　　　　　　E. 2 个月内

37. 目前药物流产的最佳方案是

A. 雌孕激素序贯用药　　　　　　　　B. 雌孕激素联合用药

C. 米非司酮顿服法　　　　　　　　　D. 大剂量孕激素疗法

E. 米非司酮与米索前列醇配伍

38. 何女士,46 岁,近来月经紊乱,咨询避孕措施,应指导其选用

A. 口服避孕药　　　　　B. 注射避孕针　　　　　C. 安全期避孕

D. 避孕套　　　　　　　E. 宫内节育器

39. 王某,27 岁,来医院放置宫内节育器,计划生育护士陆老师向王某介绍术后健康指导,正确的是

A. 术后休息 3 周　　　　　　　　　　B. 半年内禁重体力劳动

C. 术后无阴道出血　　　　　　　　　D. 术后 2 周内禁性交、盆浴

E. 术后 1、3、6 个月复查

40. 章女士 27 岁,已婚未育。来院咨询常用的避孕方法,你认为**最不恰当**的是

A. 应用阴茎套　　　　　B. 应用阴道隔膜　　　　C. 放置宫内节育器

D. 口服避孕药　　　　　E. 进行输卵管结扎

41. 陈女士,36 岁。长期吸烟,患有滴虫性阴道炎。近来月经不规则,前来咨询避孕措施,护士应指导其选用

A. 口服避孕药　　　　　B. 长效避孕针　　　　　C. 安全期避孕

D. 阴茎套　　　　　　　E. 宫内节育器

42. 王女士,30 岁,剖宫产一男婴,产后 10 周,母乳喂养,乳汁充足,产妇要求对计划生育进行指导,该产妇适宜的避孕方法为
　　　A. 长效口服避孕药　　　　B. 短效口服避孕药　　　C. 安全期避孕
　　　D. 阴茎套　　　　　　　　E. 探亲避孕药

43. 李女士有习惯性痛经,护士建议她采用的最佳避孕方法是
　　　A. 安全期避孕法　　　　　B. 口服避孕药　　　　　C. 输卵管结扎术
　　　D. 避孕套　　　　　　　　E. 阴道隔膜

44. 产后 3 个月,哺乳,未转经,要求避孕。妇检:宫颈光滑,子宫正常大小,无压痛,两侧附件阴性。**不宜**选用的方法是
　　　A. 宫内节育器　　　　　　B. 口服避孕药　　　　　C. 阴茎套
　　　D. 安全期避孕　　　　　　E. 避孕药膏

45. 王女士咨询长效口服避孕药的避孕效果。护士解释:服药一次可避孕
　　　A. 1 个月　　　　　　　　B. 2 个月　　　　　　　C. 3 个月
　　　D. 6 个月　　　　　　　　E. 1 年

46. 李女士,28 岁,已婚,口服避孕药进行避孕已 3 年,因工作忙,当晚漏服,询问指导,应告知补服时间为
　　　A. 3 小时内　　　　　　　B. 12 小时内　　　　　C. 9 小时内
　　　D. 12 小时内　　　　　　E. 24 小时内

47. 章女士,35 岁,意外妊娠 12 周,现需终止妊娠。**不适宜**手术的指征是
　　　A. 术前 2 天性生活　　　　B. 术前 2 天阴道冲洗　　C. 体温 38.5℃
　　　D. 妊娠呕吐　　　　　　　E. 妊娠合并贫血

48. 李某,停经 48 天时行人工流产术后半月。阴道流血时多时少,查子宫如 40 天妊娠大小,软,尿妊娠试验可疑阳性,最可能的原因是
　　　A. 子宫内膜炎　　　　　　B. 漏吸　　　　　　　　C. 空吸
　　　D. 吸宫不全　　　　　　　E. 月经不调

49. 刘某,29 岁,多次人工流产,3 个月前行末次人流手术,有周期性下腹疼痛,无月经来潮,最可能的诊断是
　　　A. 再次妊娠　　　　　　　B. 月经不调　　　　　　C. 异位妊娠
　　　D. 宫颈粘连　　　　　　　E. 吸宫不全

50. 章女士,29 岁,已婚,妊娠 48 天行吸宫术,护士向该女士介绍术后注意事项,正确的是
　　　A. 阴道流血期间每天坐浴　　　　　B. 有腹痛或出血多者,应随时就诊
　　　C. 休息 1 个月　　　　　　　　　D. 1 周内禁止盆浴
　　　E. 2 周内禁止性生活

51. 患者,女性,26 岁,已婚。停经 64 天,诊断为"早孕"。此妇女要求人工终止妊娠,宜采用的方法是
　　　A. 吸宫术　　　　　　　　B. 钳刮术　　　　　　　C. 药物流产
　　　D. 水囊引产　　　　　　　E. 依沙吖啶引产

52. 患者林某,行人工流产术,关于术后护理措施以下选项中**错误**的是
　　　A. 术后 1 个月内禁止盆浴

B. 保持外阴清洁

C. 术后 6 个月内禁止性生活

D. 术后休息 1~2 小时,无异常即可离院

E. 若有明显腹痛持续 10 天以上,应随时到医院就诊

A₃/A₄ 型题

(53~54 题共用题干)

王女士,32 岁。孕 4 产 1。因采用安全期避孕失败 2 次,已行两次人工流产吸宫术,医生建议患者放置宫内节育器。

53. 最适宜放置宫内节育器的时间是

    A. 月经干净后 3~7 天　　　　　　　B. 人流后立即放置

    C. 产后一般满 30 天　　　　　　　　D. 剖宫产后 2 个月

    E. 哺乳期随时都可以放置

54. 放置宫内节育器后,患者咨询 1 年内复查时间,护士的解释正确的为

    A. 1、6 个月复查　　　　　　　　　　B. 1、3 个月复查

    C. 3、9 个月复查　　　　　　　　　　D. 3、6 个月及 1 年复查

    E. 1、3、6 个月及 1 年复查

(55~57 题共用题干)

李女士,38 岁,G_2P_2,放置环型宫内节育器 2 年,现停经 49 天,恶心,呕吐 3 天不能进食,尿 HCG(+)考虑为带器妊娠。

55. 发生带器妊娠,最常见原因是

    A. 放置宫内节育器时并发子宫穿孔

    B. 宫内节育器嵌顿

    C. 宫内节育器脱落

    D. 宫内节育器型号偏小位置下移

    E. 节育器异位

56. 为明确带器妊娠原因,哪种检查最可靠

    A. 腹部 X 线检查　　　　B. 尿妊娠试验　　　　C. B 超

    D. 探针探查宫腔　　　　E. CT 检查

57. 妇科检查子宫妊娠 50 天大小,质软,双侧附件区无异常,B 超示宫内有妊娠囊,宫内节育器位于子宫峡部,正确的处理应为

    A. 药物流产后取环

    B. 先纠正酸中毒,再行人工流产加取环

    C. 立即行人工流产加取环

    D. 给予镇静剂后人工流产加取环

    E. 边静脉补充低分子右旋糖酐及葡萄糖边人工流产加取环

(58~59 题共用题干)

陈女士,48 岁,因阴道流血 15 天就诊,已放置避孕环 15 年,考虑为更年期功能失调性子宫出血。

58. 最恰当的处理方式是

    A. 取环加药物性刮宫　　　　　　　　B. 取环给予雌激素止血

C. 取环给予雌、孕激素止血　　　　　D. 取环给予雄、孕激素止血

E. 取环加诊断性刮宫

59. 若病理诊断为功能失调性子宫出血,今后避孕方式应首选

A. 避孕套　　　　　　　B. 口服短效避孕药　　　C. 注射避孕针

D. 放置宫内节育器　　　E. 口服长效避孕药

(60~64 题共用题干)

杨女士,28 岁,教师。正常分娩后 10 个月。母乳喂养 8 个月,现已断奶,月经已复潮,产后用避孕套避孕,丈夫觉得麻烦,今来咨询更为适合的避孕方法。

60. 建议首选下列哪种方法

A. 避孕套　　　　　　　B. 阴道隔膜　　　　　　C. 宫内节育器

D. 口服避孕药　　　　　E. 安全期避孕

61. 宫内节育器的避孕原理是

A. 抑制排卵过程　　　　B. 杀死精子　　　　　　C. 抑制受精卵着床

D. 改变卵子的运行方向　E. 抑制性激素的分泌

62. 放置宫内节育器的禁忌证是

A. 经产妇　　　　　　　　　　　B. 经量过多者

C. 糖尿病使用胰岛素治疗者　　　D. 复发性流产者

E. 心脏病患者

63. 宫内节育器放置的时间,**不妥当**的是

A. 哺乳期结束时　　　　　　　　B. 人工流产术后即放置

C. 月经干净后 1 周内　　　　　　D. 剖宫产后 6 个月后

E. 自然分娩后满 3 个月

64. 宫内节育器放置术后**不正确**的健康指导内容是

A. 保持外阴清洁

B. 术后 1 周内避免重体力劳动

C. 术后 2 周内禁止性生活

D. 术后出现腹痛、发热是正常现象,无须处理

E. 术后 3 个月内行经期间或大便时注意有无节育器脱落

(65~66 题共用题干)

某女,30 岁,停经 45 天,人工流产术后 5 天,发热伴下腹痛 2 天,伴脓性白带,考虑为流产后合并感染。

65. 下述哪种表现与此病**不符合**

A. 头晕

B. 妇科检查,宫颈举痛,子宫压痛,双附件区增厚、压痛

C. 下腹压痛伴反跳痛

D. 移动性浊音阳性

E. 食欲缺乏、乏力

66. 急症应做哪种检查

A. 血常规　　　　　　　　　　　B. 血液生化

C. 肝功能+乙肝五项指标　　　　D. 腹部 B 超

E. 腹部 X 线检查

（67~70 题共用题干）

杨某,22 岁,第一胎孕 54 天要求终止妊娠。王医生告知孕妇相关知识。

67. 根据目前孕周,选用下列哪种方法为好

  A. 药物流产　　　　　　　　　　B. 人工流产负压吸引术

  C. 人工流产钳刮术　　　　　　　　D. 静脉点滴缩宫素引产

  E. 依沙吖啶引产术

68. 手术后健康指导内容正确的是

  A. 术后卧床休息 24 小时　　　　　B. 术后 1 周内痊愈

  C. 术后 1 周不能盆浴　　　　　　　D. 术后 1 个月内禁性交

  E. 术后半年来院复查

69. 关于人工流产术,正确的做法是

  A. 妊娠 10 周以内行钳刮术

  B. 妊娠 14 周以内行吸宫术

  C. 子宫过软者,术前应肌注麦角新碱

  D. 术后应检查吸出物中有无妊娠物,并注意是否与妊娠周相符

  E. 吸宫过程出血过多,应及时增大负压迅速吸刮

70. 关于人工流产并发症,**错误**的描述是

  A. 流产后感染多为子宫内膜炎

  B. 子宫穿孔多发生于哺乳期妇女

  C. 术中出血应停止操作

  D. 术中出现人工流产综合征时,可用阿托品治疗

  E. 术后阴道流血延续 10 天以上,经用抗生素及宫缩剂治疗无效,应考虑吸宫不全

（71~72 题共用题干）

患者 28 岁,孕 2 个月行人工流产术,半年前有剖宫产病史,在扩张宫颈过程中,突感左下腹剧烈疼痛,考虑为子宫穿孔。

71. 下述哪种表现与此患者**不符**

  A. 头晕,胸闷　　　　B. 大汗淋漓　　　　C. 血压下降

  D. 脉搏增快　　　　　E. 出血减少

72. 立即停止手术操作,观察 30 分钟,脉搏 110 次/分,血压 70/50mmHg,恰当的处理应为

  A. 肌注镇静剂　　　　　　　　　　B. 立即肌注维生素 K

  C. 头低脚高位　　　　　　　　　　D. 立即静脉注射阿托品

  E. 剖腹探查

（73~74 题共用题干）

王女士,患者吸宫流产术中,出现头晕、胸闷,考虑为人工流产综合反应。

73. 下列哪种表现与此**不符合**

  A. 心动过速　　　　　　　　　　　B. 心律失常

  C. 血压下降　　　　　　　　　　　D. 面色苍白,出汗

  E. 严重时可发生昏厥与抽搐

74. 若心率 50 次/分,应首先选用何种药物抢救治疗
    A. 安定   B. 阿托品   C. 哌替啶
    D. 苯巴比妥钠   E. 氯丙嗪

(陈 敏)

【参考答案】

1. C	2. B	3. C	4. A	5. B	6. C	7. B	8. B	9. D	10. E
11. B	12. A	13. D	14. B	15. A	16. B	17. A	18. B	19. E	20. A
21. E	22. C	23. D	24. E	25. D	26. B	27. C	28. B	29. C	30. A
31. D	32. C	33. B	34. B	35. C	36. C	37. E	38. D	39. D	40. E
41. D	42. D	43. B	44. B	45. A	46. B	47. C	48. D	49. D	50. B
51. A	52. C	53. A	54. E	55. D	56. C	57. C	58. E	59. A	60. C
61. C	62. B	63. A	64. D	65. D	66. A	67. B	68. D	69. D	70. C
71. E	72. E	73. A	74. B						

第二十一章 妇产科常用护理技术

【学习精要】

本章考点

1. 外阴冲洗/消毒适应证、用肥皂液擦洗、无菌纱布擦干、0.5%聚维酮碘消毒的顺序。
2. 会阴擦洗适应证、擦洗顺序和注意事项。
3. 阴道冲洗与灌洗中灌洗筒距离床沿高度、冲洗液水温、灌洗液的选择、禁忌证。
4. 会阴湿热敷适应证、时间、温度、使用红外线灯照射距离和热敷面积。
5. 坐浴常用溶液的选择、坐浴的时间和水温、禁忌证。
6. 阴道与宫颈上药的注意事项。

重点与难点解析：

一、外阴冲洗/消毒

1. **适应证** 经外阴、阴道途径的妇产科手术前准备；自然分娩接产前准备；阴道检查操作前准备。

2. **肥皂液擦洗顺序** 遵循自上而下、由外向内的原则,擦洗顺序是：阴阜、大腿内上1/3、大阴唇、小阴唇、会阴体至肛周。

3. **无菌纱布擦干和0.5%聚维酮碘消毒顺序** 遵循自上而下、由内向外的原则,顺序为：小阴唇、大阴唇、阴阜、大腿内上1/3、会阴体至肛周。

二、会 阴 擦 洗

1. **适应证** 产后会阴有伤口者；术后留置导尿者；会阴部手术后；长期卧床生活不能自理者。

2. **会阴擦洗三遍顺序**

(1)第1遍：自上而下,由外向内,首先初步擦去外阴的血迹、分泌物或其他污渍,先横向擦洗阴阜后顺大腿方向至大腿内上1/3,然后纵向擦洗大阴唇、小阴唇再横向擦洗会阴,其次弧形由外向肛门擦洗肛周,最后擦洗肛门。

(2)第2遍和第3遍：以会阴切口或尿道口为中心,由内向外,先擦洗会阴伤口或尿道口,然后依次擦洗小阴唇、大阴唇、阴阜、大腿内上1/3、会阴、肛周、肛门。第3遍擦洗顺序同第2遍,根据患者具体情况,必要时可增加擦洗次数直至擦净为止,每擦洗一个部位更换一个棉球,擦洗时均应注意最后擦洗肛门。最后再用无菌干纱布擦干。

3. **注意事项** 擦洗时,要注意观察会阴部及会阴伤口有无红肿、分泌物及其愈合情况,发现异常及时报告医生并记录。对有留置尿管者要注意观察尿道口有无损伤,尿管是否通畅,有无脱落、扭曲等。操作过程中注意无菌原则,每擦一处更换一个棉球,擦洗时两把镊子不可接触或混用。对于产后及会阴部手术的患者每次排便后均应擦洗会阴以预防感染。最后擦洗有感染伤口的患者,以防交叉感染。

三、阴道冲洗/灌洗

1. 操作　根据患者病情(遵医嘱)配制灌洗液 500~1000ml,将装有灌洗液的灌洗筒挂于床旁输液架上,其高度距离床沿 60~70cm,排除管内空气,试水温(41~43℃)适宜后备用。

2. 灌洗液选择　应根据病情决定。滴虫性阴道炎应用酸性溶液;白色假丝酵母菌阴道炎应用碱性溶液;非特异性阴道炎用一般消毒液或生理盐水;术前阴道准备或阴道清洁可选用聚维酮碘溶液、1:5000 高锰酸钾溶液等。

3. 禁忌证　月经期、妊娠期、产后或人工流产术后子宫颈口未闭、阴道流血及宫颈活动性出血者禁忌行阴道灌洗。

四、会阴湿热敷

1. 适应证　会阴水肿、会阴血肿的吸收期;会阴伤口硬结及早期感染者。

2. 操作　热敷时间约为 15~30 分钟,湿热敷温度一般为 41~48℃,使用红外线灯照射,照射距离为 20cm,每次湿热敷面积不超过病损面积的 2 倍。

五、坐　　浴

1. 常用溶液　萎缩性阴道炎常用 0.5%~1% 乳酸溶液;滴虫性阴道炎常用 1% 乳酸溶液、0.5% 醋酸溶液或 1:5000 高锰酸钾溶液;阴道白色假丝酵母菌病常用 2%~4% 碳酸氢钠溶液;外阴炎及其他非特异性阴道炎、外阴阴道手术前准备常用 1:5000 高锰酸钾溶液、1:1000 苯扎溴铵(新洁尔灭)溶液、0.2‰聚维酮碘溶液、洁尔阴等。

2. 操作　一般坐浴持续约 20 分钟,水温根据病情调制:①热浴:水温 41~43℃,适用于渗出性病变及急性炎性浸润,可先熏洗后坐浴,持续 20 分钟左右。②温浴:水温 35~37℃,适用于慢性盆腔炎、术前准备。③冷浴:水温在 14~15℃,能刺激肌肉神经,改善局部血液循环。用于膀胱阴道松弛、功能性无月经及性无能等,持续 2~5 分钟即可,同时注意保暖,防止受凉。

3. 禁忌证　月经期妇女、有阴道流血者、妊娠期及产后 7 日。

六、宫颈/阴道上药

注意事项:

1. 应用非腐蚀性药物时应转动窥阴器,使阴道四壁均能涂上药物。

2. 应用腐蚀性药物时,要注意保护好阴道壁和正常的组织,上药时应将干棉球或纱布垫于阴道后壁及阴道后穹隆,药液只涂宫颈病灶局部,避免药液下流灼伤正常组织,药液涂好后,立即如数取出所垫棉球或纱布。

3. 棉签上的棉花应捻紧,涂药时向同一方向转动,以免棉花落入阴道内难以取出。

4. 采用带尾线大棉纱上药者,应告知患者于放药 12~24 小时后牵引尾线自行取出,如棉球滞留于阴道无法自行取出,应及时就诊。

5. 采用纳入法上药者应在临睡前或休息时上药,以免起床后脱出,影响治疗效果。

6. 月经期或阴道流血者不宜进行阴道内上药。

7. 未婚女性上药时不能使用窥阴器,应使用长棉签涂药。

8. 用药期间禁止性生活。

【必会技巧】

一、外阴冲洗/消毒

(一)操作准备

1. 用物　外阴冲洗(消毒)包1个(内有无菌弯盘2个、无菌干纱球及无菌纱布、无菌镊子或无菌卵圆钳2把)、一次性手套2副、无菌治疗巾1块、橡胶中单1块、一次性臀垫1块、冲洗壶2个(分别内盛39~41℃温开水及0.5%聚维酮碘溶液)、便盆1个。

2. 常用溶液　0.2%肥皂液、0.5%聚维酮碘溶液。

3. 实训媒体　多媒体资料、妇科检查模型。

(二)操作步骤

1. 备齐并检查用物,核对患者,解释外阴冲洗/消毒的目的及配合方法,以取得患者的理解和配合。

2. 嘱患者排空膀胱,遮挡患者,铺好橡胶中单。

3. 协助患者仰卧于检查床,双腿屈曲分开(或取膀胱截石位),充分暴露外阴部,臀下置便盆及一次性臀垫。戴手套。

4. 用无菌纱布蘸取肥皂液,双镊(钳)操作擦洗外阴部,遵循自上而下、由外向内的原则,擦洗顺序是:阴阜、大腿内上1/3、大阴唇、小阴唇、会阴体至肛周。

5. 用无菌干纱球堵住阴道口,用温开水冲掉肥皂液。

6. 取下阴道口纱球,更换手套。

7. 用无菌纱布擦干,遵循自上而下、由内向外的原则,顺序为:小阴唇、大阴唇、阴阜、大腿内上1/3、会阴体至肛周。

8. 再用0.5%聚维酮碘消毒,顺序同7。

9. 撤去臀下便盆及臀垫,更换无菌治疗巾。

10. 整理用物,告知注意事项。

(三)操作评分标准

项目		技术要求	分值	得分
操作前准备20分	环境准备	室内安静、整洁,光线充足,温度、湿度适宜,酌情关闭门窗或屏风遮挡	3	
	用物准备	1. 物品:外阴冲洗(消毒)包1个(内有无菌弯盘2个、无菌纱球及无菌纱布、无菌镊子或无菌卵圆钳2把)、一次性手套2副、无菌治疗巾1块、橡胶中单1块、一次性臀垫1块、冲洗壶2个(分别内盛39~41℃温开水及0.5%聚维酮碘溶液)、便盆1个	2	
		2. 常用溶液:0.2%肥皂液、0.5%聚维酮碘溶液	2	

续表

项目		技术要求	分值	得分
操作前准备20分	护士准备	1. 素质要求：衣帽整洁、态度和蔼、语言流畅、面带微笑	1	
		2. 核对床号、姓名	1	
		3. 评估患者：①身体状况；②外阴清洁度及外阴皮肤情况；③配合程度	3	
		4. 向患者解释会阴冲洗/消毒的目的及配合方法	2	
		5. 洗手、戴口罩	1	
	患者准备	排空膀胱，适当遮挡，仰卧于检查床上，双膝屈曲向外分开（或取膀胱截石位），暴露外阴部	5	
操作步骤	60分	1. 备齐并检查用物，携用物至患者床旁	4	
		2. 再次核对，做好解释工作	4	
		3. 洗手，戴口罩	4	
		4. 铺橡胶中单，协助患者取体位，置便盆及一次性臀垫于臀下。戴手套	4	
		5. 用无菌纱布蘸取肥皂液，两手各持1把镊（钳）子，其中一把用于夹取肥皂纱布，另一把接过该纱布进行擦洗	6	
		6. 遵循自上而下、由外向内的原则，按顺序擦洗：阴阜、大腿内上1/3、大阴唇、小阴唇、会阴体至肛周	8	
		7. 用无菌干纱球堵住阴道口，用温开水冲掉肥皂液	6	
		8. 取下阴道口纱球，更换手套	4	
		9. 用无菌纱布擦干，遵循自上而下、由内向外的原则，顺序为：小阴唇、大阴唇、阴阜、大腿内上1/3、会阴体至肛周	8	
		10. 用0.5%聚维酮碘消毒，顺序同9	8	
		11. 撤去臀下便盆及臀垫，更换无菌治疗巾	4	
操作后处理	10分	1. 整理用物	3	
		2. 洗手，摘口罩	3	
		3. 告知注意事项	4	
提问	10分	外阴冲洗/消毒的原则是什么？	10	
总分			100	
整体评价（A、B、C、D 为评价系数）		A. 沟通流畅、操作规范、患者舒适	A. 1.0~0.8	
		B. 沟通欠流畅或操作欠规范、患者欠舒适	B. 0.8~0.6	
		C. 沟通不流畅、操作欠规范、患者欠舒适	C. 0.6~0.4	
		D. 无沟通、操作不规范、患者不舒适	D. 0.4以下	

（四）注意事项

1. 操作前告知患者外阴冲洗/消毒的目的和配合要点。

2. 操作动作轻柔,注意为患者遮挡和保暖。

3. 外阴冲洗/消毒的原则是:第1遍清洁时顺序为自上而下、由外而内;第2遍消毒时顺序为自上而下、由内而外。

4. 操作过程中注意无菌原则,消毒的范围不可超过清洁的范围。

5. 产时会阴冲洗和消毒于初产妇宫口开全、经产妇宫口扩张4cm且宫缩规则有力时进行。

6. 冲洗时用无菌干纱球堵住阴道口,防止冲洗液流入阴道。

二、会阴擦洗

（一）操作准备

1. 用物　会阴擦洗包1个(内有无菌弯盘2个、无菌镊子2把、无菌干纱布、无菌干棉球若干)、一次性手套1副、橡胶中单1块、一次性臀垫1块、便盆1个、屏风1个。

2. 常用溶液　0.5%聚维酮碘溶液、1:5000高锰酸钾溶液等。

3. 实训媒体　多媒体资料、妇科检查模型。

（二）操作步骤

1. 备齐用物,携物品至床旁,核对患者,评估其会阴情况,解释会阴擦洗的目的及配合方法,以取得患者的理解和配合。请室内探视人员回避,关闭门窗拉上窗帘或用屏风遮挡,以保护患者隐私。

2. 嘱患者排空膀胱,协助患者取屈膝仰卧位,双腿略外展。铺橡胶中单及一次性臀垫于臀下。

3. 脱下对侧裤腿盖在近侧腿上,对侧腿用盖被遮盖,暴露会阴部,注意保暖。

4. 操作者戴一次性手套,将会阴擦洗包打开后置于患者两腿间,倒药液浸湿干棉球,双镊操作擦洗会阴部,一般擦洗3遍。第1遍:自上而下,由外向内,首先初步擦去外阴的血迹、分泌物或其他污渍,先横向擦洗阴阜后顺大腿方向至大腿内上1/3,然后纵向擦洗大阴唇、小阴唇,再横向擦洗会阴,弧形由外向肛门擦洗肛周,最后擦洗肛门。第2遍:以会阴伤口或尿道口为中心,由内向外,先擦洗会阴伤口或尿道口,然后依次擦洗小阴唇、大阴唇、阴阜、大腿内上1/3、会阴、肛周、肛门。第3遍擦洗顺序同第2遍,必要时可增加擦洗次数直至擦净为止。每擦洗一个部位更换一个棉球,擦洗时均应注意最后擦洗肛门。最后再用无菌干纱布擦干。

5. 撤去一次性臀垫及橡胶中单,协助患者穿好衣裤,整理床单位。

6. 整理用物,告知注意事项。

（三）操作评价标准

项目		技术要求	分值	得分
操作前准备20分	环境准备	室内安静、整洁,光线充足,温度、湿度适宜,酌情关闭门窗或屏风遮挡	3	
	用物准备	1. 物品:会阴擦洗包1个(内有无菌弯盘2个、无菌镊子2把、无菌干纱布、无菌干棉球若干)、一次性手套1副、橡胶中单1块、一次性臀垫1块、便盆1个、屏风1个	2	
		2. 常用溶液:0.5%聚维酮碘溶液、1:5000高锰酸钾溶液等	2	

续表

项目		技术要求	分值	得分
操作前准备 20分	护士准备	1. 素质要求:衣帽整洁、态度和蔼、语言流畅、面带微笑	1	
		2. 核对床号、姓名	1	
		3. 评估患者:①身体状况;②会阴部卫生、皮肤情况,有无留置尿管;③配合程度	3	
		4. 向患者解释会阴擦洗的目的及配合方法	2	
		5. 洗手、戴口罩	1	
	患者准备	排空膀胱,适当遮挡,取屈膝仰卧位,双腿略外展,暴露外阴部	5	
操作步骤	60分	1. 备齐并检查用物,携用物至患者床前	4	
		2. 再次核对,做好解释工作。洗手、戴口罩	4	
		3. 铺橡胶中单及一次性臀垫于臀下	4	
		4. 脱下对侧裤腿盖在近侧腿上,对侧腿用盖被遮盖,暴露会阴部,注意保暖	4	
		5. 操作者戴一次性手套,将会阴擦洗包放置于患者两腿间,用无菌操作方法打开,倒药液浸湿干棉球	4	
		6. 用一把镊子夹取干净药液棉球,用另一把镊子夹住棉球进行擦洗,采用双镊操作法	4	
		7. 第1遍擦洗顺序为:自上而下,由外向内,首先初步擦去外阴的血迹、分泌物或其他污渍,先横向擦洗阴阜后顺大腿方向至大腿内上 1/3,然后纵向擦洗大阴唇、小阴唇,再横向擦洗会阴,弧形由外向肛门擦洗肛周,最后擦洗肛门	8	
		8. 第2遍:以会阴伤口或尿道口为中心,由内向外,先擦洗会阴伤口或尿道口,然后依次擦洗小阴唇、大阴唇、阴阜、大腿内上 1/3、会阴、肛周、肛门	8	
		9. 第3遍擦洗顺序同第2遍,必要时可增加擦洗次数直至擦净为止。每擦洗一个部位更换一个棉球,擦洗时均应注意最后擦洗肛门	8	
		10. 再用无菌干纱布擦干。顺序同第2遍	6	
		11. 每个棉球限用一次,将用过的棉球与镊子放于弯盘内	4	
		12. 撤去用物	2	

续表

项目		技术要求	分值	得分
操作后处理	10分	1. 协助患者穿好衣裤	2	
		2. 整理床单位及用物	3	
		3. 洗手,摘口罩	2	
		4. 告知注意事项	3	
提问	10分	1. 会阴擦洗的适应证有哪些?	10	
		2. 会阴擦洗的原则是什么?		
总分			100	
整体评价 (A、B、C、D 为评价系数)		A. 沟通流畅、操作规范、患者舒适	A. 1.0~0.8	
		B. 沟通欠流畅或操作欠规范、患者欠舒适	B. 0.8~0.6	
		C. 沟通不流畅、操作欠规范、患者欠舒适	C. 0.6~0.4	
		D. 无沟通、操作不规范、患者不舒适	D. 0.4以下	

(四)注意事项

1. 操作前告知患者会阴擦洗的目的和配合要点。

2. 动作轻柔,注意为患者保暖及保护隐私。

3. 擦洗时,要注意观察会阴部及会阴伤口有无红肿、分泌物及其愈合情况,发现异常及时报告医生并记录。对有留置尿管者要注意观察尿道口有无损伤,尿管是否通畅,有无脱落、扭曲等。

4. 操作过程中注意无菌原则,每擦一处更换一个棉球,擦洗时两把镊子不可接触或混用。擦洗顺序第1遍:自上而下、由外向内,第2遍:以会阴伤口或尿道口为中心,由内向外,第3遍擦洗顺序同第2遍。

5. 对于产后及会阴部手术的患者每次排便后均应擦洗会阴以预防感染。

6. 最后擦洗有感染伤口的患者,以防交叉感染。

三、阴道冲洗/灌洗

(一)操作准备

1. 用物　消毒灌洗筒1个、橡皮管1根(橡皮管上有控制冲洗压力和流量的调节开关)、灌洗头1个、弯盘1个、窥阴器1个、卵圆钳1把、无菌干棉球、无菌干纱布、一次性手套1副、橡胶中单1块、一次性臀垫1块、水温计1个、输液架1个、便盆1个。

2. 常用溶液　0.2‰聚维酮碘溶液、0.1%苯扎溴铵(新洁尔灭)溶液、生理盐水(41~43℃)、2%~4%碳酸氢钠溶液、1%乳酸溶液、4%硼酸溶液、0.5%醋酸溶液、1:5000高锰酸钾溶液等。

3. 实训媒体　多媒体资料、妇科检查模型。

(二)操作步骤

1. 备齐用物,核对患者,解释阴道冲洗/灌洗的目的及配合方法,以取得患者的理解和配合。

2. 嘱患者排空膀胱,协助患者上检查床并取膀胱截石位。脱去一侧裤腿,臀下垫橡胶中单、一次性臀垫,放好便盆。

3. 根据患者病情(遵医嘱)配制灌洗液 500~1000ml,将装有灌洗液的灌洗筒挂于床旁输液架上,其高度距离床沿 60~70cm,排除管内空气,试水温(41~43℃)适宜后备用。

4. 操作者戴一次性手套,右手持冲洗头,用灌洗液先冲洗外阴部,然后用左手将小阴唇分开,将灌洗头沿阴道壁方向缓缓插入阴道至后穹隆处,边冲洗边将灌洗头围绕子宫颈上下左右轻轻地移动,或用窥阴器暴露宫颈后再冲洗,边冲洗边转动窥阴器。将整个阴道穹隆及阴道壁冲洗干净后再将窥阴器按下,以使阴道内的残留液体完全流出。

5. 当灌洗液剩 100ml 左右时,夹住橡皮管拔除灌洗头及窥阴器,再次冲洗外阴部。

6. 扶患者坐在便盆上,使阴道内残留液体流出,用无菌干纱布擦干外阴部。

7. 撤去便盆、一次性臀垫及橡胶中单,协助患者穿好衣裤。

8. 整理用物,告知注意事项。

(三)操作评分标准

项目		技术要求	分值	得分
操作前准备 20分	环境准备	室内安静、整洁,光线充足,温度、湿度适宜,酌情关闭门窗或屏风遮挡	3	
	用物准备	1. 物品:消毒灌洗筒 1 个、橡皮管 1 根(橡皮管上有控制冲洗压力和流量的调节开关)、灌洗头 1 个、弯盘 1 个、窥阴器 1 个、卵圆钳 1 把、无菌干棉球、无菌干纱布、一次性手套 1 副、橡胶中单 1 块、一次性臀垫 1 块、水温计 1 个、输液架 1 个、便盆 1 个	2	
		2. 常用溶液:0.2‰聚维酮碘溶液、0.1%苯扎溴铵(新洁尔灭)溶液、生理盐水(41~43℃)、2%~4%碳酸氢钠溶液、1%乳酸溶液、4%硼酸溶液、0.5%醋酸溶液、1:5000 高锰酸钾溶液等	2	
	护士准备	1. 素质要求:衣帽整洁、态度和蔼、语言流畅、面带微笑	1	
		2. 核对床号、姓名	1	
		3. 评估患者:①病情、一般状况;②会阴部卫生、皮肤情况,有无留置尿管;③配合程度	3	
		4. 向患者解释阴道冲洗/灌洗操作的目的及配合方法	2	
		5. 洗手、戴口罩	1	
	患者准备	排空膀胱,适当遮挡,取膀胱截石位	5	

续表

项目		技术要求	分值	得分
操作步骤	60分	1. 备齐并检查用物,携用物至患者床前	4	
		2. 再次核对,做好解释工作。洗手戴口罩	4	
		3. 置便盆及一次性臀垫于臀下	4	
		4. 脱去一侧裤腿	4	
		5. 根据病情(遵医嘱)配制灌洗液500~1000ml,将装有灌洗液的灌洗筒挂于床旁输液架上,距离床沿60~70cm,排除管内空气,试水温(41~43℃)适宜后备用	8	
		6. 操作者戴一次性手套,右手持冲洗头,用灌洗液先冲洗外阴部	4	
		7. 用左手将小阴唇分开,将灌洗头沿阴道壁方向缓缓插入阴道至后穹隆处	8	
		8. 边冲洗边将灌洗头围绕子宫颈上下左右轻轻地移动,或用窥阴器暴露宫颈后再冲洗,边冲洗边转动窥阴器。将整个阴道穹隆及阴道壁冲洗干净后再将窥阴器按下	8	
		9. 当灌洗液剩100ml左右时,夹住橡皮管拔除灌洗头及窥阴器,再冲洗一遍外阴部	6	
		10. 扶患者坐在便盆上,使阴道内残留液体流出	4	
		11. 用无菌干纱布擦干外阴部	4	
		12. 撤去用物	2	
操作后处理	10分	1. 协助患者穿好衣裤	2	
		2. 整理用物	2	
		3. 洗手,摘口罩	2	
		4. 告知注意事项	4	
提问	10分	1. 阴道灌洗的适应证有哪些? 2. 如何根据不同的适应证选择阴道灌洗溶液? 3. 阴道灌洗的禁忌证是什么?	10	
总分			100	
整体评价 (A、B、C、D 为评价系数)		A. 沟通流畅、操作规范、患者舒适 B. 沟通欠流畅或操作欠规范、患者欠舒适 C. 沟通不流畅、操作欠规范、患者欠舒适 D. 无沟通、操作不规范、患者不舒适	A. 1.0~0.8 B. 0.8~0.6 C. 0.6~0.4 D. 0.4 以下	

（四）注意事项

1. 灌洗筒与床沿的距离不得超过 70cm，以免压力过大，使灌洗液或污物进入子宫腔或灌洗液流速太快与局部作用时间不足，影响治疗效果。

2. 灌洗液温度以 41~43℃ 为宜，温度过低可引起患者不适，温度过高会造成阴道黏膜烫伤。

3. 灌洗溶液的选择应根据病情决定。滴虫性阴道炎应用酸性溶液；白色假丝酵母菌阴道炎应用碱性溶液；非特异性阴道炎用一般消毒液或生理盐水；术前阴道准备或阴道清洁可选用聚维酮碘溶液、1：5000 高锰酸钾溶液等。

4. 在灌洗过程中动作要轻柔，灌洗头不宜插入过深以免损伤阴道壁或宫颈组织。

5. 产后 10 天、妇产科手术 2 周后的患者，若合并阴道分泌物混浊、有异味或阴道伤口愈合不良、黏膜感染坏死等，可行低位阴道灌洗，灌洗筒的高度不得超过床沿 30cm，避免污物进入宫腔或损伤阴道残端伤口。

6. 月经期、妊娠期、产后或人工流产术后子宫颈口未闭、阴道流血及宫颈活动性出血者禁忌行阴道灌洗，以免引起上行性感染或大出血，必要时可行外阴擦洗。

7. 未婚女性不能使用阴道窥器，必要时使用导尿管进行阴道灌洗。

四、会阴湿热敷

（一）操作准备

1. 用物 会阴擦洗包 1 个（内有无菌弯盘 2 个、无菌镊子 2 把、无菌纱布若干）、医用凡士林、棉布垫 1 块、热源（热水袋或电热宝等）、红外线灯、橡胶中单 1 块、一次性臀垫 1 块、屏风 1 个。

2. 常用溶液 煮沸的 50%硫酸镁溶液、95%乙醇等。

3. 实训媒体 多媒体资料、妇科检查模型。

（二）操作步骤

1. 备齐用物，携物品至床旁，核对患者，解释会阴湿热敷的目的及配合方法，以取得患者的理解和配合。

2. 用屏风遮挡，嘱患者排空膀胱，取屈膝仰卧位，双腿略外展，脱下对侧裤腿盖在近侧腿上，对侧腿用盖被遮盖，暴露会阴热敷处，臀下垫橡胶中单及一次性臀垫。

3. 先行会阴擦洗，清洁外阴污垢，用干纱布擦干。

4. 热敷部位先涂一薄层凡士林，盖上纱布，再轻轻敷上浸有热敷溶液的温纱布（热敷垫），外面覆盖棉布垫保温。

5. 一般 3~5 分钟更换热敷垫一次，热敷时间约为 15~30 分钟，也可用热源袋放在棉垫外或使用红外线灯照射，照射距离为 20cm。

6. 热敷完毕，撤去敷布，观察热敷部位皮肤情况，用纱布擦净皮肤上的凡士林，撤去一次性臀垫及橡胶中单。协助患者穿好衣裤，整理床单位。

7. 整理用物，告知注意事项。

（三）操作评分标准

项目		技术要求	分值	得分
操作前准备 20分	环境准备	室内安静、整洁,光线充足,温度、湿度适宜,酌情关闭门窗或屏风遮挡	3	
	用物准备	1. 物品:会阴擦洗包1个(内有无菌弯盘2个、无菌镊子2把、无菌纱布若干)、医用凡士林、棉布垫1块、热源(热水袋或电热宝等)、红外线灯、橡胶中单1块、一次性臀垫1块、屏风1个	2	
		2. 常用溶液:煮热的50%硫酸镁溶液、95%乙醇等	2	
	护士准备	1. 素质要求:衣帽整洁、态度和蔼、语言流畅、面带微笑	1	
		2. 核对床号、姓名	1	
		3. 评估患者:①病情、一般状况;②会阴部卫生、皮肤情况,有无留置尿管;③配合程度	3	
		4. 向患者解释会阴湿热敷的目的及配合要点		
		5. 洗手,戴口罩	1	
	患者准备	排空膀胱,适当遮挡,仰卧位,双膝屈曲向外分开,暴露外阴部	5	
操作步骤 60分		1. 备齐并检查用物,携用物至患者床前	4	
		2. 再次核对,做好解释工作。洗手戴口罩	4	
		3. 铺橡胶中单及一次性臀垫于臀下	4	
		4. 脱下对侧裤腿盖在近侧腿上,对侧腿用盖被遮盖,暴露会阴热敷处	4	
		5. 先行会阴擦洗,清洁外阴污垢,干纱布擦干	8	
		6. 热敷部位先涂一薄层凡士林,盖上纱布	6	
		7. 再轻轻敷上浸有热敷溶液的温纱布,外面覆盖棉布垫保温	6	
		8. 将热源袋放在棉垫外或使用红外线灯照射,距离为20cm	8	
		9. 一般3~5分钟更换热敷垫一次,热敷时间约为15~30分钟	8	
		10. 热敷完毕,撤去敷布,观察热敷部位皮肤情况,用纱布擦去皮肤上的凡士林	5	
		11. 撤去用物	3	
操作后处理 10分		1. 协助患者穿好衣裤	2	
		2. 整理用物	2	
		3. 洗手,摘口罩	2	
		4. 告知注意事项	4	

177

续表

项目		技术要求	分值	得分
提问	10分	1. 会阴湿热敷的适应证有哪些? 2. 会阴湿热敷需要多长时间? 3. 会阴湿热敷的注意事项是什么?	10	
总分			100	
整体评价 （A、B、C、D 为评价系数）		A. 沟通流畅、操作规范、患者舒适 B. 沟通欠流畅或操作欠规范、患者欠舒适 C. 沟通不流畅、操作欠规范、患者欠舒适 D. 无沟通、操作不规范、患者不舒适	A. 1.0~0.8 B. 0.8~0.6 C. 0.6~0.4 D. 0.4 以下	

（四）注意事项

1. 湿热敷前清洁外阴污垢。

2. 湿热敷温度一般为 41~48℃。热敷过程中注意观察患者的反应,对休克、昏迷、术后皮肤感觉迟钝者应密切观察皮肤颜色,定期检查热源袋的完好性,防止烫伤。

3. 每次湿热敷面积不超过病灶面积的 2 倍。

4. 使用热敷垫一般 3~5 分钟更换一次,红外线灯照射者可适当延长更换敷料的时间。

5. 湿热敷的过程中要随时评价患者的湿热敷效果,为患者提供相应的生活护理。

6. 软组织损伤 24~48 小时内禁用热敷。热敷会加重皮下出血、肿胀和疼痛。

7. 伤口部位湿热敷应严格无菌操作,必要时湿热敷结束后按换药法处理伤口。

五、坐　浴

（一）操作准备

1. 用物　坐浴盆 1 个、30cm 高坐浴架 1 个、无菌纱布 2 块、水温计 1 个、屏风 1 个。

2. 常用溶液　萎缩性阴道炎常用 0.5%~1% 乳酸溶液;滴虫性阴道炎常用 1% 乳酸溶液、0.5% 醋酸溶液或 1∶5000 高锰酸钾溶液;阴道白色假丝酵母菌病常用 2%~4% 碳酸氢钠溶液;外阴炎及其他非特异性阴道炎、外阴阴道手术前准备常用 1∶5000 高锰酸钾溶液、1∶1000 苯扎溴铵(新洁尔灭)溶液、0.2‰聚维酮碘溶液、洁尔阴等。

3. 媒体　多媒体资料。

（二）操作步骤

1. 备齐用物,携物品至床旁,核对患者,解释坐浴的目的及配合方法,以取得患者的理解和配合。

2. 嘱患者排空膀胱,用屏风遮挡。

3. 根据患者病情(遵医嘱)按比例配制好坐浴溶液 2000ml,将坐浴盆放于坐浴架上,放置稳妥,检查水温。告知患者将全臀及外阴部浸泡于坐浴液中,一般持续约 20 分钟,可适当加入热液以维持水温。

4. 坐浴完毕后用无菌纱布蘸干外阴,协助患者穿好衣裤。

5. 整理用物,告知注意事项。

（三）操作评分标准

项目		技术要求	分值	得分
操作前准备 20分	环境准备	室内安静、整洁,光线充足,温度、湿度适宜,酌情关闭门窗或屏风遮挡	3	
	用物准备	1. 用物:坐浴盆1个、30cm高坐浴架1个、无菌纱布2块、水温计1个、屏风1个	2	
		2. 常用溶液:0.5%~1%乳酸溶液、1%乳酸、1∶5000高锰酸钾溶液、2%~4%碳酸氢钠溶液、1∶1000苯扎溴铵(新洁尔灭)溶液、0.2‰聚维酮碘溶液或洁尔阴等	2	
	护士准备	1. 素质要求:衣帽整洁、态度和蔼、语言流畅、面带微笑	1	
		2. 核对床号、姓名	1	
		3. 评估患者:①病情、一般状况;②会阴部卫生、皮肤情况及创面愈合情况;③配合程度	3	
		4. 向患者解释操作目的及配合要点	2	
		5. 洗手,戴口罩	1	
	患者准备	排空膀胱,适当遮挡,暴露外阴部	5	
操作步骤 60分		1. 备齐并检查用物,携用物至患者床前	5	
		2. 再次核对,做好解释工作,洗手、戴口罩	10	
		3. 根据病情(遵医嘱)按比例配制好坐浴溶液,将坐浴盆放于坐浴架上,放置稳妥,检查水温	10	
		4. 告知患者将全臀及外阴部浸泡于坐浴液中	10	
		5. 一般持续20分钟,可适当加入热液以维持水温	10	
		6. 坐浴完毕后用无菌纱布蘸干外阴	10	
		7. 撤去用物	5	
操作后处理 10分		1. 协助患者穿好衣裤	2	
		2. 整理用物	2	
		3. 洗手,摘口罩	2	
		4. 告知注意事项	4	
提问 10分		1. 坐浴的适应证有哪些? 2. 坐浴的禁忌证有哪些? 3. 不同适应证坐浴时所需溶液如何选择?	10	
总分			100	
整体评价 (A、B、C、D为评价系数)		A. 沟通流畅、操作规范、患者舒适	A. 1.0~0.8	
		B. 沟通欠流畅或操作欠规范、患者欠舒适	B. 0.8~0.6	
		C. 沟通不流畅、操作欠规范、患者欠舒适	C. 0.6~0.4	
		D. 无沟通、操作不规范、患者不舒适	D. 0.4以下	

（四）注意事项

1. 坐浴液严格按比例配制,以免浓度过高造成皮肤黏膜灼伤,或浓度过低影响治疗效果。

2. 水温根据病情调制,水温过高可造成皮肤黏膜烫伤,过低可引起患者不适。根据水温的不同坐浴可分为三种:①热浴:水温 41~43℃,适用于渗出性病变及急性炎性浸润,可先熏洗后坐浴,持续 20 分钟左右。②温浴:水温 35~37℃,适用于慢性盆腔炎、术前准备。③冷浴:水温在 14~15℃,能刺激肌肉神经,改善局部血液循环。用于膀胱阴道松弛、功能性无月经及性无能等,持续 2~5 分钟即可,同时注意保暖,防止受凉。

3. 坐浴时需将臀部及全部外阴浸泡在药液中。

4. 月经期妇女、有阴道流血者、妊娠期及产后 7 日内禁忌坐浴。

5. 坐浴后告知患者保持会阴清洁卫生,预防感染。

六、宫颈/阴道上药

（一）操作准备

1. 用物:阴道灌洗用物 1 套、窥阴器 1 个、长短镊子各 1 把、无菌干棉球、无菌长棉签、带尾线大棉球或纱布、一次性无菌手套 1 副、橡胶中单 1 块、一次性臀垫 1 块。

2. 常用药物:甲硝唑片、20%~50%硝酸银溶液、1%甲紫溶液、各种喷雾剂及阴道栓剂、片剂等。

3. 实训媒体:多媒体资料、妇科检查模型。

（二）操作步骤

1. 备齐用物,核对患者,解释阴道或宫颈上药的目的及配合方法,以取得患者理解和支持。

2. 嘱患者排空膀胱,协助患者仰卧于检查床,取膀胱截石位或仰卧位,脱去一侧裤腿,暴露会阴,臀下垫橡胶中单及一次性臀垫。

3. 上药前先行阴道灌洗或擦洗,用窥阴器暴露阴道、宫颈后,用无菌干棉球擦去宫颈、阴道后穹隆及阴道壁黏液或炎性分泌物,以使药物直接接触炎性组织而提高疗效。

4. 根据病情和药物的性状可采用以下四种方法:①涂擦法:用长棉签蘸取药液,均匀涂抹在阴道或宫颈病变处;②喷洒法:将药粉撒于带线大棉球上,暴露宫颈后将棉球顶塞于宫颈部,然后退出窥阴器,线尾留在阴道口外;③纳入法:栓剂、片剂、丸剂可由操作者戴无菌手套后直接放于阴道后穹隆处,或将药片用带线大棉球顶塞于宫颈部,线尾留在阴道口外;④自行放置法(指导患者自行放置):临睡前洗净双手或戴指套,用一手示指将药片或栓剂沿阴道后壁推进至示指完全伸入为止。

5. 上药结束后,协助患者穿好衣裤。

6. 整理用物,告知注意事项。

（三）操作评分标准

项目		技术要求	分值	得分
操作前 准备 20分	环境准备	室内安静、整洁,光线充足,温度、湿度适宜,酌情关闭门窗或屏风遮挡	3	

续表

项目		技术要求	分值	得分
操作前准备 20分	用物准备	1. 阴道灌洗用物1套、窥阴器1个、长短镊子各1把、无菌干棉球、无菌长棉签、带尾线大棉球或纱布、一次性无菌手套1副、橡胶中单1块、一次性臀垫1块	2	
		2. 常用药物:根据医嘱准备治疗药物如甲硝唑片、20%~50%硝酸银溶液、1%甲紫溶液、各种喷雾剂及阴道栓剂、片剂等	2	
	护士准备	1. 素质要求:衣帽整洁、态度和蔼、语言流畅、面带微笑	1	
		2. 核对床号、姓名	1	
		3. 评估患者:①病情、一般状况;②会阴局部皮肤及黏膜情况;③配合程度	3	
		4. 向患者解释阴道/宫颈上药的目的及配合要点	2	
		5. 洗手,戴口罩	1	
	患者准备	排空膀胱,适当遮挡,取膀胱截石位或仰卧位,双膝屈曲向外分开,暴露外阴部	5	
操作步骤 60分		1. 备齐并检查用物,携用物至患者床前	4	
		2. 再次核对,做好解释工作。洗手戴口罩	6	
		3. 脱去一侧裤腿	4	
		4. 臀部下垫橡胶中单及一次性臀垫	4	
		5. 上药前先行阴道灌洗或擦洗	3	
		6. 用窥阴器暴露阴道、宫颈后,用无菌干棉球擦去宫颈、阴道后穹隆及阴道壁黏液或炎性分泌物	7	
		7. 根据病情和药物的性状可采用以下四种方法:		
		①涂擦法:用长棉签蘸取药液,均匀涂抹在阴道或宫颈病变处	8	
		②喷洒法:将药粉撒于带线大棉球上,暴露宫颈后将棉球顶塞于宫颈部,然后退出窥阴器,线尾留在阴道口外	8	
		③纳入法:栓剂、片剂、丸剂可由操作者戴无菌手套直接放于阴道后穹隆处,或将药片用带线大棉球顶塞于宫颈部,线尾留在阴道口外	8	
		④自行放置法(指导患者自行放置):睡前洗净双手或戴指套,用一手示指将药片或栓剂沿阴道后壁推进至示指完全伸入为止	6	
		8. 撤去用物	2	

续表

项目		技术要求	分值	得分
操作后处理	10分	1. 协助患者穿好衣裤	2	
		2. 整理用物	2	
		3. 洗手,摘口罩	2	
		4. 告知注意事项	4	
提问	10分	1. 阴道上药有几种方法及如何进行操作?	5分	
		2. 宫颈/阴道上药的注意事项?	5分	
总分			100	
整体评价 (A、B、C、D 为评价系数)		A. 沟通流畅、操作规范、患者舒适 B. 沟通欠流畅或操作欠规范、患者欠舒适 C. 沟通不流畅、操作欠规范、患者欠舒适 D. 无沟通、操作不规范、患者不舒适	A. 1.0~0.8 B. 0.8~0.6 C. 0.6~0.4 D. 0.4 以下	

(四) 注意事项

1. 应用非腐蚀性药物时应转动窥阴器,使阴道四壁均能涂上药物。

2. 应用腐蚀性药物时,要注意保护好阴道壁和正常的组织,上药时应将干棉球或纱布垫于阴道后壁及阴道后穹隆,药液只涂宫颈病灶局部,避免药液下流灼伤正常组织,药液涂好后,立即如数取出所垫棉球或纱布。

3. 棉签上的棉花应捻紧,涂药时向同一方向转动,以免棉花落入阴道内难以取出。

4. 采用带尾线大棉球上药者,应告知患者于放药 12~24 小时后,牵引尾线自行取出,如棉球滞留于阴道无法自行取出,应及时就诊。

5. 采用纳入法上药者应在临睡前或休息时上药,以免起床后脱出,影响治疗效果。

6. 月经期或阴道流血者不宜进行阴道内上药。

7. 未婚女性上药时不能使用窥阴器,应使用长棉签涂药。

8. 用药期间禁止性生活。

【护考训练】

A₁/A₂ 型题

1. 关于外阴冲洗,错误的操作是
   A. 协助患者取屈膝仰卧位,暴露会阴,注意保暖
   B. 调节好冲洗液温度
   C. 清洁顺序自上而下,由内向外;消毒顺序自上而下,由外向内
   D. 冲洗时用无菌纱布堵住阴道口,以免冲洗液进入阴道口
   E. 操作结束,整理好用物,洗手摘口罩,交代注意事项

2. 外阴消毒常用的药液是
   A. 50%的硫酸镁或 90%的乙醇　　　　B. 1:5000 的高锰酸钾
   C. 1%的乳酸　　　　　　　　　　　　D. 0.02%的聚维酮碘溶液

E. 0.5%的聚维酮碘溶液

3. 关于会阴擦洗,下列描述**不正确**的是
　A. 第一遍遵循自上而下,由外向内的原则
　B. 第二遍遵循以伤口为中心,自上而下,由内向外的原则
　C. 会阴水肿者可用50%的硫酸镁或95%的乙醇湿热敷
　D. 留置导尿者注意将尿道口擦洗干净,必要时一个棉球可反复使用,直至干净为止
　E. 最后擦洗肛周及肛门

4. 下列**不是**阴道灌洗禁忌证的是
　A. 宫颈活动性出血者　　　　　　　B. 妊娠期及产褥期
　C. 阴道出血者　　　　　　　　　　D. 妇科手术前阴道准备
　E. 人工流产后宫颈口未闭者

5. 关于坐浴,**不恰当**的方法是
　A. 水温以41~48℃为宜
　B. 坐浴时间一般持续20分钟
　C. 高锰酸钾为强氧化剂,治疗浓度可消毒杀菌,浓度过高会造成皮肤灼伤
　D. 月经期或不规则阴道流血、妊娠期及产后7天内禁忌坐浴
　E. 阴道白色假丝酵母菌病可用2%~4%的碳酸氢钠溶液坐浴

6. 关于阴道上药的护理要点,描述**错误**的是
　A. 告知患者带线大棉球尾线留在阴道口外,24~48小时取出
　B. 腐蚀性药物只涂在宫颈病灶局部,避免烧伤阴道壁及正常组织
　C. 未婚妇女禁用阴道窥器,可用长棉签涂擦
　D. 用药期间禁止性生活
　E. 纳入法一般在临睡前或休息时上药,以免起床活动时药物脱出

7. 关于阴道灌洗的护理要点,描述**错误**的是
　A. 灌洗溶液温度以41~43℃为宜
　B. 灌洗筒距床面不得超过100cm,以免冲洗液或污物进入宫腔
　C. 当灌洗液剩100ml时,夹紧橡皮管拔除灌洗头及窥阴器,再冲洗一遍外阴
　D. 月经期患者不宜做阴道灌洗
　E. 冲洗动作要轻柔,冲洗头不可插入过深,以免损伤阴道壁或宫颈组织

A₃/A₄型题

(8~9题共用题干)

李女士,40岁,外阴瘙痒伴烧灼感半月余,阴道少量稀薄泡沫状白带,诊断为滴虫性阴道炎。护士遵医嘱给予坐浴。

8. 适宜的坐浴溶液是
　A. 0.02%呋喃西林溶液　　　　　　B. 2%~4%碳酸氢钠
　C. 0.1%~0.5%醋酸溶液　　　　　　D. 0.1%苯扎溴铵溶液
　E. 生理盐水

9. 下列关于坐浴,**错误**的方法是
　A. 将臀部及全部外阴浸泡在药液中
　B. 操作前嘱患者排空膀胱

C. 坐浴可限制局部血液循环,促进炎症局限

D. 操作时注意观察患者反应,避免出现不适

E. 坐浴后对患者进行健康宣教,积极预防感染

(10~11 题共用题干)

王女士,28 岁,分娩时因巨大儿,行会阴侧切术,术后外阴水肿明显,遵医嘱行会阴湿热敷。

10. 会阴湿热敷的常用药物是

A. 1∶5000 高锰酸钾   B. 2%~4%碳酸氢钠

C. 0.2%~0.5%聚维酮碘溶液   D. 0.1%苯扎溴铵

E. 50%硫酸镁或 95%乙醇

11. 会阴湿热敷的目的**不包括**

A. 利用热和物理作用,促进局部血液循环

B. 增强白细胞的吞噬作用

C. 提高组织活力,有利于脓肿局限和吸收

D. 预防和减少泌尿道和生殖道逆行感染

E. 促进局部组织生长和修复,消炎、消肿、止痛

(韩清波)

【参考答案】

1. C   2. E   3. D   4. D   5. A   6. A   7. B   8. C   9. C   10. E

11. D

第二十二章 妇女保健与生殖健康

【学习精要】

本章考点

1. 妇女各期的保健要点;分娩期保健的"五防"、"一加强"。

2. 妇女疾病普查普治的规定。

3. 妇女劳动保护的法律规定。

4. 生殖健康的定义及其影响因素。

重点与难点解析:

一、妇女保健工作任务

1. 妇女各期保健要点

(1)青春期保健:青春期保健分为三级预防。一级预防:培养良好的个人生活习惯,重点给予青春期生理、心理卫生和性知识教育。二级预防:包括早期发现疾病和行为偏导、减少危险因素发生。三级预防:指青春期女性疾病的治疗和康复。以一级预防为重点。

(2)围生期保健:①孕前期保健:选择适当的生育年龄、避免接触对妊娠有害的物质、孕前 3 月补充叶酸、预防遗传性疾病,做好心理准备;②孕期保健:加强母儿监护,预防和减少孕产期并发症,开展出生缺陷产前筛查和产前诊断;③分娩期保健:做到"五防":防滞产,防感染,防产伤,防产后出血,防新生儿窒息"一加强":加强产时监护和产程处理;④产褥期保健:开展健康教育、产后访视及产后健康检查、帮助产妇角色适应和家庭适应;⑤哺乳期保健:促进和支持母乳喂养。

2. 妇女病普查普治 35 岁以上妇女每 1~2 年普查 1 次。普查内容包括妇科检查,乳房检查,宫颈细胞学检查,阴道分泌物检查,B 型超声检查。对妇科恶性肿瘤做到早期发现、早期诊断和早期治疗。

3. 妇女劳动保护 ①月经期:调干不调湿,调轻不调重;②妊娠期:孕妇在劳动时间进行产前检查,妊娠满 7 个月后不得上夜班和加班,妊娠期、分娩期、哺乳期用人单位不得降低基本工资或解除劳动合同;③分娩期:女职工产假为 98 天,难产者增加 15 天,生育多胞胎的每多生一个增加产假 15 天;④哺乳期:哺乳时间为 1 年,期间不得安排上夜班及加班,每日劳动时间内安排 1 小时哺乳时间。

二、生 殖 健 康

1. 定义 指在生命所有各个阶段的生殖功能和生命全过程中,身体、心理和社会适应的完好状态,而不仅仅没有疾病和虚弱。

2. 影响生殖健康的因素有　①社会文化、经济水平;②妇女的地位和权力;③环境因素;④产科因素;⑤生殖道感染和性传播疾病;⑥生育调节。

【护考训练】

A₁/A₂ 型题

1. 关于 35 岁妇女普查时间,说法正确的是
   A. 每月检查 1 次　　　　B. 每 5 年检查 1 次　　　C. 每 3 年检查 1 次
   D. 每 1~2 年检查 1 次　　E. 每半年检查 1 次

2. 关于男女最佳生育年龄,正确的是
   A. 女性生育年龄在 18~25 岁,男性生育年龄在 23~30 岁
   B. 女性生育年龄在 21~29 岁,男性生育年龄在 25~35 岁
   C. 女性生育年龄在 21~29 岁,男性生育年龄在 23~30 岁
   D. 女性生育年龄在 23~25 岁,男性生育年龄在 25~30 岁
   E. 女性生育年龄在 25~30 岁,男性生育年龄在 30~35 岁

3. 关于孕前指导,下列**错误**的是
   A. 选择适当的生育年龄
   B. 避免长期接触对胎儿有毒有害物质
   C. 停口服避孕药后 1 个月可以怀孕
   D. 应向夫妇双方进行孕前指导
   E. 受孕应在夫妇双方身心健康良好的情况下进行

4. 下列属于怀孕早期的是
   A. 孕第 20 周以内　　　　B. 孕第 13 周末以前　　　C. 孕 16 周以内
   D. 孕 28 周以内　　　　　E. 孕第 14 周以后

5. 李欣同学,14 岁,本月初潮,对其做保健指导时,**不正确**的是
   A. 营养指导　　　　　　B. 心理卫生指导　　　　　C. 定期做妇检
   D. 月经期卫生保健指导　E. 乳房保健

6. 方女士,产后 3 天,护士进行产后保健指导,**不正确**的是
   A. 加强营养　　　　　　　　　B. 做好心理疏导,预防产后抑郁
   C. 哺乳期无须避孕　　　　　　D. 室内注意通风
   E. 保持会阴部清洁

A₃/A₄ 型题

(7~8 题共用题干)

张女士,48 岁,经期正常,最近常失眠、注意力不集中,且情绪易激动、急躁。

7. 下列哪项**不是**因性激素减少而出现的一系列症状
   A. 接触性出血　　　　　　　　B. 神经心理症状
   C. 外阴、阴道炎　　　　　　　　D. 月经改变、周期不规律
   E. 韧带松弛

8. 对其进行保健指导时**错误**的是
   A. 积极参加社会公益活动

B. 鼓励家庭及社会给予关爱,以帮助度过非常时期

C. 教会克制消极情绪,培养乐观开朗性格

D. 给予营养指导

E. 此时张女士不需要采取避孕措施

(9~10题共用题干)

黄女士,27岁,某灯泡厂职工,接触汞蒸气3年,近日常出现头晕、乏力、失眠、手颤、心悸等症状。

9. 黄女士可能出现的是

    A. 汞中毒   B. 月经过多   C. 低血糖

    D. 心脏病   E. 贫血

10. 黄女士准备怀孕,目前最需要做的是

    A. 继续留在原工作岗位,但需要注意避免劳累

    B. 加强职业防护   C. 调离工作岗位并就医检查

    D. 加强体育锻炼   E. 尽早受孕

(韩清波)

【参考答案】

1. D   2. C   3. C   4. B   5. C   6. C   7. A   8. E   9. A   10. C

参 考 文 献

1. 谢幸.妇产科学.第 8 版.北京:人民卫生出版社,2013.
2. 丰有吉.妇产科学.第 2 版.北京:人民卫生出版社,2010.
3. 程瑞峰.妇产科护理学.北京:人民卫生出版社,2011.
4. 魏碧蓉.助产学.北京:人民卫生出版社,2014.
5. 郑修霞.妇产科护理学.第 5 版.北京:人民卫生出版社,2012.

47枚